AF356350

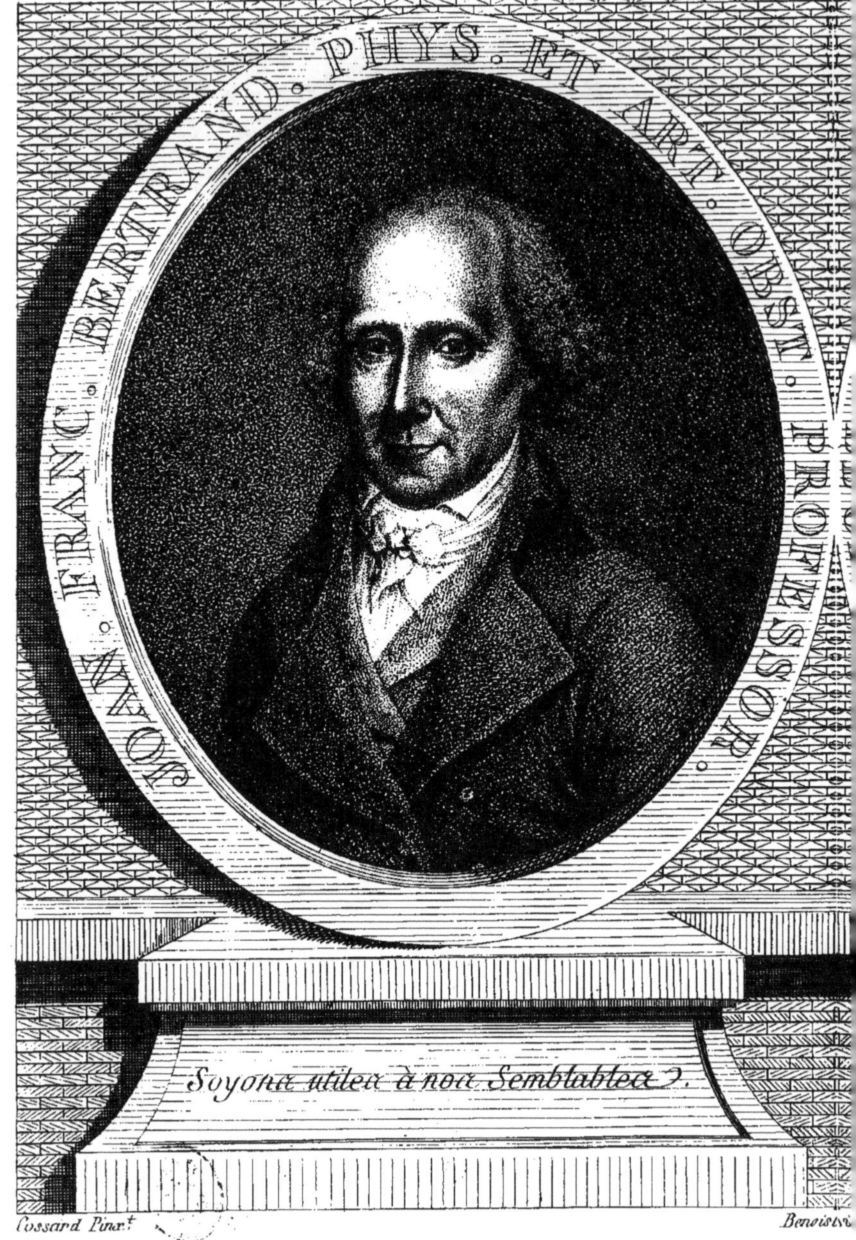
IOAN. FRANC. BERTRAND. PHYS. ET ART. OBST. PROFESSOR.
Soyons utiles à nos Semblables ?
Cossard Pinx.t
Benoist sc.

PRÉCIS HISTORIQUE,

PHYSIOLOGIQUE et MORAL,

DES

PRINCIPAUX OBJETS

EN CIRE PRÉPARÉE ET COLORIÉE D'APRÈS NATURE,

QUI COMPOSENT LE MUSÉUM

DE J.-F^ois^. BERTRAND-RIVAL,

Ancien Professeur de Physiologie et d'accouchemens, Auteur de cet Ouvrage et dudit Muséum, Palais du Tribunat, galerie de pierres, n° 23, côté de la rue de la Loi.

Soyons utiles à nos semblables.

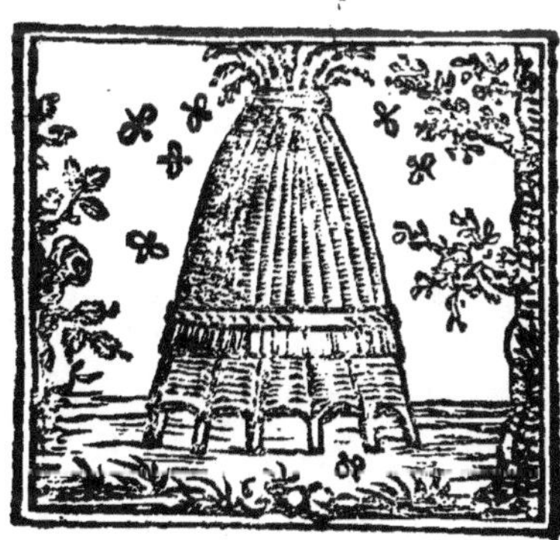

A PARIS,

DE L'IMPRIM. DE RICHARD, PLACE CAMBRAI, N° 4.

AN X. = 1801.

INTRODUCTION

JE commence par dire que ce livre n'est point fait pour le vulgaire (1), ni pour les enfans, ni même pour les femmes; mais seulement pour les personnes prudentes, sages et éclairées, que je prie instamment de ne point traduire en langues vulgaires ce qui est en latin, de crainte que de mauvais esprits, ou grossiers, n'en détournent le vrai sens. Comme mon principal objet a toujours été d'instruire par la morale, j'avois mis, avant la publication de cet Ouvrage, quelques réflexions dans mon Muséum; et j'ai eu lieu de me convaincre plusieurs fois qu'elles faisoient plaisir à beaucoup de personnes, dont plusieurs ne se faisoient aucune délicatesse de les transcrire. Il est bon que le lecteur sache aussi que le travail de mon Muséum, emportant presque tout mon tems, je n'ai pu soigner à mon gré l'impression de cet Ouvrage; conséquemment il s'y est glissé quelques fautes typographiques.

____

(1) Qu'il ne faut jamais détourner de son travail, qui est le meilleur moyen de le préserver du vice.

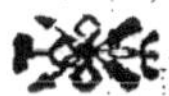

AVERTISSEMENT.

LE public ayant reçu favorablement la première et seconde édition de cet ouvrage, j'ai cru devoir lui en témoigner ma reconnoissance par cette troisième considérablement augmentée, vu la quantité de nouvelles pièces et l'extension de la morale; et l'on verra que je ne me suis pas tant attaché à ce qui concerne le physique de l'homme, que j'aie négligé ce qui pourroit encore rectifier son moral; car remplissons-nous bien de cette idée, que la plupart des irrégularités et des maladies physiques sont le plus souvent le fruit de l'immoralité.

D'après cela, j'ai dû nécessairement parler de beaucoup de choses, mais non pas indistinctement à tout le monde; en conséquence, j'ai cru indispensable de continuer de mettre en latin tout ce qui n'est point utile au vulgaire, mais seulement aux officiers de santé, aux hommes de loi, aux personnes sages et éclairées à qui j'adresse spécialement cet ouvrage, et même aux théologiens; car le corps est si bien lié avec l'ame, pendant cette vie, qu'ils ne peuvent agir, pour ainsi dire, l'un sans l'autre; c'est ce que prouvent les tempéramens, les mœurs, les inclinations, &c. D'ailleurs, j'ai eu l'occasion de fréquenter assez long-tems les ministres de la religion pour savoir ce qui est de leur compétence, et pour m'être assuré qu'ils ont une si grande influence sur l'esprit du peuple, qui se calque toujours sur leur conduite, que l'on peut dire avec vérité, BONS PRÊTRES, BON PEUPLE !.....

Quant aux observations et aux notes, elles ne sont point puisées dans le merveilleux, mais dans le vrai et le possible.

A l'égard de la morale, j'ai tâché de la rendre intéressante à tout les ordres de la société par la diversité, l'instruction et quelquefois l'agrément; mais toujours avec réserve, car ma profession m'a appris que la curiosité déplacée porte souvent les personnes de tout état aux excès les plus pernicieux.

En considérant ce bas monde, il semble qu'il ne subsiste que par les contraires; la lumière et les ténèbres, le bien et le mal, la vérité et le mensonge, le chaud et le froid, la santé et la maladie, la vie et la mort, &c. &c. Mais ce qui est bien digne de remarque, c'est que tout ce qui tient au bien est consolant, même dans la peine, et qu'au contraire tout ce qui tient au mal est inquiétant, même dans la prospérité: *in memoria æterna erit justus ab auditione mala non timebit.*

Tel est l'attrait du bien!...... tâchons donc de le faire par tout les moyens que Dieu nous a donné; montrons donc la vérité, mais avec prudence, c'est le seul moyen de comprimer le vice et d'en arrêter les progrès! D'après cela, que les méchans me persécutent, j'y suis insensible; heureux d'avoir pu mériter l'approbation, j'ose dire les louanges, de tous les hommes de bien et des étrangers qui ont honoré mon Muséum de leurs visites.

Ainsi, que les bons et vertueux citoyens ne cessent d'édifier le public par leur sage conduite, et ils auront enfin la consolation de fixer l'attention du peuple, de mériter son approbation, et de faire rougir les méchans et les hypocrites.... L'exemple! l'exemple!.... quelle rhétorique!

Quoique j'aie fait ce livre pour donner une juste idée des principales pièces qui composent mon Muséum, dont tant de gens parlent sans les avoir vues; il est encore très-utile aux personnes qui veulent avoir une connoissance suffisante de la structure du corps humain, de l'usage de ses différentes parties, de leurs fonctions particulières, des maladies qui affligent l'humanité, dont la plupart sont le fruit de l'intempérance et du libertinage! Ce livre, entre les mains d'un père de famille prudent et éclairé, peut aussi lui être très-avantageux pour achever l'éducation de son fils; que de choses salutaires, précieuses, et même nécessaires n'inculquera-t-il pas dans sa mémoire en commentant, selon sa sagesse, tout ce qui y est renfermé! oui, j'ose assurer sans témérité qu'il y trouvera de quoi en faire un honnête homme, un bon ami et un bon père!

Au reste, loin de rechercher l'élégance du style, qui affoiblit toujours le sens (1), j'ai seulement écouté mon cœur, et j'ai écrit tout simplement ma pensée; maintenant, de quel côté qu'on la tourne, mon motif est toujours le même qui est le bien de l'humanité, plaise au ciel qu'il fructifie autant que je le désire!

Au surplus si j'ai ajouté à mon nom celui de RIVAL, ce n'est uniquement que pour honorer la mémoire de ma mère.

─────────────

(1) Les chefs-d'œuvres inimitables de La Fontaine et de Madame de Sévigné fourmillent de fautes grammaticales, et de négligences de style.

PRÉCIS HISTORIQUE,

PHISIOLOGIQUE et MORAL,

DES

PRINCIPAUX OBJETS EN CIRE PRÉPARÉE
ET COLORIÉE D'APRÈS NATURE,

QUI COMPOSENT LE MUSÉUM
De J.-F^ois^. BERTRAND-RIVAL,

*Ancien Professeur de Physiologie et d'Accou-
chemens, etc. etc.*

L ES différens objets en cire préparée qui composent mon Muséum sont divisés en trois classes.

Dans la première sont compris ceux qui ont
rapport à la physiologie anatomique; la seconde
renferme les maladies qui affligent l'humanité et
les moyens que l'art employe pour les guérir; et
dans la troisième sont compris ceux qui con-
cernent la zootomie et l'histoire naturelle, ainsi
que ceux qui sont utiles et agréables.

Objets concernant la Physiologie anatomique.

Une figure représentant l'homme en état de santé et dans les belles proportions.

Une autre figure représentant la femme dans l'état de grossesse (1), modèle unique dans son genre, car je ne crois pas qu'il en existe parmi ce qui nous reste des anciens, et encore moins chez les modernes.

Réflexions générales sur l'homme et sur la femme.

De tous les êtres sensibles l'homme est sans contredit le seul qui soit capable d'étudier et de comparer les différentes modifications de l'univers.....

En jetant un coup-d'œil sur la scène du monde, il est aisé de voir que le nombre des méchans excède de beaucoup celui des bons !......... D'où vient cela ?...... Plusieurs phylosophes, Hobbes à leur tête, ont pensé que l'homme étoit naturellement méchant, *homo homini lupus*: et moi je crois au contraire, fondé sur ce que ma profession m'a apprise, que l'homme est naturellement bon, et qu'il ne prend la teinte du mal que par l'espèce et le genre d'éducation qu'il

––––––––––––––

(1) J'ai fait ce modèle l'an 7.

reçoît. Oui , je persiste à croire qu'une bonne et saine éducation peut non-seulement améliorer un heureux caractère, mais encore réformer ou au moins captiver les effets d'un mauvais penchant. Alexandre, sortant des mains d'Aristote, étoit peut-être le prince le plus accompli de son temps ; il étoit plein de vertus et sans vices ! Tant que Néron fut sous Sénèque, il fit l'admiration de l'univers !......

Mais considérez maintenant le génie et la conduite de ces deux précepteurs ! (abstraction faite de leurs opinions religieuses et dont Spinosa sur-tout a tant abusé) tous deux philosophes, tous deux pleins de lumières, d'esprit, d'honnêteté, de bienfaisances ; tous deux pleins d'amour et d'égards pour les femmes...... Que ne dirions-nous pas de l'auteur de la *Mischna*, que sa nation a qualifié de saint ? ne s'est-il pas couvert de gloire par l'éducation de l'empereur Marc-Aurèle, l'amour de tout le monde et le modèle de tous les princes ?... tant l'éducation a de pouvoir sur notre constitution.

Il seroit donc à souhaiter, pour le bonheur de l'humanité, que l'éducation des princes, des grands, des magistrats, du peuple même (1), ne

____

(1) Il est très - important que le peuple ne soit instruit que par des personnes droites et sincères, et non par des hypocrites impudiques ; car alors le remède est pire que le mal, et il vaudroit mieux le laisser dans une parfaite ignorance.

soit confiée, non à des savans libertins, tels que des Bions, des Diagoras, des Leucippes, des Épicures, des Protagoras et de tant d'autres impies dont je me garderai bien d'exposer les systêmes (car on pourroit bien nous reprocher *Exposuisti feré non philosophorum judicia, sed delirantium somnia*), mais la confier, dis-je, seulement à des hommes de bien, assez éclairés pour résister à la superstition et à tous les excès moraux, et alors la terre sera remplie de frères, et la paix, l'amitié, la droiture, la vertu enfin y régneront à la place de la tribulation, de la haine, de la vengeance, du mensonge et du vice, et nous n'aurons plus la douleur de voir encore des Pomponaces, des Vaninis, des Campanelles, des Spinosas, des Lamettries, et tant d'autres athées qui ont jeté dans la société une sorte d'apathie plus meurtrière que la guerre même ; qui, dis-je, ont fait germer tant d'hypocrites, tant d'imposteurs qui désolent l'humanité ; car remarquez bien que ce sont toujours les idées basses et serviles que l'on attribue à la Divinité qui font les mécréans et les impies ! plaise à Dieu d'en délivrer un jour cette terre d'exil ! « La vérité, dit l'abbé de Condillac, est bien difficile à reconnoître parmi tant de systêmes monstrueux qui sont entretenus par les causes qui les ont produit, c'est-à-dire par les superstitions, par les gouvernemens et par la mauvaise philosophie. » Voila le sentiment d'un grand homme.

Ce n'est donc que de la mauvaise éducation que découlent tous les maux de l'homme, qui le corrompent et le rendent si contraire à lui-même . . . En effet, d'un côté grand, sublime, plein de lumières, sachant distinguer le vrai d'avec le faux, se faisant esprit fort et ne se fiant qu'à lui-même ; de l'autre, vil, rampant, timide, écoutant les contes des vieilles, et d'une crédulité au-dessous même de l'enfance ! . . . . Voilà l'homme, le plus bel être sorti des mains du Créateur! jadis formé dans le jardin délicieux de l'innocence, maintenant dans le, sentier du vice, allant se précipiter dans un gouffre de malheurs d'où il ne sortira plus sans une grace spéciale de la Providence ! . . . . En effet, tout paroît concourir insensiblement à la destruction entière de l'espèce humaine, j'en appelle aux personnes éclairées, dégagées de préjugés et occupées du bien de l'humanité.

D'où vient cette fatalité inconcevable ? . . . . c'est que nous ignorons les secrets impénétrables de la mort; c'est que les méchans, les fourbes et les athées n'y voient qu'une décomposition matérielle de notre existence; c'est qu'ils tâchent d'étouffer les remords de cette conscience qui leur dit sans cesse : J'ai été avant toi, je suis avec toi, et je serai après toi, pour te reprocher sans cesse l'oubli de ton Créateur et l'outrage que tu fais à la nature qui est son ouvrage.

C'est ainsi que la vérité nous vient de Dieu et le mensonge du démon..... C'est ainsi que la vertu édifie et que le vice détruit.... On ne peut douter que la théologie païenne n'ait joui de toute l'adoration du peuple et de la vénération des grands et des princes même. Mais de quelle indignation, de quel mépris, de quelle exécration ne la couvrons-nous pas aujourd'hui!.. tant il est vrai que le règne du vice n'a qu'un tems, et qu'il n'y a que la vertu qui soit assise sur des bases éternelles!

Telles sont les idées générales que j'ai du moral de l'homme ; passons maintenant à son physique.

Le corps humain offre une beauté supérieure à celle des autres animaux ; en effet, il marche sur ses deux pieds seulement, la tête élevée et perpendiculaire à l'axe de son corps ; l'aspect de son visage est frappant, son corps est bien proportionné et souple, ses membres d'une force, d'une agilité, d'une adresse surprenante ! *Et præsit piscibus maris et volatilibus cœli et bestiis, universæque terræ,* &c. C'est aussi par cette structure admirable et par la délicatesse de ses sens qu'il se rend maître des élémens et qu'il s'élance jusqu'à la voûte céleste.

Malgré tous ces avantages, l'homme seroit un être bien malheureux, si Dieu ne lui eût donné la femme, non-seulement pour la propagation de son espèce, mais pour être aussi sa digne compagne ; car, dit le Créateur, il n'est pas bon que l'homme soit seul, *Non est bonum esse hominem solum.* J'ignore de quelle manière les sensibles célibataires laïques se tirent, en sûreté de conscience de ces paroles, mais ma profession m'a appris que les plus scrupuleux sont réellement bien à plaindre (1).

Cependant, de quelques charmes que la nature ait doué les femmes pour attirer les hommes à elles, il est constant qu'il y en a beaucoup qui y sont insensibles : il est vrai que la plupart c'est plutot par vice que par goût. Il n'en est pas de même chez les femmes ; malgré la pudeur qui les empêche de se déclarer ouvertement, car ma profession m'a appris qu'elles sont au contraire presque toutes sensibles à la société des hommes ; aussi sont-elles très-jalouses entre elles.

Malgré cela, il y a une infinité d'auteurs qui se sont déchaînés contre elles, tels qu'Euripide, Juvénal, l'Arétin, Jean de la Case, Rabelais, Capiluppi, Reinier, Boileau lui-même, &c. &c. Mais ce qui paroît étonnant, c'est que des hommes qui ont passé pour les plus vertueux de leur tems,

______

(1) Galien met l'usage des femmes au nombre des moyens pour conserver la santé, et les mahométans le regardent comme le paradis de ce monde ; aussi le célibat est-il en opprobre chez eux, comme il l'étoit jadis chez les grecs et les romains. Voyez les loix de Lycurgue, Solon, &c, et la loi *Pappea*, &c.

tels que S.Chrisostôme, S. Augustin, S. Jérôme lui-même, n'aient presque eu que du mépris pour les femmes, et même S. Bernard s'est porté jusqu'à dire *mulier organum diaboli*... J'ignore ce qui a pu l'indigner jusqu'à ce point !..... Il est vrai que l'écriture sainte nous enseigne qu'Adam n'a péché qu'à la sollicitation de sa femme, *mulier quam dedisti mihi sociam, dedit mihi deligno* (1) *et comedi ;* mais il y est dit aussi que la femme accusa le serpent de l'avoir séduite (2) : *Serpens decepit me* dit-elle, *et comedi ;* aussi mérita-t-elle, comme Adam, d'avoir part à la miséricorde de Dieu; car il est dit plus bas que non-seulement Dieu lui donna de quoi couvrir sa nudité, mais qu'il la couvrit lui-même, ainsi qu'Adam, *et induit eos.* Or une pareille bonté de la part de Dieu annonce clairement le retour à sa grace.

D'après cela et de bien d'autres motifs, je ne vois pas de raisons légitimes pour détester les femmes; chérissons-les plutôt, mais raisonnablement, non-seulement pour la propagation, mais encore pour notre propre bonheur; car je ne vois pas d'objets plus attrayans que la femme; en effet, ayant exercé en différentes circonstances les trois parties de l'art de guérir, personne peut-

----

(1) *Vel defructu.*

(2) Agrippa, qui aimoit beaucoup les femmes, a eu une opinion singulière touchant le péché d'Adam et d'Eve, qui a fait rire les uns et scandalisé les autres.

être n'a eu plus d'occasions que moi de bien
connoître tout le physique et même le moral de
la femme! et bien je ne cesserai de dire que tout,
chez elle, vous anime et vous charme! son moral
est spirituel, gai, subtil, fin, patient, bon et
même miséricordieux; son physique est plein
de délicatesses, de régularités, de contours
agréables, de charmes et de délices!........
Quand j'entends dire du mal des femmes, je
crois entendre un blasphême! Homme ingrat!
pense aux douleurs de ta mère, et sache que sans
sa tendresse l'espèce humaine eût cent fois péri!
Oui, la femme est le seul être digne de l'amour
de l'homme!....

Telle est l'aimable compagne que Dieu a donné à l'homme pour faire sa félicité dans ce
monde!.... Mais, le dirai-je, par quelle fatalité
est-elle devenue depuis long-tems parmi nous le
fléau de la plupart des sociétés conjugales?....
Plusieurs causes y contribuent, mais les plus
irritantes sont nos institutions bizarres et nos
usages extravagans qui la dénaturent, pour
ainsi dire, qui la rendent dédaigneuse, contra-
riante, fourbe, infidelle, perfide, cruelle même;
et comment ne la seroit-elle pas? madame est
sans cesse louée, flattée, adorée, excusée dans
les sociétés comme dans les tête-à-tête; comment,
dis-je, ne seroit-elle pas alors aimable dehors et
maussade à la maison? Sans doute un mari,
sous un pareil joug, est bien malheureux; il ne

jouit ni de son bien , ni de lui-même , ni de sa propre vertu , à moins d'être un idiot.

C'est ainsi que la femme, qui est naturellement faite pour le bonheur de l'homme , devient, par la ridiculité de nos usages et par la corruption qui en est la suite, l'instrument de son malheur !

Telles sont en général les qualités morales de la femme : disons un mot de ses qualités physiques.

La femme est d'une constitution plus humide et moins forte que celle de l'homme ; ses fibres sont plus molles , plus irritables et leur tissu moins serré. Le visage de la femme est sans barbe ; il est plein d'attraits et de finesses ; son regard est doux et très-expressif : la femme rit , pleure , et rougit facilement.

Le corps de la femme est plus souple que celui de l'homme ; ses mamelles sont beaucoup plus volumineuses et sont un de ses charmes les plus puissans !.... Les femmes ont les hanches plus évasées ; les fesses plus grosses et plus rondes ; les cuisses plus unies ; les jambes et les pieds plus courts que les hommes. La peau de la femme est plus douce et plus blanche , &c.....

La santé des femmes dépend en général d'une évacuation régulière et périodique de sang par la vulve , qu'on nomme *menstrues*, *règles*, *ordinaires*, &c. Elle ne dépend point, comme on le croyoit jadis, des phases de la lune ; elle sert de guide aux officiers de santé dans les maladies des femmes : enfin il seroit à souhaiter que leur cos-

tume fût toujours décent et aisé et que leur taille
ne soit point gênée, car la gêne dans les vêtemens
contribue beaucoup aux vices de conformations
et à certaines maladies; mais que leurs robes
soient amples et flottantes; d'ailleurs, rien ne
donne plus de graces et de majesté aux femmes:
je voudrois qu'elles se missent bien dans la tête
que dès qu'elles ont atteint ce dégré d'agrément
pour plaire à l'homme sans se gêner, elles s'en
tinssent là, sans changer de mode à chaque
instant, pour ainsi dire, croyant toujours faire
mieux; mais elles se trompent, car elles ne par-
viendront jamais à ce point de perfection auquel
elles aspirent, qui, dans le fond n'est que chi-
mérique. Sexe aimable! suivez la nature; elle
est simple, noble et aisée, et vous aurez toujours bonne grace, et vous serez toujours charmantes, et vous aurez sans cesse les hommes à
vos genoux!....

Je n'ai point parlé de la pudeur des femmes,
parce que je la crois fille de l'opinion seulement:
les enfans, non plus que la pure innocence, n'en
ont point; mais dans la société où tout se corrompt,
faut-il bien de la pudeur pour servir de baume,
encore y souffre-t-elle des modifications que le
tems et les circonstances font varier. En voici
des exemples... Un de mes amis, étant au levant,
fut un jour se promener dans un lieu solitaire et
bien ombragé; arrivé au bord d'un ruisseau, il

surprit trois ou quatre femmes turques toutes nues qui se baignoient ; aussitôt elles se couvrirent le visage avec leurs mains en lui tournant fort poliment leur derrière. Comme il connoissoit le danger, il s'en fut précipitamment.

Il y a quarante ans qu'une femme honnête recevoit sans rougir un clystère des mains d'un homme...... Une demoiselle des plus accomplies eut une indisposition qui l'obligea à prendre des remèdes, *hoc fui munere functus, sed vix confecto*, qu'une de ses voisines, entachée de certains vices, vint frapper à la porte ; la servante ouvre, et voyant la demoiselle fort tranquille, lui fit un reproche de ne l'avoir pas choisie de préférence : Pourquoi donc, impertinente, lui répondit-elle, n'est-ce pas son métier ? (Cette raison ne seroit pas bonne aujourd'hui.) Peu de tems après elle se maria très-avantageusement.

Mais les tems sont bien changés depuis lors, tant l'opinion est capricieuse ! au point qu'aujourd'hui le contraire est arrivé.

Lorsque je travaillois pour l'Hôtel - Dieu de Paris, je fus un jour modeler une maladie très-particulière, et précipitamment, parce que le malade devoit sortir le lendemain pour aller dans l'hôpital de son pays. Comme il paroissoit fort joyeux, je lui en demandai la raison ; il me dit, en présence de beaucoup de personnes, que c'étoit parce que le médecin lui avoit recommandé de prendre souvent des lavemens, et que c'étoit des filles attachées à la maison qui les donnoient aux hommes ainsi qu'aux femmes. Après que les éclats de rire furent un peu calmés (car le français rit de tout), je lui dis gravement : Est-ce bien vrai ce que vous me dites-là ? Oui très-certainement, répliqua - t - il en nommant l'endroit dont je ne me rappelle plus..... Il est étonnant qu'on souffre une telle indécence, j'ose dire une pareille turpitude si elle subsiste encore ; mais puisque les lavemens sont des remèdes très-salutaires, les bonnes mœurs, l'honnêteté et la pudeur exigent qu'ils ne soient au moins administrés que par des personnes du même sexe.... Les femmes se mêlent encore de poser des sang-sues au fondement et de traiter les maladies vénériennes des deux sexes ; bientôt elles feront les opérations et pratiqueront en entier l'art de guérir. Rien ne prouve mieux la dépravation totale des mœurs qu'un pareil brigandage! aussi les sages Athéniens firent une loi capitale par laquelle ils défendirent aux femmes et aux esclaves de pratiquer l'art de guérir! c'est que les Athéniens avoient alors des mœurs pures ; c'est qu'ils connoissoient bien les femmes ; c'est qu'ils savoient que l'art de guérir ne sauroit être exercé avec trop de prudence, de secret et de mesure!...

Si les femmes reprochent aux hommes de leur avoir enlevé la plus grande partie des accouchemens, sur-tout dans les villes, qu'elles en accusent plutôt leur ignorance et leur gaucherie. Tous les jours on entend dire des malheurs arrivés dans les villages occasionnés par l'ignorance crasse, téméraire et barbare des sages-femmes, et on n'y fait nulle attention; on dit à cela que c'est pour ménager la pudeur du sexe : cette raison n'est pas légitime, car, encore une fois, la pudeur est fille de l'opinion; conséquemment elle doit toujours céder au bien. Je puis certifier avoir accouché quantité de femmes très-honnêtes et qui certainement ne rougissoient pas de ma présence : j'ai administré en différentes circonstances tous les secours de l'art de guérir à des femmes et à des filles sans difficultés, parce que j'ai tâché que le bien et l'honnête fussent toujours la base de ma conduite..... Il n'y a que le mal qui doive faire rougir.

Ainsi, que le gouvernement veuille bien protéger exclusivement l'art de guérir, car la santé et la vie des hommes en vaut bien la peine; qu'il veuille, dis-je, empêcher que ce corps respectable et le plus utile à la societé ne soit souillé par des membres immoraux; et soyez assurés, citoyens gouvernans, que les bonnes mœurs brilleront de toute part; car il est de fait que les officiers de santé, ainsi que les prêtres, obtiennent ce qu'ils veulent; c'est une vérité constante!.... Qu'on juge d'après cela de quelle importance il est que ces hommes-là soient sages.

De tout ce que nous venons de dire touchant la pudeur, concluons que cette belle vertu doit toujours céder au bien et à l'utile, et que tout ce qui est utile est honnête; et qu'enfin, quoique la pudeur soit une vertu factice, elle est néanmoins absolument nécessaire dans la société.

Objets concernant la structure particulière des parties du corps humain.

Le corps humain, tout beau, tout admirable qu'il est, seroit un objet horrible s'il n'étoit recouvert par la peau qui est son enveloppe commune.

Objets concernant la peau.

1°. Une tête dont une portion est depouillée pour voir la structure de la peau et ses différentes épaisseurs.

2°. Doigts de la main dépouillés pour voir les houppes nerveuses.

3°. Plusieurs parties de la peau pour en voir aussi la différence, les lignes et les sillons.

La peau est composée essentiellement de l'épiderme, ou cuticule, qui est absolument insensible, et du derme ou cuir qui est au contraire très-sensible.

La peau est très-élastiqne; la grossesse, l'emphysême, l'hydropisie, &c., le prouvent évidemment. Silvius a vu un jeune homme qui prenoit la peau de son épaule droite et de la poitrine et s'en couvroit la tête, puis en la quittant elle se remettoit naturellement.

La peau n'a pas par-tout la même épaisseur; elle est très-mince aux lèvres, à l'anus et aux parties de la génération des deux sexes; elle est au contraire épaisse à la nuque, à la plante du pied, &c., et très-fine au visage et même d'une structure particulière.

La couleur de la peau varie depuis l'équateur jusqu'aux pôles. Dans le nord, elle est en général très-blanche; mais elle perd insensiblement de cette blancheur à mesure qu'elle approche du midi; en sorte que sous l'équateur elle est très-noire ou très-brune, olivâtre, rougeâtre, sans qu'on puisse en donner une raison bien satisfaisante.

La peau est percée d'un nombre infinis de petits trous nommés *pores*. Leuwenhoek dit qu'un grain de millet en couvriroit 125000 : Favelot dit les avoir distingué facilement à vue d'œil sur une fille morte hydropique. C'est par ces pores que s'échappe la transpiration insensible, la plus abondante des évacuations, selon

Sanctorius, qui assure que de huit livres d'alimens pris il s'en exhale cinq par cette voie.
Lorsque ces pores sont trop dilatés , comme
dans la chaleur , ils laissent passer une plus
grande quantité d'humeurs qui , en se conden-
sant , forment sur la peau des petites gouttes
qu'on nomme *sueur*. Dans la joie , la transpiration est plus abondante que dans la tristesse ;
mais dans la frayeur , ainsi que dans la défail-
lance , il coule une sueur froide de tous les
pores du corps. Les physiologistes sont assez
embarrassés pour en expliquer la cause , ainsi
que les effets du *magnétisme animal* , aujour-
d'hui presqu'oublié.

La peau a encore des pores inspirateurs ou
absorbans par où les substances liquides et même
solides entrent dans notre corps par une espèce
de succion , et produisent des effets très-sensibles ,
tels que le mercure en frictions , l'onguent d'ar-
thanita , certains venins , certains virus , comme la
galle , la peste , &c. , le fluide électrique et ma-
gnétique qui , dans les tems d'ignorance , ont fa-
vorisés tant d'imposteurs. On dit que Faustine ,
ayant conçu un amour violent pour un gladiateur ,
en fut délivrée en se lavant dans son sang. Toutes
ces causes doivent nous rendre circonspect sur les
attouchemens , sur la propreté du linge , sur l'ha-
bitation des endroits salubres , &c. &c.

On a vu quelquefois la peau se couvrir de petites pellicules comme des écailles de poisson : on peut consulter Stenon, Malpighi......Rien ne contribue plus à entretenir la beauté et la fraîcheur de la peau que l'usage modéré des bains. Autrefois les femmes y suppléoient par les lavemens en tenant le corps frais ; mais elles en usoient souvent avec excès. (Voyez Lémery et autres.)

La peau est quelquefois couverte de poux, même chez les personnes les plus propres ; c'est le phthiriasis des grecs ou la maladie pédiculaire ; Silla et Hérode en moururent. J'ai connu une dame de la première qualité qui y étoit sujette ; elle changeoit de linge d'heure en heure ; mais en général les poux de corps sont produit par la malpropreté et le défaut de linge, ce qui fait que les pauvres y sont si sujets, et selon plusieurs personnes, les religieux mendians, sur-tout les capucins : cependant j'ai été long-tems leur voisin, je les voyois fréquenter les meilleures maisons où l'on se piquoit autant de propreté que de décence. J'ai connu aussi beaucoup de personnes du sexe qui les voyoient habituellement sans s'en plaindre ; ce qui prouve qu'avec du soin, on peut se garantir de ces insectes, malgré le costume qui les favorise.

Parties dépendantes de la peau.

DES POILS.

On sait qu'à la surface du corps il y a plus ou moins de poils; qu'au crâne, on les nomme cheveux; au-dessus des yeux, sourcils; au bord des paupières, cils; aux joues et au menton des hommes, barbe; les autres, tels que ceux des aisselles, des parties de la génération, etc., n'ont pas de noms particuliers...... En général les hommes ont beaucoup plus de poils que les femmes; cependant il y a des femmes qui en ont aussi beaucoup, et il n'est pas vrai, contre l'opinion du vulgaire , qu'elles n'en aient pas aux environs de l'anus, car il est aussi rare que les brunes n'en aient point, qu'il l'est que les blondes en aient; aussi les premières , sur-tout les galantes, se munissent-elles de dépilatoires qui ne sont pas toujours sans dangers.

L'usage, en général des poils , est de favoriser l'insensible transpiration, et d'entretenir chaudement les parties qu'ils couvrent.

Tout le monde connoît les cheveux , mais bien peu connoissent leur structure. On a cru pendant long-tems qu'ils étoient creux; cependant des observations bien faites, sur-tout par Chirac, ont prouvé qu'ils étoient composés de plusieurs filets entre lesquels rampent les vaisseaux qui leur apportent la nourriture et la couleur.

Les femmes ont les cheveux plus longs que les hommes ; elles s'en font aussi leur plus bel ornement. J'ai ouï dire que le plus grand sacrifice d'une fille au moment où elle embrassoit la vie religieuse, c'étoit la coupe de ses cheveux. J'ai vu une demoiselle dont les cheveux tomboient jusqu'à ses talons, aussi s'en pavanoit-elle extrêmement. Si elle vit encore, de quel œil doit-elle voir aujourd'hui nos tondues ! et par quelle fatalité nos belles ont-elles dédaigné de porter leurs cheveux, de les retrousser élégamment pour les laisser retomber en boucles et badiner autour du cou ? Il me semble que cet arrangement leur donnoit un petit air très-piquant !.... Quand on leur demande à quelle divinité elles ont sacrifié leur cheveux, elles répondent tranquillement, *à la mode*..... Quel empire affreux que celui de la mode qui alimente tant de caprices , qui ruine tant de familles, qui fait tant de dupes, tant de fripons, qui occasionne tant de malheurs ! Que l'homme est méchant et borné , car tout le mal vient de lui. En effet, si lorsqu'un mari voyant sa femme accoutrée d'une mode nouvelle qui n'est pas mieux et souvent pire , avoit la sagesse de lui dire : « Jusqu'à présent, ma chère amie, tu m'as paru très - aimable , mais aujourd'hui tu es arrangée comme une folle, toi qui est si

sensée ! » vîte , elle reprendroit sa parure ordinaire, et tout iroit bien.

Jolies femmes , aimez la propreté et la simplicité , et vous serez toujours charmantes ! . . . .
Ne voyez-vous pas que le changement de parure n'est que le supplément stérile des laides
des ! . . . . . Mais point du tout. Comment me
trouve - tu , dit - elle , aujourd'hui , mon petit
mari , mon choux, mon rat ? Très-bien , ma
mignone , répond le bénêt ; te voilà charmante !
viens , ma toute belle , que je t'embrasse ! . . . . .
En voilà assez pour que notre femme grille déjà
pour une nouvelle mode : nouvelles dépenses ;
mais qu'importe , l'imbécille de mari préférera
presser son fermier , écorner les gages de ses
domestiques , chicaner le paiement d'un pauvre
ouvrier , désespérer enfin un malheureux créan-
cier , plutôt que de désobliger sagement sa
femme. Voila l'homme de nos jours , voilà la
source d'une infinité de maux et sur-tout du dé-
réglement des femmes , parce que leur but est
de plaire , et que ce desir les porte à des excès
effrénés. Les femmes annoncent le génie d'un
peuple comme les prêtres annoncent ses mœurs :
reprenons les cheveux.

L'écriture sainte dit que ceux d'Absalon étoient
en si grande quantité qu'ils pesoient environ
deux livres ! Rien n'égaloit l'arrangement , la
tournure et le piquant que les Grecques , et

sur-tout les Athéniens , donnoient autrefois à leurs cheveux : elles servirent de modèles aux dames Romaines. Au reste, S. Clément d'Alexandrie fait aussi l'éloge de la belle chevelure des femmes, &c.

La couleur de cheveux varie selon la température du climat ; dans le midi ils sont naturellement noirs, dans les pays tempérés, châtains, et dans le nord, blonds ; mais aujourd'hui que les nations sont si mélangées, les cheveux le sont aussi. Les cheveux rouges sont d'une espèce particulière ; les personnes qui en sont pourvues ont ordinairement la peau très-blanche, mais elles répandent une odeur désagréable, sur-tout dans les grandes chaleurs.

De quelque couleur que soient les cheveux, la vieillesse les fait blanchir. Il est quelquefois arrivé que les cheveux ont blanchi tout-à-coup, par la peur ou par le chagrin, comme il arriva au comte de Saint-Valier, père de la duchesse de Valentinois, la veille du jour qu'il devoit avoir la tête tranchée.

Les cheveux crépus ne sont pas si longs que les autres ; ils désignent souvent de l'esprit et du tempérament.

Les cheveux ont souvent servi l'amour. Les personnes voluptueuses sont sujettes à devenir chauves de bonne-heure. Les Polonais sont sujets à une maladie de cheveux qu'ils nomment *plica* : si on les coupe , ils rendent du sang..... La toilette des cheveux ne devroit consister qu'à les peigner journellement et à les arranger librement ; c'est le moyen de les bien entretenir et d'empêcher les poux (1).

Des Sourcils.

Les sourcils sont des poils en forme d'arc au-dessus de chaque œil : on y distingue la tête qui est du côté du nez , et la queue qui est à l'autre extrémité.

L'usage des sourcils paroît être d'empêcher que la sueur ne découle sur les yeux , et peut être aussi de modifier les rayons lumineux perpendiculaires.

Le froncement subit des sourcils, sans éblouissement de lumière, annonce l'éclat de quelque passion funeste, et l'on doit se tenir sur ses gardes ; mais c'est à tort que l'on dit que la jonction des sourcils désigne la fourberie et la cruauté ; je croirois plutôt qu'elle annonceroit l'amour et même la bonté, car c'est ainsi que les avoient Palamède et Théodoric ; cet excellent prince les avoit tellement unis avec sa grande

---

(1) Le concile de Carthage dit : *Clericus nec comam nutriat.*

barbe, qu'à peine voyoit-on ses yeux : il avoit un amour violent pour les femmes. J'ai connu un jeune homme d'une douceur angélique et dont les sourcis étoient très-épais et unis , mais sa passion extrême pour les femmes le perdit....

.Ovide nous apprend que les dames Romaines tiroient vanité d'avoir les sourcis unis.

Des Cils.

Les cils sont des petits poils à l'extrémité des paupières : il paroît que leur usage est de briser l'abondance des rayons lumineux ; ils servent aussi à écarter des yeux les insectes volans , la poussière, les petites ordures ; mais quelquefois aussi ils servent de retraite aux morpions , de même que les sourcils.

De la Barbe.

Personne n'ignore que la barbe ne soit ces longs poils qui couvrent les joues et le menton des hommes. La barbe est naturelle à l'homme , et l'on ne sait pas trop pourquoi certaines na-tions sont si acharnées à la raser ; les uns ont dit que c'étoit par propreté ; mais les Persans, les Turcs, les Grecs, les Arméniens, &c. qui ont toujours eu la barbe en vénération, sont au moins aussi propres que nous ! d'autres ont pensé qu'un menton d'homme rasé étoit plus agréable aux femmes ; ce qui ne peut être , car la nature seroit alors en contradiction avec elle-même , ce qui est impossible ; en effet , l'on sait que les femmes ont naturellement un penchant secret pour la barbe longue, cette marque frappante de la virilité et de la majesté de l'homme..... De tous les adorateurs de Cléopâtre , Hérode fut le seul qu'elle aima éperdûment et même jusqu'à la bassesse. (Voyez dans Joseph le soin que ce prince avoit de sa barbe.)

Aussi la primitive église , qui avoit besoin d'un extérieur imposant, recommanda expressément au sacerdoce la majesté d'une longue barbe ; d'ailleurs , le Lévitique le dit expressément, *nec radetis barbam* , sans parler des prophètes , sur-tout d'Isaïe , *indie illa radet Dominus* , etc. Voyez aussi Jérémie , chapitre 48 , le *Const. Sanct. apostolorum* , la Bible de Vatable , &c.

D'après ces autorités sacrées , les pères de l'église , tant Grecs que Latins , défendirent avec chaleur la majesté de la barbe et en firent l'éloge le plus pompeux ! et le concile de Carthage défendit expressément aux prêtres de se raser. S. Clément d'Alexandrie, que je regarde comme un vrai philosophe chrétien, dit que la barbe contribue autant à la beauté de l'homme comme de beaux cheveux contribuent à la beauté d'une femme. (Voyez aussi Tertulien *de cultu femi-*

narum ; S. Cyprien *in libro de Lapsis* ; S. Chrí-
sostôme, Théodoret, S. Épiphane, S. Jérôme,
S. Ambroise et le savant Sidonius, évêque de
Clermont. Tous ces grands hommes ont parlé
honorablement de la barbe ; et il paroît que les
premiers papes, jusqu'à S. Léon, ont tous portés
la barbe ; mais que depuis Nicolas Ier. qui ex-
communia Photius, patriarche de Constantinople, la plupart des prêtres Latins se rasèrent
comme un signe de séparation des prêtres Grecs.
Autrefois les Européens ne juroient que par
leur barbe, et elle est encore en vénération chez
les Grecs, les Asiatiques et les Africains.

Enfin toutes les nations s'accordent à dire que
la barbe est l'ornement de l'homme, et qu'elle
inspire naturellement le respect et la confiance,
qu'elle lui donne un air plus grave, moins recherché et moins frivole. Voilà peut-être pourquoi
les capucins étoient autrefois si recherchés, si im-
plorés dans les malheurs et dans les calamités
publiques, &c. En effet, y a-t-il rien de si atten-
drissant que de voir le vénérable Priam pros-
terné aux genoux d'Achilles, baisant ces mains
redoutables encore teintes du sang de son fils ! ...

Au reste, on a remarqué que les peuples barbifères sont moins sujets aux maux de dents et
aux fluxions que les autres...... On diroit que
nos jeunes français, à les voir, voudroient mettre
la barbe longue à la mode !..... mais nos vieux

singes s'en accommoderont-ils ? eux qui veulent paroître toujours jeunes sans penser que leurs rides et leurs joues creuses les trahissent sans cesse (1).

Des Ongles.

Nous avons représenté les ongles sous différens rapports.

Les ongles sont des espèces de petites plaques transparantes qui recouvrent l'extrémité des doigts et des orteils.

Chez l'homme purement sauvage, les ongles se recourbent en forme de griffes, comme celles des animaux carnaciers, et lui servent à grimper facilement jusques au haut des arbres, à gravir les rochers et à lui servir de défense, &c. Mais dans l'etat civil, ils n'ont d'autres usages que d'affermir l'extrémité des doigts, des mains et des pieds, à saisir fermement les corps, à pincer facilement les insectes et à les écraser.

---

(1) Un auteur connu a prédit que la barbe longue reviendroit bientôt à la mode. Il pourroit bien se tromper lourdement ; car il me paroît que les Français d'aujourd'hui y attachent plutôt le ridicule que la majesté. J'ai vu tous les sapeurs de la garde consulaire ; il n'y en a qu'un seul qui a le goût de porter la barbe absolument pleine, tant les Français la répugnent.

Du Tissu cellulaire et de la Graisse.

Ces deux objets sont représentés sous différens aspects.

Immédiatement au-dessous de la peau et ailleurs, on voit une membrane cellulaire plus ou moins serrée, plus ou moins dense, renfermant une substance oléagineuse qu'on nomme *graisse*: on en trouve peu à la peau du crâne, aux paupières, à la verge, au scrotum ou bourses ; mais il y en a davantage à la nuque, aux joues, à la poitrine, et beaucoup au bas-ventre, au pubis, aux fesses, &c. Il y en a aussi beaucoup dans l'intérieur du corps, principalement à l'épiploon, à la base du cœur, aux environs des reins, au mésentère, aux intestins, à tous les viscères abdominaux, excepté à la matrice. M. Levret, l'un des plus célèbres accoucheurs de l'Europe et dont j'ai l'honneur d'être élève, fit l'ouverture du cadavre d'une femme extraordinairement grasse ; elle pesoit environ six quintaux : il trouva tous les viscères ensévelis dans un amas de graisse, excepté la matrice dont il fut étrangement surpris.

La graisse sert à entretenir la flexibilité et la souplesse du corps ; elle tempère l'âcreté de nos humeurs ; de là vient qu'en général les personnes grasses sont moins vives et plus débonnaires que celles qui sont maigres. La graisse peut encore servir de nourriture dans les grandes abstinences.

Elle contribue merveilleusement à la beauté du corps en lui donnant l'embonpoint ! en général les femmes sont plus grasses que les hommes.

Telles sont les enveloppes générales du corps humain, au-dessous desquelles se trouvent les muscles, les vaisseaux , les nerfs, les glandes , les os , &c., que nous avons représenté dans l'ordre suivant, en commençant par la charpente osseuse.

Objets concernant l'Ostéologie.

1°. Un squelette de grandeur naturelle et en cire préparée, comme tous les autres objets.

2°. Un humérus ou l'os du bras scié par la moitié pour voir les différentes substances des os.

3°. Un fémur ayant en partie des chairs.

4°. Un temporal de grandeur colossale , &c.

Les os sont les parties les plus solides du corps humain ; leur bonne conformation contribue beaucoup à sa beauté. Ils servent aussi à garantir les parties molles , à leur servir de point d'appui et à les soutenir ; enfin les os donnent l'attitude au corps et le maintiennent dans toutes les situations convenables à sa structure.

Hippocrate avoit une si grande idée des os en général et du squelette en particulier, qu'il en recommandoit expressément l'étude à son fils Thessale et à ses disciples. (Voyez Gagliardi, Haverus, Monro et autres....)

C'est principalement au bassin que l'on distingue le squelette de l'homme de celui de la femme ; celui-ci est plus grand, plus évasé, ses angles et ses tubérosités plus arrondis. On voit clairement par-là le vœu de la nature à l'égard dès femmes ; aussi a-t-elle prévenu les obstacles qui auroient pu rendre l'accouchement trop laborieux. Cette structure du bassin fait aussi que les femmes ont les hanches et le derrière beaucoup plus gros que les hommes.

On a remarqué que nous sommes réellement plus long étant couchés que debout ; ce qui dépend principalement de ce que les vertèbres sont moins inclinées, et aussi parce que les cartilages qui les unissent sont moins comprimés ; ce qui fait aussi que nous sommes plus grands le matin que le soir.

Objets concernant la Myotomie, ou les Muscles.

1°. Une figure de grandeur naturelle représentant les muscles, pour en voir la forme, la couleur et l'arrangement.

2°. Les muscles adhérens au crâne, &c.

5°. Les muscles de l'avant-bras et des doigts avec d'autres particularités.

4°. Les muscles du pied avec les ramifications des saphènes , &c.

Les muscles sont les organes destinés à exécuter les différens mouvemens du corps. Rien n'est plus admirable que la structure des sphincters , qui n'ont ni point fixe ni point mobile ; cependant ils agissent d'une manière très-évidente. Couwper, Morgagni, Albinus et autres, ont fait des recherches curieuses sur la structure des muscles ; et les savans Borelli, Méad, Bernoulli en ont fait sur leurs actions.

Objets concernant les Vaisseaux , ou l'Angéiotomie.

1°. Une angéiotomie, où l'on voit le tronc des principales artères et veines, avec leurs branches et leurs ramifications.

2°. Les vaisseaux particuliers de la dure-mère, ceux de la pie-mère, du cœur, du mésentère, &c. L'usage des artères est de transmettre le sang du cœur dans toutes les parties du corps, et celui des veines de le rapporter dans le cœur. — Morgagni , Pechlin , Schel , ont fait des découvertes importantes sur la structure des vaisseaux. Personne n'a encore égalé les admirables injections du célèbre Ruich : le citoyen Fragonard est celui qui en a le plus approché. Je ne saurois passer sous silence la bonté et l'attention particulière que ce professeur a eues pour me faire jouir du spectacle étonnant de ses subtiles et admirables injections, avec ses différens microscopes.

Objets concernant les Nerfs, ou Névrotomie.

1°. Une névrotomie de grandeur naturelle, où l'on voit non-seulement tous les troncs principaux, mais encore les branches, les ramifications, les différens plexus, les ganglions, leurs communications, &c.

2°. L'origine des nerfs et la distribution de la portion de la septième paire.

Les nerfs sont-ils creux, sont-ils pleins, quelle est leur structure ?..... C'est ce que Willis, Morgagni, Vieussens, Sanctorinus, &c. n'ont pu nous apprendre d'une manière satisfaisante : ce qui n'a pas empêché la plupart des physiologistes, depuis Bergerus, d'y établir un fluide très-subtil, assez semblable au fluide électrique qu'ils nomment *esprit animal*, comme étant l'agent principal de l'harmonie du corps, des passions, des voluptés, des peines, des plaisirs, &c. , et qu'ainsi les nerfs sont comme les rênes dont l'ame se sert pour diriger et faire agir toutes les opérations de l'économie animale. — Il est certain que si nous pouvions avoir une juste connoissance de la structure

des nerfs, nous expliquerions avec satisfaction
et fruits les mouvemens sympathiques, les effets
du magnétisme animal, ceux de l'électricité,
et quantité de phénomènes qui n'ont pourtant
rien que de très-naturel, et avec lesquels néanmoins tant de fourbes, tant de charlatans ont
abusé et abusent encore le vulgaire.

Le systême nerveux est d'autant plus irritable
que le corps est moins exercé ; voilà pourquoi en général les habitans de la ville sont
moins joyeux et plus passionnés que ceux de la
campagne ; pourquoi les femmes sont plus pol-
tronnes que les hommes ; pourquoi elles sont si
sensibles, si faciles à rougir ; pourquoi elles
sont si ardentes dans leurs passions ; que la
moindre étincelle embrase leur imagination
et les porte si facilement à des extrémités dangereuses, &c. ; raisons urgentes qui doivent
rendre très-prudentes et très-circonspectes les
personnes qui les entourent, sur-tout les hommes ; car il est à remarquer que la femme ne
peut trouver de vrais soulagemens, tant spirituels que corporels, que dans l'homme, au
lieu que celui-ci peut les trouver dans lui-même.

. La sympathie et l'antipathie sont encore des
effets de l'action des nerfs, sans qu'on puisse en
donner des raisons satisfaisantes, parce que nous
ignorons leur structure et la manière dont ils agissent. En effet ; combien y a-t-il de personnes
qui aiment passionnément ou qui haïssent de

même sans savoir pourquoi ? Je sais toutes les hypothèses que les physiologistes ont supposées, mais pas une n'est concluante.

Deux hommes s'étoient toujours aimés de la plus pure amitié ; arrivés jusqu'à la décrépitude, ils s'avisèrent alors de rompre pour jamais ; ce qui surprit étrangement toutes leurs connoissances. Deux époux s'étoient aimés éperdument pendant plus de vingt ans ; ils avoient encore plusieurs enfans, lorsque tout-à-coup une anthipatie extrême s'empare d'eux ; il fallut les séparer, mais avec cette différence remarquable que la femme pressentoit la rencontre de son mari, ce qui étoit pour eux des coups affreux, qui déterminèrent enfin le mari à s'expatrier : je les ai connu. — Combien y a-t-il d'hommes qui ont épousés de très-jolies femmes et qui en aiment de très-laides! Il est vrai que la même sympathie existe chez les femmes, ma profession m'en a fourni assez d'exemples. *Sunt equidem mulieres pulchris nuptæ viris, tamen à turpis amatoribus gravidæ.* Mais il est vrai aussi que la femme sauve adroitement les apparences, au lieu que la plupart des hommes se pavanent grossièrement de leur inconstance.

Nos nerfs ne sont susceptibles que d'un certain dégré de sentiment, au-delà duquel, lorsqu'ils sont trop ébranlés par les passions, nous périssons. En effet, combien de personnes sont elles mortes subitement, sur-tout par la peur ? Un militaire me racontoit, comme témoin oculaire, qu'un soldat étant en faction à la porte de la chapelle d'un hôpital où l'on déposoit les morts, et ayant vu à travers les barreaux un spectre en blanc qui lui ayant dit, sentinelle, quelle heure est-il ? tomba roide sur la place ; on vint à son secours, mais il étoit mort, et le prétendu mort fut rappelé non-seulement à la vie, mais même à la santé. La joie excessive a aussi ses martyrs ; le sage Chylon expira de tendresse en embrassant son fils qui avoit été couronné aux jeux olympiques : Sophocle mourut aussi d'un excès de joie : le professeur Spanheim, savant théologien, mourut subitement en lisant une lettre de son fils qui l'avoit fait pleurer de joie, et tant d'autres grands hommes ; mais je ne vois guère de femmes qui soient mortes d'une joie excessive ; leurs nerfs seroient-ils d'une autre structure ?.... Plusieurs physiologistes ont établi différentes propriétés dans les nerfs ; si elles existent réellement, il peut se faire alors que les femmes en aient de particulières qui leur fassent supporter mieux que nous l'excès de la joie.

En supposant que les femmes résistent mieux que nous à cette passion si agréable, la mobilité de leurs nerfs les rend aussi plus susceptibles des impressions extérieures : en effet, combien de jeunes femmes à qui tout semble rire, sont néanmoins très-malheureuses par l'irritabilité de leurs nerfs : quantité de minuties les affectent sensiblement, tandis que l'homme qui les entoure n'y fait pas seulement la moindre attention : au reste, ceci ne regarde que les femmes oisives et sédentaires, et non celles qui sont actives et laborieuses. Il seroit à souhaiter, pour le bien de l'humanité, que nos connoissances sur l'action des nerfs ne fussent pas aussi bornées qu'elles le sont.

Objets concernant les glandes ; adénotomie.

Nous avons représenté plusieurs glandes placées dans différens endroits : les glandes conglobées sont en général de petits corps ronds ou ovales, destinés à filtrer ou à séparer quelque humeur du sang. Le tissu des glandes est tortueux et très-serré, c'est pourquoi les humeurs s'y engorgent si facilement : au reste, voyez Hippocrate, Michelet, Heister, Malpighi, Bordeu, et autres.

Objets concernant les viscères.

On nomme *viscère* les parties qui sont pour ainsi dire isolées et renfermées dans les grandes cavités du corps et qui exercent quelque fonction particulière, comme le cerveau, le cœur, le foie, &c.; ainsi nous avons représenté :

1°. Un cadavre d'homme de grandeur naturelle dont la poitrine et le bas-ventre sont ouverts, et où l'on voit la situation, la forme et la couleur des poumons, du cœur, du foie, de l'estomac, des intestins, &c.

Il arrive quelquefois que le cœur est situé à droite, le foye à gauche, &c. On a même trouvé des viscères de la poitrine dans le bas-ventre et ceux du bas-ventre dans la poitrine ; ces sortes de transpositions sont à la vérité infiniment plus rares que les autres.

L'anatomie des viscères est très-importante à connoître pour la guérison de maladies internes.

Objets concernant l'Anatomie physiologique détaillée.

1°. Une tête dont le crâne est dépouillé pour voir les muscles qui y sont adhérens, les sutures qui unissent les os. Hippocrate, Vesale, Hunaud et autres ont fait des remarques judicieuses sur les particularités du crâne.

2°. Une tête dont le crâne est enlevé, pour voir la dure-mère, ses vaisseaux, le sinus longitudinal supérieur ouvert, ses brides, les orifices des veines, &c.

3°. Une tête où l'on voit la pie-mère, le corps calleux où Lancisi (1) et la Peyronie avoient ridiculement placé le siége de l'ame. Voyez

----

(1) *De sede animæ cogitantis.*

aussi ce qu'en ont pensé Manget, Zinmerman et autres.

4°. Une tête dont les hémisphères du cerveau sont coupés horisontalement, pour voir ses substances, les ventricules supérieurs, les corps canelés, la voûte, la faulx, &c.

5°. Autre coupe du cerveau, où l'on voit la voûte renversée, la lyre, les couches, le plexus choroïde, la vulve, l'anus, le troisième ventricule, la glande pinéale où Descartes avoit établi le siége l'ame avec une confiance qui étonne dans un philosophe de cette trempe!...... les nates, les testes, la veine de Galien, &c.

6°. Autre coupe perpendiculaire et horisontale du cerveau, de manière que d'un coup-d'œil on voit la structure du cerveau et la situation du cervelet.

7°. La base du cerveau avec ses six lobes, son union avec le cervelet, la moële alongée, les dix paires de nerfs, les artères carotides, les vertébrales, la basilaire, &c.

8°. Coupe perpendiculaire du crâne, de la face et du cou, jusqu'à la dernière vertèbre cervicale.

L'usage des particularités du cerveau nous est absolument inconnu; quant à la masse totale, on présume qu'elle sépare du sang un fluide très-subtil dont la nature est ignorée, qui circule dans les nerfs pour opérer les merveilles de l'économie animale. — Les plaies du cerveau ne sont pas toutes mortelles, comme celles du cervelet et de la moële alongée.

L'homme est de tous les animaux celui dont le cerveau est le plus volumineux; ce qui a servi d'appui au systême impie de Lamétrie et de la plupart des *matérialistes*; mais il faut toujours un *primus agendi*; *sine dubio*, *felix est qui potuit cognoscere rerum causas*! mais ce bonheur n'est qu'à Dieu seul, et malheur à l'homme qui s'applique à vouloir y pénétrer!......

Les enfans ont à proportion le cerveau bien plus volumineux, plus rouge et plus mou que les adultes, ce qui fait qu'ils sont aussi plus irascibles, plus sujets aux maladies convulsives, et que les idées se gravent plus profondément dans leur mémoire; de là les préjugés presqu'indestructibles de l'enfance; raisons très-essentielles qui doivent nous porter à les bien ménager, à ne confier leur éducation qu'à des personnes prudentes et sages, pour leur former un bon jugement et un heureux caractère. (L'enfance de Montaigne fut un amusement continuel.) Au lieu de les livrer sans choix à des fourbes adroits qui se plaisent à les tourmenter, à les effrayer par des contes, par des rêves, par des sorciers, &c. &c. il faudroit écraser ces scélérats qui font peur aux enfans; des millions en sont morts, et combien en est-il qui sont restés avec des mouvemens convulsifs, ou épileptiques, ou imbéciles, ou valétudinaires, ou poltrons, et même avec des terreurs paniques que la raison même ne peut vaincre qu'avec la plus grande difficulté, et quelquefois jamais.

Un enfant de dix ou douze ans, que j'ai connu, avoit une peur extrême d'un certain pauvre qui avoit effectivement mauvaise mine. Un jour, étant dans la rue et l'ayant apperçu, il courut vîte se cacher dans le comptoir d'un marchand : un des garçons qui l'avoit vu eut la scélératesse de prendre le pauvre par le bras et de le mener devant l'enfant, qui, le voyant, jetta un cri perçant et resta roide ; on le crut mort, on l'emporta comme tel ; mais à force de soins il revint. Il a toujours eu une santé valétudinaire, sans génie et l'air troublé.

Objets concernant la Face, ou le Visage.

Nous avons représenté essentiellement les organes des sens, comme étant affectés à la face.

1°. L'œil et ses particularités, telles que ses tuniques, ses humeurs, ses muscles, la glande lacrymale, la caroncule, les points lacrymaux, le sac lacrymal, les paupières, &c. Tout le monde sait que l'œil est l'organe de la vue qui est l'un des cinq sens le plus nécessaire à l'homme, soit pour chercher sa nourriture, soit pour éviter les dangers qui l'entourent ; il est aussi le plus agréable en nous faisant jouir du spectacle ravissant de la nature et de la beauté du soleil ! aussi sans la vue, la vie n'a guère d'attraits et la terre n'est plus qu'un tombeau !

2°. L'oreille et ses particularités , telles que le conduit auditif, la membrane du tambour , la caisse du tambour , les quatre osselets, le marteau, l'enclume , l'étrier, le lenticulaire, la fenêtre ovale , la ronde, le labyrinthe, le limaçon , les canaux demi-circulaires , &c. — L'oreille est, comme l'on sait, l'organe de l'ouïe, qui est un sens moins délicat, moins sensible , moins vif que la vue; néanmoins il peut exciter des sensations extraordinaires. Voyez les effets de la musique des anciens, et chez les modernes , combien elle influe sur les passions ! que de personnes qui étoient naturellement simples , chastes, et d'une pureté de mœurs admirables, sont devenues par l'ouïe , rusées, fourbes, impudiques, adultères, &c.

3°. Le nez et ses particularités , telles que les cornets, la lame cribleuse, le vomer, les distributions des olfactifs pour le sentiment de l'odorat. Ce sens ne paroît pas être d'une grande utilité à l'homme de société; peut-être l'est-il davantage au sauvage et aux nègres, comme il le paroît par des faits étonnans. — Une demoiselle enceinte, qui avoit pris ma maison pour son asile, pressentoit par l'odorat l'arrivée inattendue de son futur mari ; elle me disoit : je le sens ; il va venir. En effet, il arrivoit presqu'aussitôt. — Le Journal des Savans fait mention d'un moine qui connoissoit par l'odorat l'état des personnes qu'il fréquentoit ; il savoit distinguer une fille et une femme vertueuse et chaste d'avec celle qui ne l'étoit pas : il vouloit composer un traité des odeurs, mais la mort arrêta son projet ; il est à présumer qu'il ne fut pas beaucoup regretté du beau sexe ..... au reste le nez est l'ornement du visage ; son extrémité, chez les personnes saines, jouit du sentiment du toucher aussi exquis que le bout des doigts, et alors on peut dire strictement que le visage est le siége des cinq sens : d'ailleurs toute la peau est plus ou moins douée du toucher, conséquemment c'est le sens le plus étendu, et peut-être que les autres ne sont que ses modifications. Le toucher est aussi le sens le plus sûr, il ne trompe jamais ; aussi les aveugles y ont-ils toute leur confiance.

4°. La bouche avec ses particularités, telles que la langue, le palais, son voile, la luette, les amygdales, &c...... — On sait que la bouche est en général le siége du goût ; mais il réside essentiellement dans la langue, c'est elle qui distingue les qualités des corps savoureux ; c'est elle qui apprécie pour ainsi dire la quantité des différens sels, tant volatils que fixes, qui sont dans les alimens, et la variété infinie des impressions savoureuses.

Tels sont les organes des sens (1) que nous avons représentés et qui sont les particularités les plus essentielles de la face ou du visage.

Tout le monde connoît la face et ses bornes; chaque sexe a son visage ; celui de l'homme est fortement prononcé, ouvert, assuré, grave et majestueux, sur-tout avec la barbe : celui de la femme est rempli de finesses, de charmes et d'agrémens, les traits en sont délicats et d'une mobilité étonnante; ses yeux sont les vrais interprètes de son sentiment, aussi a-t-elle soin de les baisser quand elle ne veut pas qu'on y lise.

Un beau visage, dit la Bruyère (2), est le plus beau de tout les spectacles; faut-il donc s'étonner si tout le monde y court. Un chanoine de ma connoissance, homme de société et de goût, me dit un jour, qu'étant arrivé dans une grande ville, on lui fit un éloge si pompeux de la vertu et de la beauté d'une jeune dame, qu'il chercha le moyen de la voir : il la trouva entourée d'adorateurs distingués et par le mérite et par la naissance, qui l'écoutoient attentive-

---

(1) M. Lecat et autres ont donné d'excellens traités sur les cinq sens.

(2) L'un des plus spirituels et des plus judicieux écrivains que la France ait produit.

ment et la contemploient avec admiration et respect!...... Que l'empire d'une honnête femme est beau ! tandis qu'elle voit les hommes à ses pieds comme de vils esclaves, elle jouit en silence de leurs vaines souplesses et méprise en secret leurs bassesses ; certes, çà vaut bien la peine d'être sage!.....

L'aspect du visage des grands hommes a quelque chose de si imposant, qu'il arrête même les méchans, et fait avorter leurs complots ; Marius, Mittridate et tant d'autres en sont des preuves. Socrate, condamné à boire la ciguë, regarde tranquillement le bourreau qui lui présente la coupe fatale, et lui arrache des larmes. — Auguste traversant les Alpes, glace de son seul regard le bras d'un scélérat prêt à le pousser dans un précipice. La mort de Coligni est jurée ; ses assassins armés montent chez lui ; il ouvre la porte de sa chambre et se présente : à cet aspect vénérable ils tombent à ses pieds. L'archevêque Laud, condamné à avoir la tête tranchée, ne pense plus qu'à mourir en digne pasteur, et paroît enfin sur l'échafaud, mais avec cette sérénité, cette paix de l'ame de l'homme de bien ; aussitôt un bruit confus frappe ses oreilles ; il regarde de tous côtés et ne voit plus que des visages consternés et des yeux baignés de larmes : il lève alors les mains au ciel, en s'écriant, ô jour heureux, le plus beau de ma vie ! &c.

Mais si l'aspect du visage de l'homme est si puissant, celui de la femme n'est pas moins touchant ; en voici un exemple entre mille :

Mahomet second, prince le plus cruel de son temps, après avoir fait trembler toute l'Europe par la rapidité de ses conquêtes, s'enivre enfin des charmes d'une jeune beauté nommée Irène, et abandonne ainsi les rènes de son empire ; tout languissoit, tout gémissoit, déjà le peuple murmuroit, déjà il maudissoit hautement Irène et demandoit sa tête : Mahomet, qui ne savoit plus se défendre, patientoit, s'étourdissoit craignant la profondeur de la playe qu'il alloit faire à son cœur si Irène périssoit ; mais, fatigué après tout des propos indécens, et honteux lui-même d'être à la chaîne, résolut enfin de la sacrifier sans qu'elle s'en doutât. Le jour fatal arrive, il la fait venir ; aimable Grecque, lui dit-il..... j'ai ordonné aujourd'hui une fête digne de vous, mais je veux que vous y présidiez sans voile, au milieu de mon peuple : oui, chère Irène ! je veux que votre ravissante beauté me justifie devant lui ; parez-vous de vos plus riches atours, et que les diamans soient prodigués. Eh ! quoi, seigneur, répond aussitôt Irène d'un air si doux qui auroit attendri un bourreau, que puis-je espérer de plus honorable et de plus délicieux que de posséder un cœur que j'adore !... Je le crois, trop aimable

Irène, reprend l'inflexible et cruel Mahomet, mais je veux que ma volonté soit faite. Déjà un peuple immense rassemblé dans l'Hypodrome attendoit avec une affreuse impatience sa victime, lorsqu'enfin le magnifique char du sultan paroît et se place..... Aussitôt un silence respectueux est strictement gardé ; mais un voile couvre encore la tête d'Irène ; Mahomet le lève. Ciel! quel spectacle ravissant! le plus charmant visage, le regard le plus doux, la tête la plus brillante, non jamais musulman n'avoit encore rien vu de si beau! non l'étoile du matin n'étoit pas si éclatante! Aussitôt des voix innombrables s'écrient de tous côtés, grace, grace! Pas un qui n'en soit touché, pas un qui ne sente palpiter son cœur, pas un qui ne déteste de l'avoir injuriée!.... Tel est l'effet d'un beau visage auquel rien ne résiste, excepté les monstres tels que Mahomet Bojuc!

Le visage est le théâtre des passions, et je ne suis pas étonné si les bons physionomistes y découvrent tout ce qui se passe dans l'ame et dans le corps. Les anciens étoient plus instruits que nous dans cette science....

Le visage est le trône de la beauté et de la pudeur. Si les femmes savoient combien le fard ou le rouge leur est nuisible, elles n'auroient pas la manie de s'en mettre. Rien n'est plus propre à entretenir la fraîcheur du visage que la tempérance et le lavage à l'eau fraîche ; j'ai vu des vierges, il est impossible de n'être point touché de leur aspect angélique ainsi que de leur bouche de rose. En général les personnes sédentaires ou studieuses ont le visage pâle, sont sujettes aux maux de tête, aux obstructions, à la mélancolie, &c. Pour adoucir leur état, elles doivent modérer leurs passions, se tenir le ventre libre, les pieds chauds et les laver souvent; mais rien ne leur est plus salutaire que la dissipation, la promenade, l'air champêtre, la société des personnes gaies et honnêtes, les concerts et même les amusemens de la jeunesse, à l'exemple d'Esope, de Socrate, d'Agésilas, d'Auguste et de tant d'autres. Autrefois les religieux les plus austères, tels que les chartreux, les minimes, &c. avoient des jeunes gens honnêtes qui leur étoient attachés. Quelques capucins très-studieux (1) ne trouvoient pas de délassemens plus efficaces que la fréquentation d'une société de jeunes demoiselles, sous les yeux de leurs parens; là, déposant toute leur gravité, ils s'égayoient innocemment avec elles : si par hasard elles surprenoient leur discipline, c'étoit alors des rires à ne plus finir.

La peau du visage est d'une structure plus délicate et même particulière : dans ses maladies,

____

(1) Depuis environ quarante ans, les capucins français s'appliquoient ardemment à l'étude de l'hébreux et des langues orientales vivantes.

il ne faut point employer les topiques gras et onc-
tueux , rarement les incisions et encore plus rarement les caustiques , car outre qu'ils font traîner
la maladie , c'est qu'ils laissent souvent des taches
ou des cicatrices désagréables que les femmes
sur-tout ne pardonnent pas.

Tels sont les objets et les réflexions concernant la tête.

La tête est la partie la plus noble du corps ;
elle est si respectée des Chinois , que le supplice
le plus diffamant et le plus cruel est celui de la
couper ; en Europe au contraire il est regardé
comme le moins déshonorant et le plus doux. Le
blanc et le noir ne sont pas plus différent : cependant on a vu des têtes tranchées bondir jusqu'à
cinq fois ; et les mouvemens convulsifs qui arrivent alors aux yeux , aux lèvres et dans tous les
muscles de la face ont fait croire à plusieurs physiologistes que ce supplice étoit très-cruel. On m'a
assuré qu'un ecclésiastique ayant été guillotiné
très-injustement , mordit tellement la jambe du
bourreau qu'il en mourut. Tous ces faits , comme
tant d'autres , bien loin d'annoncer ce calme ,
cette tranquillité que l'on croit arriver dès l'instant de la séparation de la tête d'avec le corps ,
semble démontrer au contraire une surprise , une
confusion effrayante des esprits vitaux dans la
tête et dans ses muscles.

Quoi qu'il en soit on est si fort entiché en Europe de la douceur de ce genre de mort , qu'on la subit communément avec constance , et que quantité de personnes en ont remercié leurs juges comme d'une grace.

Objets concernant le Cou.

1°. Le larinx avec ses cinq cartilages, la trachée-artère et les bronches. C'est principalement à la bonne conformation du larinx que nous sommes redevables de la beauté, de la voix et de cette douce mélodie qui enchante si agréablement nos sens ! ...... Jouissons avec transport du plaisir ineffable de l'harmonie, mais gardons-nous de vouloir l'expliquer, comme l'ont fait tant d'autres assez infructueusement.

2°. Le pharinx et l'œsophage qui est le canal qui transmet les alimens de l'arrière-bouche dans le ventricule. C'est plus par la contraction de la tunique musculeuse de ce canal que les alimens arrivent dans l'estomac que par leur propre poids, et cela est si vrai que l'on voit des bateleurs manger et boire la tête en bas et les pieds en haut : on a vu faire aussi la même chose à des malheureux rompus et étendus sur la roue , la tête pendante , pour soutenir un reste d'une affreuse vie.

3°. Les carotides , les vertébrales , les jugulaires, la moële épinière, les vertèbres cervicales,

les muscles qui les entourent, &c. ; telles sont les parties essentielles du cou que nous avons représentées.

Le cou est comme le piédestal de la tête : les personnes qui l'ont gros et court doivent se prémunir contre l'apoplexie et les coups de sang, éviter les passions violentes, s'abstenir de souper, avoir la tête haute étant couchés, tenir leur cou à l'aise bien loin de l'emmaillotter d'une pièce de mousseline, comme la mode insensée d'aujourd'hui le veut (1) ; tandis qu'il n'y a rien de si salutaire que de l'avoir libre et même nu.... Les personnes qui ont au contraire le cou long et grêle, ont à la vérité beaucoup de dispositions pour le chant ; leur voix est plus soutenue et mieux cadencée, mais le poumon souffre beaucoup ; c'est pourquoi elles doivent craindre la pulmonie ; l'asthme, la péripneumonie, &c. aussi doivent-elles modérer leurs passions surtout celle du vin, des femmes, des liqueurs, du café, et s'en tenir à un régime doux et humectant. J'ai connu un moine qui avoit un cou long et grêle, aussi avoit-il la voix claire et flûtée : il faut qu'un moine, disoit une femme d'esprit, ait une voix de Stentor, ça fait bien résonner le chœur.

---

(1) A voir les Français, on diroit qu'ils ont la gouètre ou les écrouelles.

De la Poitrine et des viscéres qui y sont ren-fermés.

La poitrine est une grande cavité , recouverte antérieurement par les mamelles qui , chez les femmes , servent à la secrétion du lait , pour la nourriture de l'enfant : elles sont aussi l'un des plus puissans attraits de la beauté : l'antiquité nous en offre un exemple bien frappant. Phryné , l'une des plus belles courtisannes de la Grèce , ayant été accusée d'impiété devant l'aréopage : Hype-ride , son défenseur , n'ayant pu émouvoir ses juges malgré l'excellent discours qu'il prononça en sa faveur , et la voyant sur le point d'être con-damnée à mort , s'avisa de découvrir son sein ; à cet aspect irrésistible , les juges sensiblement tou-chés , la renvoyèrent absoute , accordant géné-reusement à la beauté du sein , ce qu'ils avoient opiniâtrément refusé à l'éloquence !

2°. Le poumon , les bronches , la trachée-artère et le larinx.

2°. La substance du poumon.

3°. Les bronches avec ses principales divisions.

Le poumon est le viscère le plus volumineux du corps humain ; il est le principal organe de la respiration qui est une fonction par laquelle l'air entre et sort du poumon , sous le nom d'inspiration et d'expiration : Bergerus , Boile ,

8

Silvius, Swammerdam, Senac, Bellini et autres ont eu des opinions très-différentes sur les causes de la respiration, et conséquemment de nul poids. Les plaies du poumon ne sont pas toutes mortelles comme le pensoit Hippocrate, et l'observation d'Hildanus et autres, prouvent qu'on peut même emporter une portion de sa substance et le malade guérir néanmoins. On trouve quelquefois des concrétions pierreuses dans le poumon. Malpighi, Ruisch, Morgagni, ont fait des recherches très-curieuses sur ce viscère. La plupart des physiologistes croient que la sanguification se fait dans les poumons. Plusieurs philosophes, tels que Dicearque, Empédocle, et même le sanguinaire Critias, ont pensé que l'ame résidoit dans le sang : il paroît que c'étoit aussi l'opinion de Moïse; c'est pourquoi défendit-il très-expressément de manger le sang des animaux. Ce précepte n'est peut-être qu'une loi diététique; car les bons législateurs l'ont toujours assimilée avec les devoirs religieux pour préserver le peuple de la corruption physique et même morale. En effet, nous n'avons rien dans l'économie animale qui soit plus susceptible de putréfaction et plus promptement que le sang. Au reste, l'inflammation du poumon occasionne des angoisses inexprimables.

Les personnes qui ont la respiration laborieuse, ne doivent pas habiter les endroits bas et humides ou trop froids : j'ai connu un abbé qui avoit un ronflement si fort qu'on l'entendoit de plus de 3oo pas , il connoissoit parfaitement les variations futures de l'air. Le poumon est le siége de la phtisie pulmonaire. Les poitrinaires doivent éviter les mouvemens violens, les acides , le café, les liqueurs, le coït , un air trop subtil ; mais ils feront bien d'user des farineux. J'ai connu un avocat, jugé phtisique , qui a pourtant guéri en ne mangeant que du riz à l'eau ; ainsi la tempérance soutenue des exercices de corps modérés et même celui du manège , comme le recommande Sidenham, sont très-salutaires aux poitrinaires.

Objets concernant le Cœur.

1°. Un cœur humain.

2°. Un cœur de porc pour en faire la comparaison.

3°. Un cœur dont les ventricules et les oreillettes sont ouverts.

4°. Cœur avec son péricarde et le thymus.

5°. Cœur avec l'insertion du canal thorachique dans la veine sous-clavière gauche.

6°. Cœur avec l'artère de nembork.

7°. Coupe perpendiculaire du cœur pour découvrir la structure des ventricules.

8°. Coupe transversale pour en voir le diamètre.

9°. Coupe des oreillettes, &c.

Le cœur est le premier vivant et le dernier mourant ; il est le centre de la circulation du sang. Michel Servet, espagnol, est le premier qui a entrevu que le cœur en étoit le foyer, puis Cesalpin, médecin italien, ensuite le célèbre Harvée qui la prouva et la publia ; voici en racourci comment cette fonction vitale s'exécute : le sang après avoir arrosé toutes les parties du corps, se rassemble de proche en proche au moyen des veines ; dans les veines caves, qui le versent immédiatement dans l'oreillette droite du cœur, laquelle en se contractant le pousse dans le ventricule droit ; celui-ci se contractant à son tour, le chasse dans l'artère pulmonaire, qui la distribue dans le poumon, pour passer ensuite dans les veines pulmonaires, qui le versent dans l'oreillette gauche, laquelle, en se contractant, le pousse dans le ventricule gauche, celui-ci le lance à son tour dans l'aorte qui le répand dans toutes les parties du corps. Tel est le mécanisme de cette admirable fonction qui dure autant que la vie. Harvé, Bohn, Stenon, Senac et autres ont fait des expériences très-curieuses pour mettre en évidence la circulation du sang ; mais elles sont trop cruelles, et je ne vois pas, après tout, pourquoi on s'acharne à faire souffrir horriblement de pauvres animaux pour prouver l'existence d'une fonction , dont la découverte n'a apporté aucun soulagement à l'humanité souffrante et qui peut-être a fait plus de mal que de bien. Toute la masse du sang (1), selon Lower, passe par le cœur près de six cents fois par jour.

Les plaies du cœur ne sont pas toutes mortelles; voyez Columbus et autres. Un officier militaire m'a assuré qu'un de ses amis ayant été dangereusement blessé à la poitrine dans un duel, en guérit néanmoins; mais deux ans après, étant mort d'une péripneumonie, il pria son chirurgien de faire l'ouverture du cadavre, et il vit une cicatrice au cœur qui répondoit à celle de l'extérieur de la poitrine provenant du duel. On peut voir aussi Ambroise Paré, Saviard et autres. — Édouard Majus trouva un ver dans le ventricule gauche du cœur que nous avons représenté; il est très-particulier.

On trouve assez souvent dans le ventricule droit et dans l'oreillette droite du cœur des concrétions lymphatiques qu'on a prises très-souvent pour des polypes qui sont au contraire très-rares. M[rs]. Hamberger, Winslou, Senac et autres ont fait d'excellentes remarques sur le cœur. Ceux qui ont eu la cruauté de voir expirer

______

(1) La masse totale du sang monte à peu près de 25 à 30 livres.

un pauvre animal après lui avoir ouvert la poitrine, ont dû voir que la vie finissoit dans l'insertion de la veine-cave supérieure avec l'oreillette droite du cœur. Mais à quoi bon cette curiosité barbare, puisqu'elle ne mène à rien d'utile pour l'humanité ! Selon de Haller, le cœur est peu sensible quoique très-irritable ; cependant il a joué et joue encore un grand rôle dans les intrigues amoureuses.

Le cœur étant regardé comme le principe de la vie, nous sommes portés naturellement à le ranimer, et c'est dans cette vue qu'on donne aux agonisans des cordiaux : mais plusieurs raisons me portent à croire qu'on accélère au contraire la mort par ces moyens ; ainsi, dans ces derniers momens, on feroit mieux d'avoir soin que le moribon eût la tête et la poitrine un peu élevées, d'entretenir les mains et sur-tout les pieds chauds, et de le laisser tranquille !.... Quand on a bien vécu, on sait mourir de même !

Du Diaphragme.

La poitrine est séparée du bas-ventre par une espèce de plancher musculeux et membraneux qu'on nomme *diaphragme*. — Nous l'avons représenté détaché pour en voir la forme, l'étendue, les trous, &c.; quant à son usage, il n'est pas, comme le pensoit Riolan, d'empêcher les *fuliginosités* du bas-ventre de monter dans la poitrine ; mais qu'il est plutôt un des principaux agens de la respiration, qu'il aide à la chilification, à la sortie de l'enfant hors de la matrice, à celle des excrémens, &c.

Les médecins Grecs avoient déjà observés que l'inflammation et les plaies du diaphragme jettoient le malade dans les convulsions et excitoient le ris sardonique.

Deux gentilhommes étrangers, à peine furent-ils débarqués sur le port de Marseille, qu'ils se battirent en duel et restèrent tous les deux sur la place par un coup fourré. L'un des deux, blessé au bas-ventre de bas en haut jusqu'au centre nerveux du diaphragme, resta mort avec le ris sardonique, ce qui excitoit les railleries de la populace, ignorant la cause, tandis qu'on plaignoit beaucoup l'autre. C'est ainsi que le peuple est toujours dupe des apparences.

Les volatiles n'ont pas de diaphragme.

Objets concernant les Viscères de l'Abdomen ou bas-ventre.

DE L'ÉPIPLOON.

A l'ouverture du bas-ventre on voit une membrane graisseuse nommée *épiploon*, qui recouvre une grande partie des viscères abdominaux.

Nous avons représenté l'épiploon en totalité et en partie. L'usage de l'épiploon est d'entretenir une douce chaleur aux intestins (l'observation de Galien le prouve clairement), puis de fournir la graisse nécessaire à la composition de la bile, et peut-être de servir de nourriture au corps dans les grandes abstinences.

Chez les personnes grasses, l'épiploon se charge quelquefois d'une grande quantité de graisse. Hippocrate avoit observé que les femmes trop grasses étoient ordinairement stériles, ce qu'il attribuoit à la compression de l'épiploon sur la matrice.

Comme la trop grande quantité de graisse peut nuire à la santé de plusieurs manières, on conseille aux personnes d'un embonpoint excessif de faire usage des acides, et sur-tout du vinaigre pur ; mais c'est un moyen dangereux. — Une demoiselle d'une grande beauté et jouissant d'une parfaite santé, mais ayant, selon elle et ses bonnes amies, un peu trop d'embonpoint et de couleurs, et voulant les diminuer, écouta malheureusement une commère qui lui conseilla de boire tous les jours un demi-gobelet de vinaigre : son embonpoint et ses couleurs diminuèrent en effet ; elle s'en réjouissoit déjà, et continua : cependant la toux et la fièvre l'ayant saisie ; elle s'en repentit, mais il n'étoit plus tems ; elle mourut dans une maigreur hideuse, malgré les consultations des plus habiles médecins et au milieu des remèdes les mieux administrés.

Si j'étois consulté pour diminuer un embonpoint excessif, je conseillerois le séjour d'une campagne à demi-côte, de longues promenades pédestres, les travaux rustiques, la sobriété du pauvre laboureur, point de souper, ou tout au plus une simple colation monacale, un sommeil court, se lever à l'aurore, en respirer l'air frais et toujours salutaire; voilà tout ce qu'on peut faire de mieux.

En général les anciens étoient moins chargés de cuisine que nous; c'est qu'ils étoient et plus sobres et plus allans, et qu'ils ne connoissoient pas ces ridicules coffres ambulans dans lesquels nous nous renfermons, comme si nous étions perclus ou que nous eussions peur de nous montrer; au lieu que les anciens étoient toujours à découvert, soit à pied, à cheval, en litière ou dans un char; ce qui donnoit au corps plus d'activité, moins de nonchalance, moins de molesse; ajoutez à cela qu'ils faisoient souvent abstinence, sans en excepter les princes, tels que Vespasien, Sevère, et même l'empereur Julien, qui, selon Ammien Marcelin, s'étoit imposé un carême continuel ; *Juliani temperantiam juvit parcimonia ciborum et somni, quibus domi forisque tenacius utebatur*, dit cet auteur; aussi jamais prince ne fut plus alerte que lui.... Enfin je regarde les jeûnes

et les abstinences comme des moyens politiques très-salutaires et comme l'un des plus grands biens que les religions ayent faites à l'humanité !.....
La sagesse a toujours dit, il faut à l'homme des mortifications et même des privations, mais sans excès ; en effet les sauvages, les Bédouins et généralement les Arabes manquent assez souvent de nourriture, aussi n'ont-ils pas besoin d'apothicaires ; aussi font-ils quelquefois des cinquante lieues dans le désert à travers les sables brûlans sans boire ni manger ; aussi sont-ils vigoureux, infatigables à la course comme en amour. Vous jugez bien, cher lecteur, que de pareils hommes n'ont pas des bédaines à la maître-d'hôtel.

1°. Le canal alimentaire depuis la bouche jusqu'à l'anus, qui comprend le pharinx, l'œsophage, les intestins grêles et gros terminés par l'anus.

Nous avons déjà parlé du pharinx et de l'œsophage. Quant à l'estomac, c'est un viscère des plus importans de l'économie animale ; lorsqu'il est plein, il imite une musette, il est très-sensible sur-tout à ses deux orifices. C'est dans l'estomac que commence la digestion des alimens et la chilification. Pour bien digérer, il faut mâcher long-tems les alimens, ténir la région de l'estomac chaude ; prendre garde de ne pas se baigner non plus que de se faire saigner après le repas : il faut au moins trois ou quatre heures pour que l'estomac se vide des alimens ; un verre d'eau après le repas favorise beaucoup plus la digestion qu'un verre de vin ou toute autre liqueur ; la salive, le suc gastrique, l'air inné, un peu de sel et la douce pression des tuniques de l'estomac sont les principaux agens de la digestion. Après le dîner, il vaut mieux se promener que de dormir. Dans l'hiver, on digère plus facilement que dans l'été, aussi l'usage de la viande est-il plus nuisible dans le midi que dans le nord. Le règne végétal convient plus à l'espèce humaine que le règne animal. Les pieux solitaires de la Thébaïde vivoient très-long-tems, sans infirmités ; les nègres, que l'on ne nourrit qu'avec des végétaux, des patates, sont robustes et sains. Le bon pain et l'eau pure sont la base de la nourriture de l'homme.

L'usage des végétaux contribue non-seulement à la santé, mais aussi à la beauté ; en effet, nous voyons dans la Bible que le jeune Daniel ayant été mené captif à Babylonne, fut choisi avec trois autres jeunes seigneurs Hébreux d'une parfaite beauté et très-instruits (1), pour paroître devant Nabucodonosor. Ce prince en fut si charmé, qu'il ordonna à Asphenèz de ne les nourrir pendant trois ans que des mêmes mets que l'on servoit

---

(1) *In quibus nulla esset macula, decoros formâ et eruditos omni sapientia!* Daniel, Cap. 1.

à sa table. Mais Daniel craigant de manger des viandes défendues par la loi, obtint par la grace de Dieu qu'on ne les nourrît qu'avec des légumes et de l'eau pure. Peu de tems après, on reconnut évidemment que ce régime leur avoit donné et plus d'embonpoint et plus de beauté, et l'on continua de les nourrir toujours de même. Leur tems étant fini, Asphenèz, tout joyeux, les présenta à Nabucodonosor, qui en fut si charmé qu'il ordonna qu'ils resteroient en sa présence (1). Une infinité d'autres exemples attestent les avantages du régime végétal et de l'eau pure pour boisson ordinaire ; mais je suis bien sûr que cet excellent conseil ne passeroit pas sans avanies dans la rue des Boucheries et sur le port S. Bernard. Un parisien ne pouvoit comprendre que l'on pût se bien porter sans boire du vin ; on juge bien qu'il n'avoit pas autant voyagé que Tavernier ou Cook : il avoit pourtant du sens !

L'estomac est le foyer de presque toutes les maladies. Je ne connois pas de médecin qui ait été plus attentif à l'état de l'estomac que le docteur Fises : il étoit grand physionomiste, grand observateur, et nullement ébranlé par l'autorité d'Hippocrate. *Ecce medicus* !

Je conseille aux convalescens, pour rétablir promptement l'action de l'estomac et leurs forces et ne pas retomber pire qu'auparavant, de man-

---

(1) *Et steterunt in conspectu regis.*

ger peu et doucement. Hildanus et autres nous apprennent que les vers percent quelquefois l'estomac. Les plaies de l'estomac sont très-sensibles et presque toujours mortelles „ ainsi que l'action de certains poisons.

L'estomac peut contenir jusqu'à quatre pintes de liquides. Pemplius , d'Amsterdam , assure avoir disséqué un sujet dont l'estomac en contenoit neuf.

Des Intestins.

Les intestins sont un long canal qui commence au pylore et se termine à l'anus , après avoir fait un grand nombre de circonvolutions , comme on le voit dans la pièce qui le représente. Les intestins sont divisés en grêles et en gros ; les grêles sont au nombre de trois, le duodenum, le jéjunum et l'iléon : les gros sont en même nombre, le cœcum , le colon et le rectum.

Les intestins grêles sont séparés des gros par la valvule du colon , qui permet à la patte alimentaire d'entrer dans les gros intestins , mais non pas de rentrer dans les grêles , excepté dans les mouvemens anti-péristaltiques comme dans le *miserere* ; les ivrognes y sont sujets plus que les autres ; cette valvule empêche aussi que les lavemens ne passent dans les intestins grêles , aussi l'appelle-t-on l'arrêt des apothicaires ; cependant Sennert et Bartholin assurent avoir vu vomir des lavemens , et Matheus dit qu'une jeune fille vomit un long suppositoire qu'on lui avoit introduit dans l'anus , après des angoisses et des coliques inouies.....

Monitum illis , quadam dementiâ captis , qui extranea corpora in podicem intromittere oblectantur......

La nature qui a pris un soin tout particulier à cacher tout ce qui pourroit inspirer du dégoût, a muni l'anus d'un sphincter très-fort pour que les matières ne sortissent qu'à volonté.

Nous avons dit que la digestion commençoit dans l'estomac , mais elle s'achève dans les intestins; et si la nature a fait ce canal si long, c'est pour que le chyle eût le tems de se séparer des alimens et enfiler les vaisseaux lactés : de là vient que la diarrhée affoiblit et maigrit si promptement.

C'est par le mouvement péristaltique des intestins que la patte alimentaire et les autres corps étrangers franchissent les courbures de ce canal; mais il est presqu'inconcevable qu'un homme ait pu avaler un rasoir et le rendre par l'anus sans aucun accident fâcheux. Le fait est très-certain.

C'est aussi par ce mouvement vermiculaire que les alimens sont retournés, sassés, pressés et que le chyle en est exprimé et forcé de passer dans les veines lactées pour se rendre au réservoir et passer de là par le canal thorachique qui va le déposer dans la veine sous-clavière gauche pour être entraîné dans la circulation du sang , qui le distribue dans toutes les parties du corps ; ce qui fait la nutrition ; mais pour rendre ce mécanisme plus sensible, nous avons représenté ,

Objets concernant la Chylification.

1°. Une portion de l'intestin jéjunum avec son mésentère , où l'on voit les vaisseaux lactés qui vont se rendre au réservoir pour y déposer le chyle.

2°. Le canal thorachique avec ses espèces de filamens, allant aboutir par deux embouchures à la veine sous-clavière gauche qui , elle-même, finit à la veine cave, et celle-ci dans l'oreillette droite du cœur, que nous avons aussi repré-senté , &c. en sorte que d'un coup d'œil on voit le mécanisme de la chylification.

Les vaisseaux chylifères sont une découverte du dernier siècle ; cependant il paroît constant qu'Érasistrate les avoit connu long-tems avant Azellius, non dans l'homme , *sed in hœdis nuperimè mactatis.* — A l'égard du réservoir du chyle et du canal thorachique , ils ont été évidemment découverts par Pecquet, médecin français. Je sais qu'Eustachius avoit trouvé quel-que chose d'approchant dans les chevaux ; mais sa description n'est pas claire ; d'ailleurs, il prend le commencement du canal pour la fin qu'il ne connoît pas même bien, puisqu'il dit, *finem non benè perceptum obtinet.*

Le chyle participe entièrement des alimens dont on use ; et étant destiné, comme nous l'avons déjà dit, à la nourriture du corps, il est de la plus grande importance que les alimens soient sains ! Mais c'est avec douleur que j'ai vu et que je vois encore dans les marchés et ailleurs vendre au pauvre peuple des légumes surannés et vermoulus, du poisson puant, de la viande de la plus mauvaise qualité et même pourrie, à faire bondir le cœur !.... sources fécondes des maladies populaires, des mauvaises constitutions, des vices de conformation, &c. &c. &c. Il faut, en vérité, n'avoir pas d'ame pour y être insensible !.....

Objets concernant les autres viscères du bas-ventre.

LE FOIE.

1°. La face convexe avec ses quatre ligamens, le suspenseur, le coronaire et les deux latéraux.

2°. La face concave avec la vésicule du fiel, l'insertion de la veine-porte, le lobe de Spigel, le trajet de la veine-cave, &c.

3°.. La substance du foie pour voir les pores et les canaux biliaires.

Le foie est un viscère très-important puisqu'on le trouve dans tous les animaux. Son usage est de séparer la bile du sang, liqueur savonneuse très-nécessaire pour la digestion des alimens. Glisson, Spigel, Blasius, Cheselden, Rioland, Bianchi, Morgagni et autres ont fait des dissertations très-intéressantes sur ce viscère.

Il est à remarquer que lorsque nous sommes couchés sur le dos, la veine-cave peut quelquefois être si fort comprimée au point de ralentir considérablement le retour du sang et occasionner la mort, comme il est arrivé plusieurs fois; ainsi il faut, autant qu'il est possible, se coucher sur le côté; d'ailleurs on évite aussi par là le cauchemar qui est quelquefois mortel, comme il y en a des exemples.

Il n'y a pas de viscère plus susceptible d'engorgement et de putréfaction que le foie; aussi quand le foie est sain, on peut presque assurer que le sujet l'est aussi; c'est pourquoi les juifs et autres examinent scrupuleusement et avec raison le foie d'un animal destiné à être mangé.

LA RATE.

1°. Face convexe de la rate.

2°. Face concave où l'on voit l'insertion considérable de ses vaisseaux.

3°. Substance cellulaire de la rate, &c.

La rate est un viscère dont la forme varie beaucoup, en général elle ressemble assez à une langue humaine ; elle se trouve constamment dans tous les sujets, ce qui doit nous assurer de sa nécessité absolue, quoique son usage ne nous soit pas bien connu. Si l'on considère le volume de ses vaisseaux, sa structure et sa position, l'on peut présumer qu'elle est comme le réservoir du sang qui doit servir à la secrétion de la bile, peut-être y reçoit-il aussi quelque préparation : et ce qui semble confirmer ce sentiment, c'est que la rate est très-gonflée dans les cadavres dont l'estomac est vuide et qu'elle est au contraire très-petite lorsque l'estomac est plein : quoi qu'il en soit la rate, relativement au sang qu'elle renferme, a été regardée de tous tems comme le siége de la mélancolie noire, maladie affreuse qui conduit assez souvent au suicide par le *tædium vitæ* ; aussi les anglais, qui y sont sujets, la nomment-ils *splen*, mot latin qui signifie *rate* comme en étant la source. Cependant je crois que l'usage du charbon de terre que l'on fait communément en Angleterre, joint à l'obscurité du climat, y contribuent beaucoup plus que la rate.

Chez les anciens Romains, lorsqu'un citoyen s'imaginoit avoir des raisons de mourir, il se plongeoit communément l'épée dans le cœur ou se la faisoit plonger par un ami ou par un esclave ; mais les Marseillais, quoique très-alliés des Romains, étoient obligés d'exposer leurs motifs au sénat ; et après avoir reçu la permission de renoncer à la vie, ils buvoient ordinairement du jus de cigüe, à l'exemple des grecs leurs pères.

Tenons-nous heureux que des préjugés plus raisonnables fassent envisager aujourd'hui le suicide, non comme un acte glorieux, mais plutôt comme l'effet d'une démence que l'on doit plaindre, ou comme la dernière ressource du crime, que l'on doit abhorrer !

Au reste, c'est une erreur des plus grossières de croire qu'on enlève la rate aux coureurs ; elle est trop bien cachée pour cela, et la mort s'en suivroit nécessairement.

LE PANCRÉAS.

1°. Le pancréas isolé pour en voir la forme, l'étendue et la couleur.

2°. Le pancréas ouvert et adhérent au duodénum, où l'on voit l'orifice du canal pancréatique et celui du cholédoque.

Le pancréas est une espèce de masse glanduleuse, située sous l'estomac, filtrant un suc assez analogue à la salive, propre à perfectionner le chyle, à délayer et à adoucir la bile ; car on a remarqué que les personnes qui avoient le pancréas malade étoient sujettes aux diarrhées bilieuses. Graaf, Verheyen et Maurice Hoffman ont fait des expériences sur le suc pancréatique qui n'ont abouti à rien d'utile pour l'humanité ; quoiqu'ils aient fait horriblement souffrir et mourir un grand nombre de pauvres animaux domestiques.

Les Reins , vulgairement Rognons.

1°. Reins avec les uretères et les capsules atrabilaires.

2°. Coupe perpendiculaire des reins pour en voir les substances ainsi que le bassinet, &c.

3°. Situation des reins chez l'homme et chez la femme grosse.

L'usage des reins est de séparer du sang l'urine : plus on transpire , moins on pisse ; ainsi dans l'été l'on pisse moins que dans l'hiver : mais dans le nord moins l'on pisse , plus l'on n'est sujet à la pierre ou à la gravelle. Au reste beaucoup de personnes confondent les reins avec les testicules, ce qui est très-différent et même absurde. J'ai connu une fille qui aimoit passionnément les rognons de mouton , mais sitôt qu'elle eut appris que leur usage étoit de séparer l'urine du sang , elle n'en voulut plus manger. — Il se forme quelquefois dans les reins des graviers et même des pierres considérables ; celles que l'on trouva dans les reins du pape Innocent XI étoient très-volumineuses ; celle du rein droit pesoit neuf onces , et celle du gauche six onces. On croit, non sans fondement, que les reins forment presque toujours le noyau des pierres de la vessie.

LA VESSIE.

Objets qui la concernent.

1°. Vessie de l'homme avec la prostate et la verge dépouillée.

2°. Partie postérieure de la vessie, son bas-fond, les vésicules séminales, le bulbe, les uretères, &c.

3°. Vessie de la femme, son adhérence par son col au vagin, &c.

L'usage de la vessie est d'être le réservoir de l'urine, qu'il est très-dangereux de retenir long-tems : l'astronome Tycobrahe en mourut. — Une jeune femme, étant dans une galliotte, eut envie d'uriner ; mais s'étant retenue par un ex-cès de pudeur, tomba foible, et fut à toute extré-mité, malgré tous les secours qu'on lui donna. Il se forme assez souvent dans la vessie des gra-viers et des pierres très-considérables : Tolet dit en avoir trouvé une qui pesoit cinquante onces. Il y en a une dans mon Cabinet, tirée d'après nature, pesant trente-une onces et extraite de la vessie par le citoyen Deguise, officier de santé : le malade a survécu cinq jours à l'opération. Les en-fans et les vieillards sont plus sujets à la pierre que les adultes, et les hommes beaucoup plus que les femmes. Un anglais, bon observateur, m'a assuré qu'à Londres où la bierre est la boisson ordinaire, il y avoit bien moins de pierreux qu'à Paris où l'on ne boit presque que du vin ; et les Turcs, qui en général ne boivent que de l'eau, sont encore bien moins sujets à la pierre que les chrétiens. Homme, jusques à quand mépriseras-tu les sages loix de la nature ?

Jusqu'à présent on n'a pu se délivrer de la pierre que par une opération cruelle et dangereuse. Les savans, et principalement les chymistes, nous font espérer un vrai dissolvant de la pierre sans attaquer les parois de la vessie : je voudrois que mes foibles lumières sur l'économie animale le fussent encore davantage, pour me consoler dans l'attente de ce signalé bienfait envers l'humanité souffrante !...... Tels sont en général les viscères contenus dans les bas-ventre.

DES EXTRÉMITÉS.

Les extrémités ou membres sont ces parties qui sont attachées pour ainsi dire au corps : on les divise en supérieures et en inférieures. Les extrémités supérieures comprennent l'épaule, le bras, l'avant-bras, le poignet et la main; les inférieures sont les fesses, les cuisses, les genoux et les pieds.

Objets concernant les extrémités supérieures.

1°. Une extrémité supérieure détachée du corps, depuis l'épaule jusqu'aux bouts des doigts.

2°. Les muscles, les nerfs, les vaisseaux, &c. de ces mêmes parties disséquées.

Quoique la nature soit admirable en tout, néanmoins l'articulation du bras avec l'épaule me paroît être l'un de ses plus beaux chefs-d'œuvre de mécanique.....plus je la considère et plus je la trouve digne de toute la bonté et de toute l'intelligence divine! Que les méchans se donnent la peine de l'examiner, peut-être adouciront-ils leurs cruautés !

Les extrémités supérieures sont très-nécessaires à l'homme pour le commerce de la vie, pour sa défense et pour l'attaque, pour l'industrie, les arts, les sciences, &c. Lorsque ces extrémités sont découvertes, comme les ont les boulangers, les bouchers, &c. elles font naître quelquefois des sensations singulières et même des caprices chez les femmes grosses ; de même qu'un beau bras et une jolie main de femme ne sont pas des objets indifférens pour un homme sensible !... Que sont devenus ces bras nerveux de nos braves Preux, qui vous manioient une lance de vingt pieds de long avec plus de volubilité et de légèreté que nos muscadins avec leur badine ?.....

Objets concernant les extrémités inférieures.

1°. Une extrémité inférieure détachée, depuis la fesse jusqu'au bout des orteils, en partie cutanée, musculeuse, osseuse, &c.

2°. Les muscles de la cuisse coupés en travers, avec la situation des vaisseaux, des nerfs, &c.

Les extrémités inférieures ne sont pas moins dignes d'admiration que les supérieures ! elles servent essentiellement à nous transporter facilement et promptement d'un lieu dans un autre ; elles servent aussi à la station solide, à contrebalancer le corps, sur-tout en nageant, et à le faire avancer, &c. ; les fesses, qui en sont les parties supérieures, servent comme de coussinets pour nous asseoir commodément ; pour cacher aussi l'égoût du corps, dont l'aspect seroit désagréable.

Au premier coup d'œil, les fesses ont beaucoup de ressemblance avec les mamelles des femmes ; *Quippe lætitiis diffunduntur, præsertim in regionibus austrinis ; sed cogitatim hoc ce lenocinium, fetoris propter ideam, evanescit :* aussi Ovide s'en dégoûta-t-il de bonne heure.

Nates, apud ferè omnes populos, emendationis sedes sunt ; at olim in ecclesia quoque, præsertim in pœna piaculari : pœnitentes usque ad lumbos denudent confessarii loris aut flagellis cannabinis flagellantes, &c. (*Edit. Paris. cum privil. regis.*) Il paroît que ce genre de pénitence fut introduit dans l'église latine par Saint Cæsaire d'Arles, et qu'il a eu de zélés protecteurs ; aussi a-t-il subsisté pieusement pendant plus de mille ans. *Vid. Petr. Dam. Mich. Scot. Petr.-venerabilem ; patrem Matheum capuci.* Et Pascal n'a-t-il pas dit finement dans ses Provinciales , *ut flagellentur*, *Patres* , &c. On peut voir aussi Simon Treuvé , Jacques Boileau , M^r. Singlin , M^rs. de Port-Royal , &c. Il faut convenir qu'il y a dans cet exercice de piété une sorte de chasteté stoïque qui tient du prodige ! mais ce qui est salutaire et efficace dans un tems n'est guère praticable dans un autre.

Les cuisses font à peu près les mêmes sensations que les bras : mais rien ne jette plus promptement les français aux genoux des femmes qu'une jambe fine ; c'est ainsi qu'un Chinois se sent tout transporté en voyant le bout du pied d'une Chinoise, *sua cuique tevitas est*. Le grand art en amour, comme en politique, c'est de savoir cacher et montrer à propos ; c'est aussi ce que les femmes entendent admirablement bien. Car, ne nous y trompons pas , les femmes sont tout ce que l'on veut qu'elles soient, parce que leur ambition naturelle est de plaire à l'homme, et leur grand talent de bien connoître son cœur, de le subjuguer ou de s'y conformer ; ainsi la femme , selon les circonstances et les rapports , est prudente , chaste, dévote, austère ; tournez la médaille , la voilà enjouée , galante , libre , voluptueuse ! tant il y a de mobilité et de flexibilité dans ce sexe si aimable , si séduisant et si dangereux ; aussi les femmes ont-elles toujours fixé l'attention des législateurs et des prêtres.

Au reste, rien n'est plus capable de dégourdir les jambes et les pieds que la danse, genre d'exercice aussi utile qu'agréable! il est fâcheux qu'il soit poussé aujourd'hui jusqu'à l'extravagance, sur-tout dans ces bals masqués et sans fin, où le vice se dérobe aux yeux des fâcheux; dans ces assemblées particulières, où l'amour tient la banque jusqu'au petit jour; dans ces jardins délicieux, où la santé, le bien et l'honneur des femmes sont en si grands dangers ; *at in his, ferè omnes libidinosi, omnes inertes, omnes latrunculi, omnes aleatores, omnes impuri impudicique versantur!* Oui, c'est dans ces écoles de volupté où les femmes s'exercent à composer leur maintien, à mesurer leurs regards, à rire avec grace, à jouer habilement de la prunelle ; que d'agréables finesses ! que de doux larcins ! que d'occasions favorables ! au mépris de la chasteté et des bonnes mœurs !....

Ah! si les femmes connoissoient bien leurs intérêts, elles seroient bien plus circonspectes et encore plus scrupuleuses ; elles verroient alors que leurs amans ne cherchent le plus souvent qu'à les rendre dupes en les amusant et en les corrompant : ce n'est pas que les hommes soient plus à l'abri de la supercherie des femmes, ils n'en sont que trop souvent les victimes et quelquefois en danger de perdre la vie. — Dans ma jeunesse, je fus, pendant le carnaval, avec un de mes amis dans un bal masqué, chacun avec sa chacune (elles étoient de familles honnêtes); nous en sortîmes vers le minuit : à peine eûmes-nous fait quelques pas, que celle de mon ami, qui étoit très-jolie, eut l'imprudence de se démasquer un instant devant une troupe de gredins armés jusqu'aux dents ; aussitôt ils se mirent à nos trousses pour nous les enlever, espérant nous livrer bataille au premier détour : comme la partie n'étoit pas égale à beaucoup près, nous doublâmes le pas, et ayant vu heureusement une porte entr'ouverte, nous l'enfilâmes aussi-tôt, et nous eûmes assez de tems pour la leur fermer au nez, dont ils furent désespérés. Cet événement me fit une si grande impression, que depuis lors je renonçai pour toujours à ces sortes de plaisirs.

Jeunes gens, n'oubliez jamais que ce n'est qu'à regret qu'une jolie femme cache son visage, et préservez-vous du défaut de juger du goût des autres par le vôtre !

Pour finir l'article des extrémités inférieures, nous dirons que nos ridicules et douloureux souliers sont la cause des cors, des oignons, des durillons qui arrivent aux pieds; ce sont eux qui ont gâté leur forme et paralysé leurs actions.

Dans le midi, où le peuple va sans souliers et sans bas, les pieds conservent non-seulement leur forme naturelle, mais ils rendent dans le besoin à peu près les mêmes services que les mains. J'ai vu un matelot maltais qui, ayant laissé tomber par terre une pièce de vingt-quatre sous, la saisit aussi-tôt avec ses orteils comme avec sa main, fruit de la liberté de ses pieds; mais les français n'entendront jamais cela, ils aiment trop la gêne; remarquez - les bien avec leurs souliers pointus et leur cou empaqueté.

Tels sont les détails des extrémités du corps humain que nous avons représentées, et quelques réflexions que nous avons faites. Il nous reste à décrire les parties de la génération des deux sexes; mais auparavant disons un mot touchant l'utilité de l'anatomie physiologique.

Réflexions générales sur l'Anatomie physiologique.

L'anatomie physiologique est une science non-seulement indispensable aux officiers de santé, mais on peut dire aussi qu'elle est nécessaire aux hommes de loi, utile aux philosophes, et intéressante à tout le monde !..... En effet, quelle étude plus digne de l'homme que celle de l'homme lui-même ?.... Le corps est si bien lié avec l'ame que l'un ne peut agir sans l'autre : quel motif plus puissant pour exciter notre zèle en faveur de l'anatomie physiologique! pourquoi ne fait-elle pas partie de l'éducation ?.... qui mieux qu'elle peut inspirer aux jeunes gens une plus grande

idée de l'existence de Dieu et de sa bonté infinie ? Comment ne seroient-ils pas saisis du
plus profond respect et de la plus grande vénération en contemplant la beauté du corps humain, la combinaison de ses parties, la sagesse
de leur arrangement?.... C'est alors que pleins
de reconnoissance, ils s'écrieroient avec cette paisible joie, *misericordias Domini in æternum
cantabo*!

En effet partout, dans le corps humain, n'est que
mesures, proportions, formes, ménagemens,
tout en un mot y est avec des précautions infinies de la part de cet Être bienfaisant pour faciliter nos besoins, pour nous épargner la douleur
et nous faire jouir en paix des bienfaits dont il
nous a comblés! L'homme au contraire feint de
les méconnoître et se plaît à renverser l'ordre
naturel. O que l'homme est méchant et borné!
Faut-il s'étonner s'il y a tant d'athées, car les
contraires s'évitent; tant de scélérats qui font le
mal pour le seul plaisir de le faire; tant de menteurs qui ferment les yeux à la vérité pour soutenir gravement les impostures les plus révoltantes!
tant de calomniateurs qui se présentent audacieusement pour faire couler le sang des innocens, &c. &c.; que tous ces malheureux, dis-je,
viennent voir le chef-d'œuvre du Créateur, du
Dieu de bonté, la source de la vérité! qu'ils le
contemplent, qu'ils l'examinent attentivement,

qu'ils en tirent les conséquences raisonnables , et je suis bien sûr qu'ils changeront de façon de penser et d'agir. Ils verront alors sans étonnement que la seule mécanique du pouce a suffi à Hippocrate pour prouver l'existence d'un Dieu ! que le sage Hamberger l'a mise hors de doute par la structure étonnante du cœur ; et de quelle admiration ne seroient-ils pas pénétrés s'ils considéroient scrupuleusement l'action du bras , sa volubilité , sa force , son adresse ? Oui , c'est sans doute la mécanique la plus étonnante qu'il soit possible de voir , mécanique que nous ne saurions ni imaginer ni même en approcher ! Que ne dirions-nous pas de l'œil, de l'oreille ? J'allois citer d'autres parties et même toutes , car il n'y en a point dans le corps humain qui ne porte clairement l'empreinte de la Divinité !..... et j'ai du penchant à croire que si l'on faisoit entrer toutes ces merveilles dans la tête de la jeunesse , l'on parviendroit enfin à détruire tous ces systêmes extravagans qui font honte à l'esprit humain , toutes ces impostures qui captivent et tuent la raison , toutes ces opinions bisarres qui empêchent l'action des ames bien nées ; on attacheroit l'homme à la vertu , on le rendroit plus heureux , plus humain, plus doux, plus compâtissant envers ses semblables, seuls biens que nous emportons de cette triste vie !... — Je m'arrête ici ; d'ailleurs assez d'auteurs recommandables ont prouvé l'utilité de l'anatomie, même dans tous les ordres de la société.

Objets concernant les Parties de la Génération des deux sexes bien conformées.

On n'auroit qu'une connoissance imparfaite des objets qui composent mon Cabinet, si j'omettois les parties de la génération des deux sexes, dont j'ai fait un article à part, quoiqu'elles soient comprises dans la physiologie anatomique; mais j'ai voulu avertir par-là qu'on ne doit pas se presser de les expliquer à la tendre jeunesse, bien qu'aujourd'hui il n'y ait pour ainsi dire plus d'enfans.

Organes de la Génération de l'homme.

1°. Verges de différens volumes et dans des états differens (1).

---

(1) J'ai remarqué dans les salles des antiques de l'incomparable et inestimable Muséum national, que les verges sont beaucoup plus petites que chez les modernes : la nature auroit - elle varié en cela?..... Non sans doute ; mais je présume plutôt que cette différence pourroit dépendre du grand respect que les anciens avoient à l'égard de ces organes, qui leur défendoit, même aux nourrices, de les toucher. Ce sentiment me paroît être encore étayé par le prépuce qui recouvre constamment le gland ; ce qui ne se voit guère chez les modernes, que dans le phimosis naturel.

Puisque l'occasion se présente de parler des merveilles du Muséum, j'hasarderai, comme artiste, mon opinion touchant quelques-uns de ses objets. — Le Laocoon, premier chef-d'œuvre, est au-dessus de tout éloge ; il n'a de défaut

2°. Verges dépouillées avec leurs vaisseaux.

3°. Verges coupées transversalement et longi-

---

que celui de son sujet même : victime déplorable d'une in-
juste vengeance, il n'offre rien de consolant dans son affreuse
et désolante beauté !.... Quant à l'Apollon Pythien, il est
si beau, que je ne puis me lasser de le contempler et de
l'admirer !.... C'est dommage que la suprême Vénus du
Capitole, dont la tête est ravissante, ait sur-tout l'extrémité
inférieure de la jambe gauche un peu enflée ; que l'Antinoüs
ait l'air triste ; que la face de l'Adonis ne réponde point aux
graces de son corps ; que celle de l'Hercule imberbe soit sans
vie et ses malléoles trop saillantes. J'allois dire quelque
chose du Méléagre, du Sardanapale et de l'Antinoüs Egyp-
tien, si ce n'étoit le respect que j'ai pour l'*antique*.

Ainsi loin de vouloir critiquer ces ouvrages admirables, rén-
dons plutôt hommage à la mémoire des incomparables artistes
qui les ont faits ; et remercions les grands hommes qui ont dé-
robé à la fureur du temps ces précieux restes de l'antiquité,
et qui nous en ont procuré la jouissance !....

Quant aux tableaux, celui de la *Transfiguration* de Raphaël
que j'ai vu et touché, quoique ravissant, ne me paroît pas
néanmoins exempt d'une saine critique, et peut-être plus
que la *Communion de Saint Jérôme* du pauvre *Dominiquin*.
— Je regrette de ne plus voir la *Magdeleine* de Lebrun.
Les têtes d'homme de Rubens sont admirables ! son *Cruci-
fiement de S. Pierre* est horriblement beau ! Le Poussin,
Le Sueur et Vernet sont toujours sages et toujours féconds ;
Steen toujours naturel, son tableau des *Plaisirs de Famille*
me paroît être son chef-d'œuvre quant à la composition.
Rembrant méconnoît les graces et les finesses ; mais quelle
sublime vérité dans ses compositions ! s'il avoit eu le *charme
fini* de Gerard-Dou, aucun peintre ne l'eût égalé.

Heureux Ostade, avec quel art nous as-tu peint l'ineffable
sérénité de ton ame, la touchante naïveté de ta chaste épouse,
et l'aimable innocence de tes chers enfans !....,

tudinalement pour voir la structure des corps caverneux , celle de l'urèthre , du bulbe , de la
fosse naviculaire , &c.

4°. La prostate avec les vésicules séminales et
l'extrémité des canaux déférens qui sortent des
épididimes.

5°. Le scrotum ou bourses , le dartos , le cré-
master, la tunique vaginale , l'albuginée.

6°. Les testicules , leurs différentes coupes,
le corps d'higmore , l'arrangement des vaisseaux
séminaires.

7°. Les vaisseaux spermatiques, les nerfs principaux , &c. &c.

Au reste, j'ai aussi remarqué *aux antiques* que
le testicule gauche étoit indistinctement inférieur
et supérieur, sans qu'on puisse en donner des raisons satisfaisantes. Chez les modernes le testicule
gauche est assez constamment inférieur, ce qui
dépend en grande partie de la pression de l'*S* romaine du colon : peut-être que les anciens étant
en général plus sobres, usant plus de végétaux et
étant plus allans que nous, les intestins étoient
nécessairement moins farcis et la pression moins
forte et moins constante, &c.

L'usage de la verge est absolument consacré à
la propagation de l'espèce humaine , puisque
l'homme sans verge existe très-bien ; mais il n'est
pas propre à la génération , quoique puissant ;
ainsi l'intention de la nature en cela est très-claire
et sans équivoque.

L'usage des testicules est de séparer du sang la liqueur séminale qui se perfectionne dans l'épididime, et qui de là est transmise, par le canal déférent, dans les vésicules séminales, comme dans des réservoirs, en attendant qu'elle soit versée dans la matrice, lieu de sa destination, pour opérer la conception dans l'ovaire. Ainsi l'homme privé des testicules est incapable de génération; on le nomme *eunuque* ou *castrat* : autrefois tous les prêtres de Cybèle étoient eunuques, ainsi que beaucoup de jeunes gens destinés au service des princes et des femmes.

Organes de la Génération de la femme.

Comme ces parties sont divisées en externes et en internes, nous avons représenté premièrement le mont de Vénus ou la motte, qui se garnit de poils dès l'âge de puberté ; les grandes lèvres, le clitoris et son prépuce, les nymphes, le méat urinaire, l'hymen, la vulve, les caroncules myrtiformes, la fourchette et le périnée ; telles sont les parties externes.

Nous avons aussi représenté les parties internes; savoir, la matrice, le vagin, les trompes, les ovaires, les ligamens ronds, les larges, les postérieurs, les inférieurs, et les principaux vaisseaux et nerfs qui s'y distribuent.

Nous remarquons essentiellement,

1°. Que le clitoris a la forme du membre viril,

(quoiqu'ordinairement il ne soit pas plus grand que la luette), que le gland n'est point percé, que conséquemment il n'a pas d'urèthre, bien qu'il ait des corps caverneux, aussi est-il susceptible d'érection et d'une grande sensibilité.

2°. Que l'hymen se trouve constamment chez les filles; mais que son absence ou son déchirement n'est pas une preuve certaine qu'elles ayent perdues leur virginité.

3°. Que sa présence ne constate pas non plus que la fille soit vierge, puisqu'il y en a qui ont conçu quoique l'hymen fut dans son intégrité, mais seulement perforé, &c.

4°. Que conséquemment l'on doit être très-circonspect lors qu'on est requis pour porter son jugement sur ces sortes de matières, sans s'attacher strictement au sentiment de Moïse, parce que le tems et les connoissances ont bien changés depuis lors (1).

Quant à la matrice, son usage est de recevoir la liqueur séminale de l'homme, d'admettre en

______

(1) J'avois fait deux grouppes qui représentoient les deux situations les plus naturelles et les plus décentes pour opérer la conception; mais m'appercevant que les jeunes gens, et sur-tout les Français, les voyoient d'un œil plus malin que scientifique, je les ai supprimés : ce sont les seuls objets que j'aie retranché de mon Cabinet. D'ailleurs, je me fais un devoir d'annoncer au public que, s'il y avoit encore quelques pièces qui n'eussent aucun motif d'utilité, je les retrancherai de même, fussent-elles des chef-d'œuvres.

suite l'œuf fécondé pour servir à son développement, jusqu'à ce que l'enfant soit parvenu à son
dégré de perfection, pour vivre dans l'air libre
et le chasser alors de sa cavité. A l'égard du vagin, il n'a d'autre usage légitime que celui de recevoir le membre viril pour la copulation, &c.

Tels sont les organes admirables qui renou-
vellent sans cesse le genre humain ! il n'y a que
des esprits foibles ou corrompus qui puissent
s'effaroucher ou plaisanter en les voyant ; aussi
les vrais savans, bien loin de détourner leurs
yeux de ces objets aussi intéressans, y jettent au
contraire les regards les plus attentifs pour contempler avec admiration leur mécanisme divin !...
Les anciens, plus sages que nous, pénétrés de
tant de merveilles, leur ont rendus des hommages solennels. Nous ne ferons point ici étalage
d'érudition pour le prouver, nous dirons seulement qu'on plaçoit par-tout les parties de la génération, dans les temples, dans les maisons,
dans les jardins, &c. ; les femmes s'en faisoient
un ornement qu'elles attachoient à leur cou :
Le texte sacré nous inspire la plus profonde
vénération pour ces organes ; les prophètes en
font l'éloge le plus pompeux ; la Religion chrétienne, toute chaste qu'elle est, ne veut point
de ministres mutilés, tant ces parties sont
nobles et dignes de notre respect !... Eh ! qui ne
sait que lorsque ces organes sont bien constitués ,

ils sont la source de la vie, le bonheur des familles, le paradis de ce monde !....

Soyons donc pénétrés d'admiration à la vue de ces objets étonnans, où la main du Créateur a placé tant de merveilles à côté de tant de mystères, tant de plaisirs à côté de tant de peines, tant de régularités à côté de tant de bizarreries, et rendons hommage à la nature qui a tout accordé, tout concilié pour notre bien et notre consolation dans cette malheureuse vie !

C'est donc par la bonne conformation de ces organes que la génération a lieu ; et la génération étant la production de son semblable, elle doit être conséquemment le devoir de toute personne sensible et bien constituée.

Dans l'espèce humaine la génération ne peut avoir lieu sans l'union naturelle et agréable de l'homme avec la femme ! Voilà *le vrai et le nécessaire* à savoir. Mais l'insatiable et fatale curiosité de l'homme ne se contente pas de ce signalé bienfait de la nature, il veut la voir dans ses opérations ; oui, il veut la surprendre sur le fait par toutes sortes de cruautés et d'impudicités !....

Insensé ! tu n'en viendras jamais à bout, car c'est le doigt de Dieu !.... Ingrat, n'es-tu pas content qu'il ait versé sur ce mystère impénétrable tant de charmes, tant de douceurs, tant de plaisirs, tant délices !..... Cesse donc, malheureux, d'endurcir ton cœur féroce jusques à éventrer de sang-froid tant de pauvres animaux utiles, sans frémir de leurs cris perçans, sans horreur de leurs chairs palpitantes , et voir couler d'un œil tranquille jusqu'à la dernière goutte de leur sang!.... Se peut-il que l'homme renferme tant de cruautés! tant de barbaries!... pour ne pas faire un pas dans son bonheur, disons plutôt pour lui ravir ce que la génération a de plus délicieux! ce qui console le malheureux dans la peine! ce qui fait supporter au pauvre la hideuse misère!... Oui, il étoit réservé au professeur Spalanzani de rechercher avec tous les soins imaginables un moyen pour opérer la conception sans copulation. Si jamais un pareil malheur réussissoit, bientôt l'espèce humaine disparoîtroit de dessus le globe!... Que l'homme est un grand monstre!.... Tandis que tous les animaux s'empressent à se perpétuer, lui au contraire fait tous ses efforts pour s'anéantir! la nature a tout fait pour le rendre heureux, il fait tout au contraire pour être malheureux! Une foule de réflexions se présentent ici à ma mémoire, auxquelles je ne m'arrête pas pour ne point perdre le fil de la génération qui, selon nos meilleurs auteurs, ne présente que des systèmes faux, tortueux et inconséquens, même celui des *ovaristes*, qui me paroît le moins défectueux.

En effet, que devient la liqueur séminale de l'homme dardée dans la matrice ? passe-t-elle par les trompes pour aller vivifier l'œuf qui est dans l'ovaire, ou bien est-elle absorbée par les vaisseaux lymphatiques de l'utérus?... Comment la semence agit-elle? comment cette liqueur merveilleuse contribue-t-elle à former l'homme? est-ce une susbstance où sont renfermées nos perceptions et nos idées? l'homme y est-il tout entier, ou bien s'il n'y est qu'en partie? y est-il sous la forme d'un ver ou de plusieurs, ou bien si les animalcules ne sont que des atômes organiques ou des matières plastiques qui les façonnent diversement? l'ame y a-t-elle quelque part? est-ce elle qui arrange les parties chacune à leurs places? comment agit-elle pour développer les molécules de la matière principe? quelle cohésion leur donne-t-elle pour former un être semblable à l'espèce dont il est sorti? &c. &c. Que conclure de tout cela et de tant d'autres absurdités, que voir dans une si grande obscurité!... si non les bornes de notre foible intelligence! Imitons plutôt l'heureux berger qui, apprenant que sa femme est enceinte, lève les mains au ciel, en bénissant la Providence d'avoir pensé à lui, sans s'inquiéter ni du *comment ni du pourquoi*!......

Nous avons représenté le développement de l'embrion depuis environ le quinzième jour jusqu'à l'accouchement naturel.

Parlons maintenant du mariage, comme le moyen légitime, selon nos loix, pour opérer la génération.

Nous avons représenté le mariage sous la forme d'un beau jeune homme avec tous les attributs que les anciens ont donnés à cette divinité sous le nom d'*Hymenée*.

Réflexions sur le Mariage.

Le mariage est l'union légitime d'un homme avec une femme par le lien conjugal pour perpétuer leur postérité ; d'après cela, on doit regarder le mariage comme l'acquit de la dette que nous contractons en naissant dans la société.

Il est surprenant qu'une institution aussi naturelle', aussi sainte, aussi politique que le mariage, ait souffert tant d'entraves dans sa marche ; en effet, je vois presque par-tout qu'on force l'homme à agir contre sa volonté, contre son cœur ; que dis-je ? contre Dieu même ! *non est bonum hominem esse solum !* . . . .

Les anciens législateurs avoient sans doute les plus hautes idées du mariage, puisqu'ils l'ont comblé de bienfaits et de privilèges ; aussi les célibataires, chez les Grecs et les Romains, étoient-ils regardés d'un mauvais œil ; ils étoient même soumis à des peines afflictives ; ils sont encore en dédain chez les Mahométans, les Asiatiques, les Africains, &c., et Moïse, ce divin législateur pour lequel nous avons, avec raison, tant de respect, n'a-t-il pas fait du mariage le devoir le plus sacré ? . . . . Ne soyons donc point surpris de voir la fille de Jephté, ornée de toutes les graces attachées à son sexe, marcher à l'autel avec cette sérénité, cette grandeur d'ame qui se sacrifie pour le salut de sa patrie, ne regrettant seulement que de mourir vierge !.... Que nos opinions sont différentes !.... et comment agissons-nous aujourd'hui où le mariage, la plus sage des institutions, le pivot de la population, la force de l'état, le bonheur des individus, est devenu un joug presqu'insupportable ; que dis-je ? quasi un objet de mépris et de dérision publique ! En effet, toutes les scènes en retentissent à l'envi !.... aussi n'y a-t-il pas un méchant rimailleur, pas un misérable chansonnier, pas un mesquin bouquiniste qui ne s'en ravitaille.... Si cela continue, faudra-t-il bien alors que les femmes deviennent communes, comme le veut Platon dans sa répuplique, et bien d'autres libertins après lui. On ne sauroit croire la quantité d'hypocrites qui se couvrent du voile de sa prétendue vertu pour autoriser secrètement leurs vices ; il est même effrayant, pour les mœurs et pour la population, de voir cette foule innombrable de célibataires affronter indignement l'honneur public ! Oui, j'ose avancer, instruit par ma profession, que sur cent célibataires laïques il n'y en a pas dix de réellement chastes ; faut-il bien alors que les autres *vel vitiant, vel vitiantur* ! Maintenant, vous,

vertueux citoyens et éclairés, jugez, calculez,
s'il est possible, toutes les impudicités, tous les
adultères, toutes les souillures, toutes les abominations qui en découlent ! je ferois frémir,
si je rapportois ce que je sais sur cet article !........ Croyez, chers et bons citoyens,
que ce n'est point ni un zèle outré, ni une opinion prématurée qui conduisent ma plume; mais
c'est la vérité même qui m'oblige à vous l'annoncer; car c'est à force d'avoir voulu cacher sour-
dement le mal qu'il est devenu aujourd'hui
comme incurable !... exceptons-en néanmoins
certaines passions et certains vices détestables
pour lesquels il ne sauroit y avoir trop de secret, et qui devroient plutôt être ensévelis dans
les entrailles de la terre; car il n'est pas bon que
l'homme sache tout ! mais il est bon de savoir
qu'une personne sensible et qui jouit de toutes
ses facultés, lorsqu'elle se les interdit volontaire-
ment, s'expose à bien de maladies et à mourir
misérablement (1). Ce n'est pas que beaucoup de
célibataires laïques ne désavouent personnelle-
ment leur état, et nous voyons même que plusieurs ecclésiastiques distingués, tels que l'abbé
de S. Pierre, et quantité d'autres, se sont éle-

______

(1) Car c'est une témérité très-blâmable que de se reposer
sur les bénéfices nocturnes qui souvent n'arrivent point. Au
reste, l'on dit qu'en s'étourdissant un peu, l'on se guérit facilement des scrupules : quant à moi, je n'en sais rien.

vés ouvertement contre le célibat ; aussi, depuis la
révolution, tout le monde sait qu'un grand nombre
d'hommes d'église, de tout rang et de toute dignité, ont embrassé le mariage (1), à l'exemple des
apôtres et des premiers siècles du christianisme.
En effet, dans le concile de Rimini, il se trouva
plus de deux cents évêques mariés, tous ortho-
doxes, outre les simples prêtres, sans parler des
concubinaires et des *bigames* : ce ne fut guère
qu'au concile de Tours que les évêques seulement commencèrent à vivre en continence avec
leurs épouses, *episcopus cum uxore*, *sicut
soror*, &c. dit le concile. Il faut voir avec quel
zèle S. Cyprien s'élève contre un prêtre qui
avoit osé maltraiter sa femme étant enceinte : et
qui ne seroit touché de la douceur ingénue dont
se sert l'illustre Sidoine, évêque de Clermont,
pour exhorter un autre évêque de son tems à
reprendre sa femme, &c. &c., tant le mariage
étoit alors en considération parmi les prêtres !
Voyez S. Grégoire, évêque de Naziance, Syné-
sius et quantité d'autres illustres prélats mariés....
Mais par une étrange contradiction, la plupart
des célibataires laïques feignent de se priver des
plaisirs licites, et cela pour mieux goûter à
l'ombre les illicites. Voilà, bons citoyens, l'ali-
ment du vice, la source de l'immoralité pu-

______

(1) Les papiers publics de l'an 8 font encore mention du
mariage d'un curé, &c.

blique, celle de la propagation alarmante de la vérole et de la dépopulation qui marche à pas de géant, et que l'on déplorera sans doute après l'orage.

Si le Français est volage, c'est plus par corruption que par goût; ainsi la poligamie ne fera jamais peur aux Françaises, quoique je sache très-bien que certains s'en font comme une espèce de dogme !.....

Voici quelques dispositions générales que j'ai remarqué entre l'homme et la femme. Premièrement; qu'il y a plus d'hommes insoucians de femmes que de femmes indifférentes pour les hommes; que malgré cela je sais des choses presqu'incroyables et qui prouvent jusqu'à quel dégré d'ivresse certains hommes ont porté leur amour pour les femmes; je sais aussi que les femmes sont bien plus pressantes que les hommes; que la lenteur les dépite; mais qu'aussi trop de précipitation et d'ardeur rend leurs desirs imparfaits; que l'homme le plus vigoureux et le plus passionné est quelquefois inhabile et reste là; que s'il falloit décider entre l'homme et la femme, je serois plus circonspect que Tiresias; que lorsqu'une femme a confié son secret, elle n'est plus à elle; que malgré les incommodités de la grossesse et les inconvéniens de l'accouchement, elle desire bien plus les enfans que l'homme; que ce n'est peut-être qu'à cet heureux et ardent desir, que les méchans tâchent pourtant d'étouffer , que l'espèce humaine doit encore son existence ; qu'en amour l'homme du midi est bien plus sensuel et moins sentimental que celui du nord ; que dans le combat amoureux il est dangereux à l'homme de disputer la victoire à la femme (1) ; que *viri vigens seminis in uterum irrigatio, et nati post partum aspectus,* sont pour la femme des délices inexprimables que l'homme ne sauroit comprendre ; que *mulieres nefandam venerem sponté horrent, sed timore, obsequio, oblectationis modo indulgent ;* que *generatim retrò, sed in vase debito seu pecudum ritu, mulieres coire anteponant ;* que les mariages stériles sont presque toujours accompagnés de tristesse et de débats , *nuptiæ steriles jurgia impellunt,* dit S. Basile ; que, selon le monde, quelque dissolue que soit une femme, elle est toujours honnête tant qu'elle n'a pas transgressé les loix de convenance ; qu'il n'y a rien de si délicieux que l'amour d'une femme libre, et rien de si fastidieux que celui

---

(1) Une demoiselle de Maëstrech d'une rare beauté et très-sage, fut malheureusement surprise par 23 hussards qui s'en amusèrent tout leur soul : elle en fut quitte pour une quinzaine de jours de maladie. Je tiens ce fait d'un militaire honnête qui vint la visiter pendant sa convalescence. — Un colonel m'assura avoir fait passer par les verges une infâme prostituée dont le corps avoit servi à tout son régiment, &c.

d'une esclave; que l'homme plaît plus à la femme par sa force que par sa beauté; que la douceur et la patience sont des moyens bien plus puissans pour rendre une femme fidelle que la jalousie et la méfiance; qu'il n'y a rien de si sincère qu'un honnête homme, et rien de si fidelle qu'une femme vertueuse, &c. &c. &c.

Je voudrois bien parler ici des empêchemens *dirimants* et des causes morales et physiques qui donnent le plus souvent lieu à l'adultère et de celles qui nécessitent le divorce; mais je sens que tout cela me mèneroit trop loin; je dirai seulement que pour établir solidement le divorce et sans craindre les abus, il faudroit que les mœurs du peuple fussent simples, ou que les conjoins eussent été élevés sagement; *ne ad mutuas lethales insidias procederent, venenis et aliis consimilibus*; surtout depuis que le mariage n'est plus un engagement d'inclination et de bonnes mœurs; mais plutôt une intrigue façonnée par la volupté et groupée par le vice, ou tout au plus un négoce de supercherie où il semble que l'on cherche à se tromper mutuellement; faut-il s'étonner si depuis long-tems il est du bon ton aux mariés d'être indifférens l'un pour l'autre? la conséquence me paroît très-naturelle; tant que le vice sera assis à côté de la vertu, tant que le mal triomphera du bien, c'est à toi, sage et éclairé citoyen, que je m'adresse;

ainsi ne t'effarouche point si les maris *nocturnos turpium etiam mulierum conventus agunt*; et si les femmes à leur tour *turpibus sané perditis voluptatibus diffluuntur, lasciviis bacchantur, sub quodam negocio, quod prætermittere volo, ne tantæ libidinis facinorosæ modus in Gallia extitisse videatur!* et dès-lors plus de frein, plus de retenue, plus de pudeur; la chasteté et l'innocence même sont soumises à la violence des impudiques, source de toute dissolution; aussi que trouvez-vous aujourd'hui chez la plupart des femmes? qu'une ame corrompue par une raison vicieuse, des diseuses de rien, des porteuses de ridicules, sans amour, sans tendresse, et tout cela couronné par une fausse bonté sous le vernis d'une politesse jargonnée!.... Quand viendra le temps des femmes fortes, où la pureté des mœurs fera leur goût, où elles n'auront d'autre desir que de plaire à leurs époux? C'est alors que la vie conjugale sera un séjour de délices, et que la tourbe même des enfans en resserrera le nœud; mais pour que nos femmes soient telles, que de choses contraire à celles que nous faisons!....

En réfléchissant, dans le cours de ma profession, j'ai appris combien il est important dans le mariage que les femmes aient été sagement élevées, pour qu'elles sachent céder, remontrer, résister, consoler à propos, afin de n'avoir qu'un vœu, qu'un esprit et qu'un corps; voilà comme la vie est un printems continuel ; voilà comme le lien du mariage est un tissu de fleurs et non une chaîne de douleurs.... Mais , je le répète, que l'éducation des filles sur-tout ne soit point négligée : il vaut mieux qu'elles soient élevées grossièrement, mais sagement, que poliment et coquettement. Un jeune homme, énervé de volupté, osa se marier avec une jeune demoiselle très-sage ; mais s'étant trouvé glacé entre ses bras, cette vertueuse femme, bien loin de s'en venger, comme les commères le lui conseilloient, s'appliqua au contraire à le consoler et à le soigner, si bien que ses espérances furent enfin couronnées ; elle conçut, et vêcurent dans la plus parfaite union : tel est le fruit d'une sage éducation. Mais il arrive souvent le contraire par la mauvaise éducation des femmes, parce que celles à qui la fièvre d'amour a laissé encore un œil ouvert, bien loin de s'en servir pour conduire sagement celles qui sont aveuglées (1), sont les premières au contraire à les précipiter dans l'abîme de l'inconstance et du malheur.

Sans doute dans le cercle de la vie des conjoints les mieux intentionnés il y a quelquefois des momens d'absence, d'oppositions même entre leurs penchans et leurs desirs ; fruit de la dé-

____

(1) Les nouvelles mariées aiment à confier leurs jolis petits secrets aux jeunes femmes,

chéance de notre première constitution, qui laisse par fois quelque peu d'amertume au mileu d'une grande douceur, mais sans pourtant arrêter le grand œuvre ; aussi plusieurs législateurs ont-ils glissé légèrement pardessus l'adultère ; et *Jésus* ne balance pas un instant de dire aux Pharisiens et aux Docteurs de la loi, après les avoir oüi, *qui sine peccato est vestrum, primus in illam lapidem mittat ;* c'est qu'il connoissoit les foiblesses humaines, c'est qu'il savoit que la constitution du sexe étant pétrie de souffre, il ne faut quelquefois qu'un moment d'absence pour l'embrâser, malgré la pudeur et même l'honneur ! c'est alors un malheur qui n'effraye que lorsqu'il n'est plus temps, c'est un égarement dont on n'est troublé qu'au moment du réveil, et qui est presqu'aussi à plaindre qu'à blâmer ; aussi *Jésus* étant resté seul avec la femme, lui dit : allez, et ne péchez plus, *vade, et jam amplius noli peccare.* Ces dernières paroles prouvent bien que *Jésus* pardonnoit une foiblesse surprise (1), mais non un adultère concerté ; ainsi, que les libertines ne s'en étayent pas. Une jeune femme qui avoit été bien élevée, avoit quatre enfans dont l'un néanmoins étoit adultérin, mais qui faisoit sa croix, tandis qu'il étoit le Benjamin de son mari, qui étoit de

____

(1) Calvin, quoique grave et sévère, a donné un exemple de cette condescendance ; mais qui n'a pas fait lci.

bonne foi ; quand il le mettoit sur ses genoux pour le caresser , c'étoit pour elle des coups de poignards ; elle étoit obligée de sortir pour pleurer à son aise ; rien ne pouvoit la consoler.

Quoique la jalousie soit la favorite des pays méridionaux, néanmoins elle a presque toujours été soumise aux opinions religieuses. Voyez l'histoire ancienne et moderne.

Aux Indes orientales, il y a des pays où les prêtres couchent d'abord avec la nouvelle mariée; ensuite le mari leur fait un présent. Dans l'histoire des voyages , on voit plusieurs royaumes considérables où le sacerdoce jouit à peu près des mêmes privilèges : l'opinion fait tout !.... Autrefois il n'étoit pas permis au nouveau marié de coucher avec sa femme pendant les trois premiers jours de son mariage , sans en avoir reçu auparavant la permission de son curé ou de quelqu'autres prêtre en dignité. (Voyez les *Conciles nationaux*.) L'abbé de S. Pierre eut toujours un grand respect pour le lien conjugal ; et quoique naturellement grave, il se plaisoit néanmoins à mener une vie douce et familière avec ses domestiques.

La nature a tellement voulu la propagation de l'espèce humaine que l'antipathie, l'aversion même ne sont pas des obstacles à la conception ! puisque dans les sièges et ailleurs , quantité de femmes et de filles sont devenues enceintes par la violence des ennemis ! Une jeune dame avoit employé en vain tous les moyens possibles pour devenir grosse de son amant qui y étoit néanmoins habile. Pendant qu'il étoit à voyager, ayant connu son mari qu'elle n'aimoit pourtant pas, elle conçut aussitôt, sans y paroître sensible ! mais il y a des femmes grosses, contre leurs desirs, qui conservent une haine implacable. Une jeune femme, à peine fut-elle accouchée, qu'elle fit emporter aussi-tôt son enfant par la nourrice, sans daigner même le voir, malgré toutes les sollicitations de ses parens et de ses plus chères amies.

Le Français (1) est courageux, magnanime, vif, impétueux, &c.; mais il n'est pas jaloux (2), quoiqu'il aime sa femme. Dans certains endroits de la France, on étoit en usage d'attacher des cornes aux portes des nouveaux mariés ; c'étoit la jeunesse qui se chargeoit de cette honorable fonction, au bruit des tambours, des fifres, &c.,avec des cris et des acclamations de joie enivrante, sans que les curés ou plutôt les magistrats daignassent réprimer un pareil scandale ! au contraire, ils s'en amusoient, et tout le monde en rioit : et tel jeune homme étoit le plus zélé et le plus animé de la bande, qui, le lendemain, se marioit pour être à son tour le sujet de la comédie. Je ne sais si cet usage subsiste encore, mais le fait est certain. Homme, connoit l'homme !....

____

(1) Les véritables Français se trouvent essentiellement depuis Montélimart jusqu'à Amiens, et depuis Poitiers jusqu'à Besançon ; les autres participent plus ou moins des nations limitrophes.

(2) Chez certains peuples, les maris offrent leurs femmes aux étrangers comme une marque de politesse.

Il y a de femmes qui se persuadent que telle situation dans le coït est plus favorable aux garçons et telle autre aux filles ; mais elles se trompent, fondé sur des observations bien faites, par des femmes intelligentes et attentives ; je serois plutôt porté à croire que *mas celerius, femina seriùs conformatur* ; et il seroit à désirer que la *Callipédie* de Quillet, depuis prêtre, qui enseigne le moyen d'avoir de beaux enfans, ne fût point une chimère. Au reste le but de l'auteur est toujours louable, sur-tout pour son tems où les beaux esprits s'occupoient avec gravité de puérilités touchant le mariage ; car il étoit encore question alors de l'éguillette, des enchantemens, &c., qu'ils attribuoient au démon et aux sorciers, et cela pour favoriser leurs plaisirs abominables et entretenir leur amoureuse folie dans des voluptés enivrantes et dans des langueurs enchanteresses qui alloient souvent jusqu'à la pamoison. Delrio, Pic, Bodin et autres, sont remplis de tous ces faits extravagans, fruits d'une imagination égarée et d'une impudicité détestable dont la fin fait frémir.

Il y a beaucoup de femmes qui conçoivent sans s'en appercevoir ; mais il y en a aussi qui connoissent l'instant même de la conception à ne jamais s'y tromper ; de là vient que certaines femmes capricieuses ne souffrent l'approche de leur mari que *dum amantibus gravidæ sunt.* Il y en a aussi *quæ barbigeros valde diligunt, quia blandè eas barbâ, flagello que permulcere solent, ut am-*

plus incendere meliusque concipere, possent!
o quàm solertes, quàm versutæ, quàm fallaces
sunt mulieres ! Mais à qui la faute, si elles sont
telles ? A vous autres, messieurs. C'est ainsi que
les libertins, à force d'avoir jetté du ridicule
. dans le mariage, ont enfin inspiré aux femmes
tant d'aversions, tant d'astuces, tant de basses
finesses , qu'elles préfèrent brûler avec leurs
inconstans favoris, plutôt que de se consoler
dans les bras d'un bon mari !

On voit clairement que c'est au mélange des
nations et des sexes qu'est dûe la corruption qui
infecte aujourd'hui presque toute la terre ! aussi
les capitales et les villes de commerce sont-elles
plus dissolues que les autres. Il est merveilleux
que dans la Hollande, quoique toute commer-
çante, les femmes, en général, soient réputées
chastes et vertueuses. Un Français qui y avoit
demeuré assez long-temps, m'assura qu'il n'y
avoit rien de si modeste ni de si édifiant que
la famille d'un ministre !....

Les campagnes d'Angleterre offrent encore
une infinité d'exemples du bonheur conjugal.
En général le paysan Anglais est heureux dans
sa chaumière et il s'y plaît beaucoup, parce qu'il
trouve dans son ménage que rien ne trouble des
jouissances solides ; l'amour de sa chaste épouse,
la tendresse et le bonheur de ses chers enfans !
aussi n'aime-t-il pas les dissipations ni les amusemens frivoles ! aussi fait-il un sage emploi du
temps ! il vit et meurt content dans l'héri-

tage de ses pères ! Je ne dirai rien des villes parce que la guerre doit nécessairement y avoir fait naître des changemens ; mais je me suis laissé dire qu'en général les Anglaises sacrifient souvent leurs plaisirs à l'éducation de leurs enfans ; ce qui est exemplaire et bien digne de louanges. Un auteur connu, après avoir beaucoup voyagé, assure qu'il y a plus d'adultères en France que dans toute la Pologne, l'Allemagne, la Suède, la Hollande et l'Agleterre ! Mais ne pourroit-on pas lui reprocher qu'étant en France, il a souvent pris l'ombre pour la réalité, et la galanterie pour de l'amour ?....

On a mis plusieurs fois en question si la conception pouvoit avoir lieu *absque lætitia* : Sanchez *de matrimonio*, Columbus, Fernel, Peramato et autres sont pour la négative ; mais Aristote, Zacchias, Pineus, Duvernai et autres soutiennent l'affirmative. D'après ce que ma profession m'a appris sur ce sujet, je dis que le plus souvent la conception a lieu dans des momens rapides et délicieux! mais qu'elle s'opère aussi quelquefois *absque gaudio ; nam voluptas, apud mulieres, est dumtaxat incrementum.* Chez l'homme c'est autre chose.

A l'égard des situations, si l'on considère la position des ovaires, celle du museau de tanche et les lèvres de l'orifice, &c. il semble que *habitus retrò, seu pecudum ritu, meliùs sit.* Cette situation étoit généralement celle des anciens, *capite depresso, natibus vero exaltatis*, dit Lucrèce ; elle étoit même celle des Patriaches ; car comment Juda auroit-il pu jouir de Thamar sans la reconnoître ? Cette situation est encore celle en général des orientaux ; cependant l'on convient que le peuple Français et autres qui en général vont à la mode oposée, sont néanmoins de bons fabricateurs du genre humain ! Ainsi *trahit sua quemque voluptas. Sed stare* me paroît la plus mauvaise et la plus pernicieuse des situations ; *l'amour aime l'aisance.*

La femme étant faite naturellement pour plaire, outre ses charmes, elle emploie souvent avec succès la parure ; les Grecques qui en cela devroient servir de modèle aux femmes, ont toujours mis beaucoup de décence et de modestie dans leurs ajustemens ; leurs robes flottantes et à grands plis les rendent fort majestueuses ; leur tête surtout est très-piquante par l'arrangement des cheveux en boucles et en tresses, flottant négligemment par derrière : on en voit assez fréquemment dans les villes de grand commerce, telles que Marseille (1), Livourne', Bordeaux, &c.

---

(1) Marseille, ville célèbre dans l'antiquité, jadis souveraine d'une grande contrée, mère de tant de villes ; Marseille, l'émule d'Athènes, la sœur de Rome, la crainte de Carthage ; Marseille, où la fleur de la jeunesse Romaine et Gauloise venoit y puiser les arts et les sciences, d'où sortirent tant de grands hommes ; Marseille enfin, autrefois si connue, l'est si peu aujourd'hui qu'elle n'est pas même le chef-lieu de son département, quoiqu'elle en soit encore

Dans certains cantons méridionaux de la France, les femmes sont d'autant plus aimables que leur costume est singulier; à la vivacité de leurs yeux, à la fraîcheur de leur tein; à cet air agréable, agaçant et animé, elles ont par surcroît d'ivresse de jolis jupons courts qui vous font gaillardement trotter l'imagination, autant au moins que la *ceinture de Vénus* !

J'aurois encore bien des choses à dire touchant cet article, si les bornes que je me suis prescrites ne m'arrêtoient: mais je ne puis passer sous silence quelques faits que je tiens de bonne part et qui m'ont singulièrement touchés.....
Une jeune française très-estimable, que j'avois accouchée plusieurs fois, suivit son mari dans un pays étranger où ses affaires l'appeloient; elle fut bientôt courtisée par les plus remarquables de l'endroit qui malgré leur autorité et leurs privilèges ne purent obtenir d'elle la moindre faveur. Un d'eux surtout qui avoit conçu une violente passion pour elle, ayant su qu'elle étoit grosse de son mari, en devint si furieux qu'elle ne put éviter son ressentiment qu'en fuyant dans une autre ville où elle accoucha, et où elle trouva encore les mêmes pièges tendus à sa chasteté, dont elle eût encore le bonheur de se débar-

la ville la plus considérable, la plus peuplée et la plus agréable! tant il est vrai que tout passe dans ce monde, *facta est quasi vidua Domina gentium.......*

rasser, mais au péril de sa vie , ce qui lui fit prendre la ferme résolution de retourner dans son pays , sacrifiant ainsi sa fortune à son honneur! je n'ai jamais connu des époux qui vécussent dans la meilleure intelligence que ceux-là! Ils s'aimoient de bonne foi , et se chérissoient de bon cœur ; ils n'étoient bien qu'ensemble (1) ; mais chut ! car aujourd'hui il n'y a pas de risées auxquelles un mari et sa femme ne s'exposent, lorsqu'ils se divertissent en commune joie! et la dépravation est si grande qu'on ne veut plus vivre que dans le sein des plaisirs bruyans, ou comme un ours dans sa tanière , à languir et mourir dans une détestable infamie !....

Mais si la France se glorifie avec raison, d'avoir encore dans son sein, des femmes de cette rare vertu, l'Angleterre semble lui disputer cet avantage. On voit, dans l'abbaye de Westminster , près de Londres , l'épitaphe d'une des plus anciennes familles anglaises , où entr'autres magnifiques éloges , il est dit que toutes les femmes de cette illustre maison , ont été aussi chastes que belles ! phénomène d'autant plus étonnant que , *in illo tempore quo fidem catholicam profiterentur Angli* , les femmes des Grands étoient souvent et long-tems privées de la compagnie

---

(1) Quel bonheur, sur - tout pour l'homme ! car au fond il dépend plus de sa femme , qu'elle de lui.

de leur mari , presque toujours en guerre entr'eux , sous la devise de la *rose blanche et
rouge* , &c. ; et qu'elles n'étoient guère fré-
quentées que par des vieux gentilhommes ou par
des prélats qui , dans ce tems-là , jouissoient de
toute la vénération du peuple et des grands (1).

Ainsi, que la Grèce et Rome cessent de nous
tant vanter leur Hécube, leur Pénélope, leur
Lucrèce, leur Cornélie, &c. , nos femmes les
valent bien sans doute , et peut-être davantage !

*Idque matrimonium ad majora nitenti, decus ac
robur fuit: vixerunt* (sponsi) *mira concordia, per
mutuam caritatem, et invicem se anteponendo.*
Personne n'a mieux connu le vrai bonheur du
mariage que celui qui a dit cela. Quant à moi,
d'après mes foibles lumières , je ne cesse d'exhorter les personnes du sexe à la propreté , à la
modestie, et à la sobriété (2), vertus absolument
nécessaires pour cimenter un heureux mariage ,
et les plus fortes digues qu'on puisse opposer au
débordement du vice.

L'homme peut se reproduire jusques dans la
décrépitude, il y en a assez d'exemples, entr'au-

------

(1) Voyez les Canons de l'église de Cantorbéri, le Concile de Londres, Mich. Scot. , Rob. Capito, la comtesse
de Salisburi, &c.

(2) Les anciens ont beaucoup loué la tempérance des
Marseillaises. — J'avois une sœur dont les qualités morales
et physiques honoroient sa patrie ; elle étoit d'une sobriété
qui a peu d'exemples !

(115)

tres Massinissa, roi de Numidie; il fit un enfant
à plus de quatre-vingts ans; sans parler d'Abra-
ham, de Lot, de Jacob et autres : Il y a eu aussi
quelques femmes qui ont conçu dans la vieillesse. Je puis certifier qu'une femme âgée de plus
de soixante-deux ans, conçut et accoucha à terme d'un enfant qui la fit bien rire, quoique sans
dents et avec son menton de galoche (1).

En France les mariages prématurés sont souvent stériles, quoique les mariés soient pleins de
charmes et faits l'un pour l'autre; trop d'ardeur
brûle, trop de fréquence détruit (2); pour courir trop vîte, ils passent le but et s'épuisent en-

_____

(1) Mais ces sortes de phénomènes sont si rares, surtout
chez les femmes, que je suis étonné qu'ils fassent loi; car
l'on sait qu'une vieille femme peut se marier avec un jeune
homme. Or, pourquoi permettre qu'il épuise en vain sa force
et sa vigueur avec une vieille folle, puisque le but du mariage
est la propagation de l'espèce humaine ?.... Sans être casuiste,
je sais néanmoins les raisons qu'on peut m'alléguer sur cela;
mais je n'en vois aucune arriver au point capital, quoique la
loi veuille pourtant le plus grand bien! Chez le vieillard c'est
différent; car, comme nous avons dit, il est constant qu'une
jeune femme peut être fécondée par lui, et même *summam
lactitiam ei afferre !.... Senem barbigerum novi; qui lepi-
dissimas mulieres puellasque maximis oblectationibus
cumulabat !...*

(2) On a remarqué que les *papas* ou curés Grecs, qui,
par devoir de religion, gardent la continence avec leurs
épouses pendant certains jours de la semaine, ont beaucoup d'enfans. Voyez aussi Cantemir.

vain : si par hasard la conception a lieu , ils n'ont au bout du compte qu'un avorton, ou tout au plus un enfant valétudinaire ; voilà le fruit de la science précoce du mariage si bien enseignée en France , et si souvent ignorée dans certains pays, où beaucoup de jeunes personnes bien élevées se trouvent dans le lit nuptial avec leur première innocence et dans la plus parfaite ignorance des devoirs matrimoniaux ! j'ai été véritablement surpris de voir, à la faveur de mon cabinet , combien les mœurs de la jeunesse du nord de l'Europe étoient pures et naïves !....

Quoique la nature ait doué les femmes de puissans moyens pour remuer les passions des hommes : il s'en trouve pourtant à qui les plus belles leur font l'effet de la lune , qui brille sans échauffer.

En fait d'amour , les orientaux sont nos maîtres ; aussi l'union conjugale est-elle pour eux le paradis de ce monde et l'extrait du bonheur éternel !.... aussi connoissent-ils tous les raffinemens des plaisirs légitimes ! aussi sont-ils faits pour les goûter !.... Nos femmes seules peuvent les apprécier : *aliquas cognovi. Erat autem una lepidissima , quæ sibi validissimum , barbigerumque seligerat virum ; et dum rem cupiebat ;* elle s'arrangeoit très-coquettement (1) *tunc eum acciret :*

____

(1) La coquetterie cesse d'être un vice lorsqu'elle n'est employée que pour plaire à son mari ; mais sitôt qu'il y a

viso, statim proxime ad eum accederet, gratè barbam caperet, suaviter que tractaret ! hac amœna delectatione, invicem sensim ardebant, at repentè, exultante gaudio, se complectebantur ; pugnantibus linguis, se osculabantur ! verùm illa, dùm tumebant mammæ inebriato anhelantique viro tergum vertebat ; capite demisso, nudatis excelsisque natibus lœtè blanditis. . . . . . . Sic flagrantissimo amore simul incensis : is confestim penitiùs ingrediebatur, tùm ea gratissimum os ad eum convertebat, ne te instinc moveas, anime mi, lepidè dicebat ?.... o punctum suavissimum !... contraria contrariis lœtentur !.... hic serius, hæc otius ; hic cunctat, hæc festinat ; veni, venito, meus amor ! o ter felices ! tandem ubertim prosilit !...... jucundissimè linquenti animo, hauritur ! simul revocatis, tunc quietus sensim se amovit, permulsit, tegit, exit (1). At beata, summa voluptate perfusa, segnitius recubat ; languentibus oculis, gaudio cumulata ; satiatis placata lœtitiis !....

C'est ainsi qu'un mari est toujours desiré ! et qu'une femme est toujours charmante !... C'est ainsi, dis-je, que la conception a très-souvent

---

satisfait, une honnête femme doit alors reprendre son arrangement modeste, car elle vit plus pour les autres que pour elle-même.

(1) La douceur du mariage est comme celle de la table, d'où il faut sortir avec un reste d'appétit pour la trouver toujours délicieuse !....

lieu, pour peu que la femme y soit disposée. Homme voilà l'un des plus signalés bienfaits de ton Créateur! Oui il veut t'éterniser par le bonheur même! par le plaisir le plus doux et le plus agréable! pourrions-nous en goûter de plus délicieux ?....

O que Dieu est bon! et que l'homme est ingrat !...... Dès l'aurore de ma raison, j'eus un grand desir d'embrasser le sacerdoce ; mais le vœu de *continence* qni y est attaché, me fit sentir que je n'avois pas les vertus nécessaires pour exercer dignement ce ministère important.

Lorsqu'une femme a conçu, on dit communément qu'elle est grosse.

De la grossesse.

La grossesse est donc l'état d'une femme qui a conçu et qui en porte le fruit dans son sein. Cet état dure depuis l'instant de la conception jusqu'à l'accouchement.

Nous avons représenté l'extérieur et l'intérieur de la femme grosse ou enceinte.

Je ne parlerai point ici, ni des distinctions, ni des divisions de la grossesse, parce que mon but n'est pas précisément l'instruction des élèves ; mais plutôt celle du public, et cela en décrivant les objets principaux qui composent mon cabinet.

Réflexions sur la Grossesse.

Après les agrémens et les délices qui précèdent la conception, viennent ensuite les réflexions et les incommodités qui accompagnent la grossesse : cet état respectable n'est cependant point sans plaisir ! mais il est plus concentré ; la femme le savoure en silence et souvent avec plus d'intérêt qu'auparavant ; ce qui la dédommage des peines qu'elle éprouve à tous égards ; en sorte que les femmes grosses seroient toutes gaies, si elles n'étoient intimidées par des personnes indiscrètes.

En général la grossesse est salutaire aux femmes, et c'est une erreur de croire qu'elle affoiblit leur constitution et abrège leur vie ; car j'ai remarqué au contraire que les femmes qui avoient fait beaucoup d'enfans, étoient joyeuses et par venoient souvent à une heureuse vieillesse, au lieu qu'il est très-rare de voir des filles au-delà de soixante ans sans avoir essuyé des inquiétudes déchirantes et des infirmités qui les conduisent souvent au tombeau par le sentier des souffrances, et quelquefois par le désespoir ! Ecoutons la nature, elle ne trompe jamais !

Moins le siècle est corrompu, plus les femmes desirent la grossesse. Anciennement les femmes stériles se chagrinoient, murmuroient, se désespéroient, *et ait marito suo ; da mihi liberos alioquin moriar.* Les païennes fouloient aux pieds la

pudeur et se soumettoient à tout ce que les prêtres Luperques exigeoient d'elles. Aujourd'hui
même, quoique la stérilité ne soit plus frappée
de malédictions, et qu'elle ne soit pas même une
tache comme autrefois, néanmoins les femmes
stériles sont tristes, rêveuses, maussades, elles
aiment passionnément les enfans, elles les ca-
ressent, les baisent et les embrassent avec transport, en témoignant hautement leur desir !

La stérilité ne dure quelquefois qu'un certain
tems, témoins Sara, Rebecca, Rachel, Anne,
et une infinité d'autres femmes ; ainsi il faut
toujours consoler une jeune femme stérile, quand
même elle n'auroit jamais eue ses règles ; car il est
de fait que la conception a eu lieu sans elles . . . .
quelquefois aussi la stérilité tient à très-peu de
chose ; l'une des plus fréquentes, c'est *præsertim
conjungendi modus* ; car il est certain qu'il y a
des situations plus favorables les unes que les
autres ; *imprimis cum vir mollis est*, et relativement aussi à l'état et à la direction du museau
de tanche, aux vices de conformation *mentulæ*,
&c. &c. En général *modus retrò in vase debito*,
est favorable dans presque tous les cas ; elle est
conseillée par plusieurs savans physiologistes et
accoucheurs. Autrefois les jeunes femmes stériles
faisoient des *neuvaines* et des pélérinages pour
obtenir des enfans, et souvent au gré de leurs de
sirs : en effet, outre que les prières sont toujours

bonnes ; il faut aussi convenir que les privations, la tempérance, &c. auxquelles elles étoient soumises , y contribuoient beaucoup ; ajoutez-y l'exercice, le changement d'air, sur-tout dans les pays méridionaux où la campagne est si riante ! tout cela faisoit un ensemble qui leur étoit très-favorable , et les disposoit souvent à la conception et à de bonnes grossesses.

Dès qu'une femme est enceinte , elle doit être attentive à elle-même , bannir tout ce qui sent la frivolité, et éviter tous les objets désagréables !.... Ayant reçu le dépôt sacré de l'homme que Dieu lui a spécialement confié ; elle doit conséquemment s'observer scrupuleusement : je m'adresse sur-tout aux femmes qui sont dans l'aisance et qui vivent dans la mollesse, et à celles dont l'adolescence a été prodiguée et embrâsée par des indiscrétions, ou par l'amorce séduisante des plaisirs chimériques , &c. et non à celles qui ont été élevées sagement, qui sont laborieuses et sobres.

Voici quelques avis des plus urgens que mes observations m'ont suggérés :

Il seroit à desirer qu'une femme grosse renonçât au coït, ou au moins qu'elle ne s'y livrât que modérément(1)pour empêcher les fausses couches qui n'arrivent que trop souvent par la fréquence : qu'elle évitât tous les plaisirs fatigans , les courses

______

(1) *Quia sunt multæ gravidæ quæ ardent , et quædam quæ egent.*

à pied, à cheval, en carosse, les efforts ; qu'elle esquivât toutes les passions favorites d'aujourdhui, telles que les bals, les veilles, les alimens incendiaires, les liqueurs, le jeu, les lectures érotiques et autres excès ; d'autant plus funestes aux femmes enceintes, que, y étant pour ainsi dire calquées dès l'enfance, elles ne s'apperçoivent du danger que lorsqu'elles y sont.

Indépendamment des maladies que tous ces désordres occasionnent ; la grossesse a encore des incommodités qui lui sont propres et que les femmes du menu peuple supportent sans y penser, mais qui ne sont point à négliger chez les femmes délicates et sensibles ; telles sont dans les premiers tems les crachottemens, les dégoûts, les langueurs, les anxiétés, les vomissemens, &c. ; accidens qui peuvent bien reconnoître pour cause primitive, la cessation des menstrues, mais que j'attribue aussi à l'ébranlement qu'éprouve alors la matrice, par le développement de l'embryon, et qui peut-être rend la femme grosse si désireuse du coït ! Quoi qu'il en soit, il est certain que ces femmes ont besoin de retenue et de régime, quoiqu'elles disent qu'il soit dangereux de les gêner, et cela pour satisfaire sans honte leurs caprices, dont elles sont souvent dupes.

Je sais que la grossesse change tellement la constitution physique et morale de certaines femmes qu'elles ne sont pas reconnoissables et qu'on doit y avoir égard ; mais je sais aussi qu'un régime insalubre ne peut qu'engendrer de mauvais levains aussi pernicieux à la mère qu'à l'enfant ; et qu'au contraire, l'usage des bons alimens, et pris avec modération, ne peut produire que des bons effets !... Ainsi, le grand art de l'accoucheur est d'employer alors tout son génie à ménager la confiance de la femme, pour vaincre avec prudence, ses desirs dépravés, de manière qu'elle lui accorde volontiers ce qu'elle croiroit être en droit de lui refuser.

Je sais bien qu'il n'est pas aisé de réussir, mais je sais aussi qu'il est très-possible ! car le plus souvent les envies des femmes grosses ne sont que le fruit d'un préjugé qu'elles ont soin d'entretenir, mais qu'on étouffe en les raisonnant : il faut dire aussi qu'il est certains desirs secrets dont les femmes, même les plus raisonnables, ne sont pas maîtresses ; mais qu'un accoucheur un peu expérimenté reconnoît facilement à l'air ; car malheureusement elles veulent qu'on les devine, ou si elles font quelques signes, ils sont toujours hiéroglyphiques : au lieu que l'aspect de ses yeux ne trompe jamais ; c'est le cas alors de les presser sagement pour qu'elles se déclarent, et de s'empresser de les satisfaire, quand même elles desireroient des puérilités ou des alimens insalubres ; car l'expérience a fait voir qu'il est rare qu'ils soient nuisibles, et qu'au contraire les bons alimens pris forcément ont fait beaucoup de mal, c'est alors que l'on peut dire avec vérité que la folie triomphe de la sagesse !

Objets concernant la Grossesse.

1°. Une matrice où l'on voit tous ses développemens depuis le premier mois de la grossesse jusqu'au neuvième ;

2°. Volume de la matrice au neuvième mois ;

3°. Coupe antérieure de la matrice au neuvième mois de la grossesse, où l'enfant paroît à travers l'amnios, le chorion étant enlevé ;

4°. Forme et volume du placenta et du cordon ombilical, &c. &c.

Les femmes sont assez en usage de se faire saigner une ou deux fois pendant leur grossesse ; cependant il est des cas où la saignée pourroit leur être pernicieuse ; c'est essentiellement lorsqu'elles sont cacochymes, ou trop décolorées, ou jaunes, bouffies, dans les vomissemens trop fréquens et dans les crachottemens, quand elles manquent d'appétit, &c.

Mais il est des cas aussi où la saignée paroît indispensable ; c'est principalement dans la pléthore sanguine, lorsque la femme grosse a les veines du visage et du cou gonflées ; qu'elle est haute en couleur ; lorsqu'elle a des tintemens d'oreille, des éblouissemens, des saignemens de nez, des pesanteurs de tête, des étourdissemens, des envies fréquentes de dormir ; lorsqu'elle est oppressée ou qu'elle est lasse de rien et qu'elle est comme engourdie ; lorsqu'elle a des varices considérables ; dans les chûtes, dans la suppression des hémorroïdes, dans les coups violents à la tête ou au ventre, dans l'apoplexie sanguine, dans les convulsions, &c. Il est même des cas, rares à la vérité, où la saignée du pied doit être préférée à celle du bras : mais il ne faut jamais la faire sans avoir pris auparavant les précautions et les conseils nécessaires des personnes de l'art, sages et éclairées (quoique la saignée du pied ne soit pas aussi funeste à la grossesse qu'on le pense communément). Au reste, l'application des sang-sues peut souvent suppléer à la saignée.

Bien que les lavemens, pendant la grossesse, soient contre le préjugé du vulgaire, il est des cas néanmoins où ils sont nécessaires et même indispensables, à moins d'exposer la mère et l'enfant à des dangers éminents ; ainsi l'on fera bien d'en prendre dans les coliques venteuses, dans la constipation, dans les douleurs d'entrailles, dans les fortes esquinancies, dans les mouvemens convulsifs, &c. ; mais il faut les varier relativement aux symptômes.... En général, il ne faut employer que les plus simples ; c'est-à-dire, avec de l'eau pure, tiède, et de l'huile d'olive, ou bien avec des feuilles de mauve, du son, de la graine de lin, de la guimauve, &c. Dans le cas d'inflammation dans les entrailles, dans le ténesme et la dissenterie, suite des mauvaises digestions (1), on pourra les faire avec le bouillon de tête de mouton, celui de trippes : dans les coliqnes venteuses on peut ajouter aux lavemens simples, un peu de camomille ou d'anis, mais en très-petite quantité.

Lorsqu'il s'agira de donner des lavemens dans les mouvemens convulsifs, il faut y réfléchir mûrement, à cause de l'emploi qu'il faut faire des narcotiques, qui calment singulièrement les affections nerveuses et les agitations ; mais nous ne saurions trop avertir de n'en faire usage qu'avec la plus grande circonspection et de l'avis seulement des personnes de l'art les plus éclairées : les stupéfians les plus usités sont le coquelicot, le pavot, les préparations de l'opium, telles que le laudanum, &c.

Si l'on rencontroit une femme chez qui l'anus s'ouvrît spontanément, comme cela arrive quelquefois, ou qu'il fût trop relâché, et qu'elle ne pût pas garder le lavement, on entortilleroit alors la canule avec un peu de chanvre pour boucher le fondement sitôt qu'on l'auroit retirée ; on peut aussi comprimer la fesse supérieure sur l'inférieure, &c.

____

(1) Si dans ces cas les parties naturelles viennent à se tuméfier, c'est un mauvais signe.

Je ne vois pas de cas, dans la grossesse , où il faille donner des lavemens purgatifs, surtout dans le commencement.

En général les femmes, et surtout celles qui sont grosses, aiment beaucoup plus les végétaux que les hommes , et c'est peut-être à cela que nous devons la température de nos humeurs, qui tendent naturellement à s'alkaliser. On a prétendu aussi que ce régime rendoit le naturel des femmes plus doux et plus humain ! Cependant nous voyons de leur part des cruautés inouies, lorsqu'elles sont poussées à l'extrémité (1).

Les femmes grosses, sédentaires et d'un tempérament délicat, doivent se procurer les aisances et les commodités de la vie selon leur état; pendant les chaleurs de l'été, elles auront soin d'entretenir la fraîcheur dans leurs appartemens, en les arrosant et ne laissant entrer l'air que du côté du nord, en jonchant le plancher de feuilles fraîches et même de fleurs sans être trop odoriférantes ; elles peuvent boire pour se rafraîchir de l'eau de pimpinelle , de l'orgeat, de la limonade légère, sans être à la glace. Pendant l'hiver, sur-tout lorsqu'il gèle, les femmes enceintes et délicates doivent se bien couvrir , principalement le sein et les parties basses.

Comme les nouvelles mariées sont naturelle-

____

(1) *Coximus ergo filium meum et comedimus. Dixit mulier.* Reg. Cap. 6. et autres exemples.

ment portées à l'enjouement et aux plaisirs , je ne saurois trop leur recommander , lorsqu'elles sont enceintes , d'user de beaucoup de modération dans tous leurs exercices du corps ; elles feront bien de se borner aux simples promenades pédestres ; je les exhorte sur-tout à bien dormir et même plus qu'à leur ordinaire.

Après les exercices modérés du corps , dont les femmes enceintes peuvent user , je n'en vois point de plus agréable et qui puisse mieux les remplacer que la musique , cette fille du Ciel qui , semblable au soleil , répand la joie par-tout et inspire même le courage (1). Ainsi , une dame enceinte pourra s'en amuser , mais avec modération et choix ; c'est-à-dire que la musique vocale sera bornée à de petites ariettes dont le ton n'est pas fort haut : quant à l'instrumentale , le clavecin et le fortépiano me paroissent préférables à tous les autres instrumens à corde , même à la harpe , parce qu'ils n'ont pas l'inconvénient de la pression sur le ventre , comme la guittare , &c. Ainsi , une femme enceinte pourra chanter modérément et s'accompagner avec son forté-piano.

Il n'est guère nécessaire de défendre à nos femmes les instrumens à vents ; plus sages en

---

(1) Voyez les effets de la musique guerrière chez les anciens , les rêveries du maréchal de Saxe , et autres , qui ont beaucoup contribué à introduire l'harmonie dans nos troupes.

cela que les anciennes, elles n'en veulent point faire usage, et avec raison. Pourquoi forceroient-elles leur visage agréable à faire des mines ridicules, indépendamment des inconvéniens qui résultent de l'action forcée et répétée du diaphragme, &c. sur les viscères abdominaux.

Comme la propreté est le plus bel ornement des femmes et qu'elles en sont très-jalouses et avec raison, il est important de ne pas les choquer sur cet article. (Car la haine des femmes ne vaut pas le diable). On doit donc accorder à une femme enceinte de se faire laver les pieds, et non de se les laver elle-même, avec un linge trempé dans de l'eau tiède, aromatisée d'un peu d'eau rose ou de fleurs d'orange, et de se faire couper les ongles et non de se les couper elle-même, à cause de la contraction des muscles psoas et de la pression des cuisses contre le ventre, ce qui n'est pas sans danger.

Qu'on ne me reproche pas de permettre aux femmes enceintes l'usage des odeurs suaves, car j'en connois assez les malignes influences ; ainsi en leur accordant d'aromatiser un peu leur lavage, par des raisons fondées sur la saine pratique, je leur défend aussi très-expressément les parfums et l'usage des odeurs trop pénétrantes et même des fleurs trop odoriférantes ; car, rien n'irrite plus les nerfs, et peut-être contribuent-elles à rendre nos femmes un peu inquiètes et assez capricieuses ! 17

Je ne dirai rien contre l'usage des corps de baleine, parce qu'une fois la *mode* a su faire le bien, en les proscrivant et laissant la taille libre; mais malheureusement je vois toujours la girouette sur sa tête!...

Telles sont à-peu-près les choses essentielles que les femmes enceintes et délicates doivent observer. Je n'ai point parlé des prétendus préservatifs des fausses-couches, tels que les emplâtres, les amulettes, les breuvages, les sachets et autres puérilités auxquelles les femmes et même les hommes attachoient autrefois tant de vertu, parce que je croirois faire honte à notre siècle, si heureusement et si malheureusement éclairé!

Autrefois l'ignorance avoit suggéré à une infinité de femmes de se croire sorcières, et elles soutenoient gravement avoir été caressées par le diable, et en être devenues enceintes (1), tant la grossesse plaisoit alors aux femmes! aussi, il falloit que les boutiques des apothicaires de ce tems-là, fussent bien pourvues de drogues pour rendre les hommes *gentils compagnons des dames!* Aussi, Gadesden, chanoine et médecin de ce tems-là, ayant assuré posséder un secret pour faire concevoir les femmes, fit une fortune immense : sans cesse il étoit consulté par les femmes, de tout état, de toute condition (2)! Il paroît que la

____

(1) Voyez Sprenger, Bodin, et autres.
(2) Voyez *sa Rosa Anglica ; Freind*, hist. méd.

grossesse continue toujours de faire la principale satisfaction des Turques , et que leurs maris sont assez justes et assez complaisans pour y répondre. Il y a quelque tems que, voyageant avec un Algérien, il m'assuroit en mettant la main sur son cœur , qu'il n'avoit pas voulu partir de chez lui sans que toutes ses femmes ne fussent grosses, et que cela seul l'avoit retardé plus de deux mois. Il étoit aussi bon musulman, car je me rappelle que dans ses repas il ne mangeoit que des œufs à la coque (2) et des fruits, et ne buvoit que de l'eau. Il étoit aussi très-réservé à l'égard des femmes, et les évitoit de peur de la grossesse , et encore plus sans doute du chapitre de l'*Evidence*. En général , les Mahométans et même les Juifs sont plus scrupuleux sur l'adultère que les chrétiens. Il est vrai que souvent on prend pour de l'amour, ce qui n'est dans le fond que pure galanterie.

En voici un exemple , c'est l'illustre madame de Sévigné qui nous le fournira :

« Mais que dites - vous de l'infidélité de mon
» mari, l'abbé d'Effiat? Je suis bien malheureuse
» en maris ; il a épousé une jeune fille de mon-
» sieur et madame la Basinière , façonnière et co-
» quette en perfection : le mariage s'est fait en
» Touraine. Il a quitté quarante mille livres de
» bénéfices. Que Dieu veuille qu'il soit content ;

____

(1) Dans la crainte des choses défendues par la loi.

» tout le monde en doute et trouve qu'il auroit
» bien mieux fait de s'en tenir à moi ».

Voilà ce qui s'appelle de la fine galanterie française, qui est toute en agrément, en esprit et en fumée; en effet, l'on seroit bien dupe de prendre tout cela au pied de la lettre, comme font la plupart des étrangers qui ignorent le génie plaisant, délicat et léger du français.

Revenons à la grossesse.

Il y a quantité de nouvelles mariées et autres qui desirent savoir si elles sont grosses ou non, en sorte qu'il n'y a pas de puérilités ni de moyens qu'elles n'emploient pour s'en assurer, sur - tout les tireurs et tireuses de cartes, les diseurs et diseuses de bonne aventure; ce qui n'est pas sans danger, et exigeroit une inspection très - sévère de la police. En voici un exemple, sur une infinité d'autres. Une femme de qualité, après avoir accouché trois ou quatre fois très-heureusement, fut néanmoins consulter un de ces espèces de Devins, qui lui dit qu'elle se gardât bien de devenir encore grosse, parce qu'elle en mourroit. Mais, n'y ajoutant nulle foi, elle redevint enceinte; alors, se souvenant de la prédiction, elle se crut perdue, et se prépara à la mort, si bien qu'on la trouva morte dans son lit. De toutes les dispositions de la femme, il n'en est pas de plus sensible à l'imagination que la grossesse; un rien l'affecte, le moindre éclat l'étonne, le plus petit bruit l'effraie, &c. ; qu'on juge d'après cela combien l'on doit être circonspect auprès d'une femme enceinte. Au reste, c'est envain que les femmes s'étudient à connoître leur état de grossesse avant le quatrième mois ; car il n'y a absolument que le *toucher* qui puisse le certifier véritablement, encore faut-il y être très-exercé.

Il n'y a pas de point, dans l'art des accoucheurs, qui soit plus important, plus délicat, plus difficile, et qui exige autant de sagacité et d'expérience, que le *toucher*. En voici quelques exemples. Une femme ayant été condamnée à mort, se déclare enceinte ; elle est visitée par des personnes de l'art, qui toutes décident fermement qu'elle ne l'est point, malgré les protestations de cette pauvre malheureuse qui assuroit toujours qu'elle étoit grosse. Arrivée sur l'échafaud, elle lève les yeux au ciel en s'écriant : mon Dieu, faites-moi miséricorde et ayez pitié de mon enfant!.... Dans ce terrible et affreux moment où la femme ne ment plus, personne, hélas! ne crie grâce et la sentence est exécutée. L'on demande aussi-tôt l'ouverture du cadavre, et l'on trouve en effet dans la matrice un enfant d'environ cinq mois ; regrets inconsolables pour des ames droites et sensibles! Cet exemple n'est pas seul, malheureusement ; voyez Mauriceau, Riolan et autres.

Autre fait non moins important sur-tout pour

les jeunes accoucheurs, et que je tiens de
M. Levret. Il nous dit qu'un accoucheur très-
expérimenté, ayant été appelé dans un hôtel
garni, il se présenta un particulier d'un extérieur
opulent et d'un air satisfait, qui lui dit ingénue-
ment, qu'ayant un long voyage à faire, il seroit
bien aise de savoir si son épouse étoit enceinte, et
dans ce cas, si elle pourroit l'accompagner sans
danger; en conséquence il la fait venir. L'accoucheur qui étoit de bonne foi, visite la jeune
femme, sans regarder ses yeux, et lui dit avec
joye, madame, vous êtes enceinte! Aussi-tôt la
rage dans le cœur, elle vomit contre lui toutes
sortes d'injures, l'accablant de mortifications, le
taxant d'ignorant, de calomniateur, &c.... On
ne peut exprimer l'étonnement et le dépit de ce
pauvre accoucheur; il s'en fut bien vîte tout
consterné. Cependant le lendemain, pénétré de
douleur, il retourne à l'hôtel pour tâcher de remédier à quelque chose; mais il n'étoit plus tems,
on lui dit qu'ils étoient partis dès le jour même.
A combien d'autres désagrémens, hélas! les accoucheurs ne sont-ils pas exposés!... Je remer-
cie tous les jours la Providence de m'en être
retiré, quoique peut-être jamais accoucheur n'ait
eu plus de bonheur que moi!

Le *toucher* est encore très-important dans la
suppression de *part*, dans l'infanticide, pour savoir si l'on peut administrer certains remèdes à

une jeune femme malade; pour reconnoître les vices de conformation du bassin, ses maladies, celles de la matrice; pour s'assurer de la situation de l'enfant et des parties qu'il présente à l'orifice; pour juger du tems, de l'état, du travail de l'enfantement, &c. &c.... L'on voit par ce court exposé qu'il n'y a pas de profession qui exige plus de qualités réunies que celle de l'accoucheur; car il ne suffit pas qu'il soit habile, il faut encore qu'il ait de la sagacité, de la patience, de la flexibilité, beaucoup de probité, de prudence et un secret inviolable! En effet, il n'y a pas aussi de profession qui soit plus à même de recevoir les aveux les plus délicats, les plus difficiles et les plus dangereux; c'est alors qu'il faut se montrer des *Zénons* ou des *Népomucènes* !

Autrefois, chez les Grecs et les Romains les lumières sur l'art des accouchemens étoient très-foibles; et quoique les femmes grosses courussent beaucoup plus de dangers qu'à présent, sur-tout dans l'enfantement, elles n'en étoient pas moins gaies, moyennant des vœux et des sacrifices qu'elles faisoient ; elles immoloient ordinairement un chien ! De toutes les folies, je suis bien sûr que nos femmes ne mettront jamais celle-là à la mode, elles qui ne rougissent pas de donner dix ou douze louis d'or et de salir journellement les murs de leur ville pour un chien perdu ; tandis qu'on a la douleur de voir quantité de malheureux et malheureuses manquer de pain !.....

Les anciens Romains aimoient beaucoup que leurs enfans leur ressemblassent au moins de visage ; c'étoit, selon eux, une preuve de la fidélité de leurs épouses ; aussi, Catule nous dit expressément, *sit suo similis patri, Manlio, et facile insciis noscitetur ab omnibus, et pudicitiam suæ matris indicet ore.* Mais, c'est une erreur ; car quoiqu'un enfant ne ressemble point à son père, il peut néanmoins être véritablement sorti de lui.

Anciennement les femmes grosses étoient au moins aussi superstitieuses qu'aujourd'hui, elles croyoient à un tas de puérilités : pour obtenir une bonne grossesse, elles mangeoient force limaçons, des choux et autres drogues ; elles avoient aussi des privations, &c. ; sans parler de leurs Dieux et Déesses qu'elles invoquoient ardemment. Il faut voir comme le rhéteur Arnobe vous les turlupine! et S. Augustin, *de civi. Dei.* Tel est l'aveuglement de la pauvre humanité! à peine tirée d'une erreur, qu'elle tombe dans une autre!

On ne peut disconvenir que la grossesse ne change, comme nous avons dit, le physique et même le moral des femmes les plus raisonnables, et quelquefois jusqu'à exercer des cruautés inouies! En voici quelques exemples des plus véritables :

Une femme grosse d'environ cinq mois vit, en passant dans la rue, un Turc avec les bras

nuds, l'arrête en lui disant, j'ai envie de mordre
ton bras ? Tiens, le voilà, lui dit-il sans hésiter ;
elle se jette aussi-tôt dessus, le mord si cruellement, qu'elle lui emporte la pièce !... Je ne suis
pas contente, lui dit la cruelle, malgré sa bouche
toute dégouttante de sang. Donne-moi l'autre ?
Tiens, le voilà encore, lui dit fermement le
pauvre malheureux. Aussi-tôt l'horrible et impitoyable femme se jette dessus avidement, le dé-
chire et s'en va. Le Turc alors la regarde en haus-
sant les épaules, puis se tournant vers le peuple, je suis content, dit-il, en montrant ses bras
sanglans et déchirés, d'avoir au moins détourné
un grand malheur !....

Vous maintenant, zélés adulateurs des femmes,
Galans Français ! en eussiez-vous fait autant?...
Une dame enceinte ayant témoigné à son mari
l'envie extrême qu'elle avoit de casser sur son
visage une quantité d'œufs qu'elle venoit d'acheter, prit le parti de la laisser contenter. Il étoit
Allemand.

La femme d'un bourgeois, grosse d'environ
trois mois, passant un jour par le marché,
vit une anguille très-vive qui paroissoit lui faire
plaisir ; son mari vouloit l'acheter. Non, non,
dit-elle, je n'en veux point. A peine rentrée
à la maison qu'elle ressort, achète l'anguille,
entre dans une allée et la dévore toute vivante,
s'essuye promptement, et rentre chez elle : son

mari lui dit alors bénignement, eh bien, as-tu pris l'anguille ? Non certes; fi donc ! répondit-elle en rougissant, sans penser que ses lèvres encore sanglantes la trahissoient, le mari prudent feignit de la croire ; mais peu de jours après , il sut la vérité.

La femme d'un marchand, grosse d'environ quatre mois, ayant vu dans son voisinage des carpes très-vives dans un baquet, eut envie d'en voler une; mais, craignant d'être apperçue, elle s'en fut. En rentrant chez elle, son mari l'ayant vue toute troublée, lui en demanda bénignement la cause : elle refuse ; mais à force de ménagemens et de caresses, elle lui avoue son envie. Attends, attends ma belle, je m'en vais te l'acheter moi-même. Non, non, mon ami, tu n'y es pas , c'est que je veux la voler, et c'est là le *hic*. Bah, il n'y a rien de si aisé, ma belle, répliqua le bon mari; va te reposer un instant, et puis tu y iras tranquillement, et tandis que la marchande tournera la tête, crac, tu l'enlèveras. Elle tope. Pendant ce tems-là, le mari va vîte avertir les poissardes, en leur disant que si sa femme venoit, de feindre de ne pas prendre garde à ce qu'elle feroit et qu'il payeroit tout. Notre jolie femme n'y manque pas , elle parle, marchande les carpes et en vole une, mais si maladroitement que tout le monde s'en apperçut; les poissardes rioient comme des folles en voyant re-

muer la queue de la carpe par dessous son manteau noir. La voilà rentrée chez elle, et passe fur-
tivement dans l'arrière-boutique ; son mari la
tiens, mon ami, la voilà, lui dit-elle toute joyeuse :
va-t-en, laisse-moi me contenter : comme elle
alloit la manger toute crue, les poissardes arrivent, le mari paroît ; en vérité, monsieur, lui
dirent-elles, votre femme est une fine voleuse,
mais si fine que tout le monde s'en est apperçu.
Furieuse, à ces paroles, elle sort toute en feu,
non, dit-elle, scélérates, çà n'est pas vrai ; vous
êtes des menteuses, des coquines ; et tombe
évanouie avec grande perte de sang, et se
blesse.

Je pourrois rapporter bien d'autres exemples,
mais je finirai par celui-ci, pour prouver qu'il
ne faut pas se roidir contre les envies marquées des
femmes grosses, quand même il y auroit du danger. La mère de Scaliger étant enceinte de lui,
rencontre le bourreau qu'elle ne connoissoit point,
qui portoit un paquet ; qu'as-tu là dedans, lui
dit-elle ? Madame, ce sont des prunes, répond-t'il.
Voyons-les ? Cela ne se peut, madame. Je le veux
moi ; comment, tu n'as aucun égard pour mon
état ? Le bourreau se rend, met bas son paquet
et l'ouvre. Aussi-tôt elle jette un cri, en voyant la
tête d'un rompu qu'il alloit mettre aux fourches.
Elle s'en fut bien vîte, et accoucha néanmoins
à terme, du fameux Joseph Scaliger.

Dans la bonne grossesse, la femme est ordinairement alerte, malgré la grosseur et la pesanteur de son ventre. J'en ai vu qui trottoient, dans leur dernier mois, avec autant de legèreté que si elles n'eussent pas été enceintes, une entr'autres, à Arles (1), quoiqu'elle eût un ventre très-volumineux.

Enfin, la femme grosse est à notre avis, l'objet le plus respectable et le plus digne de ménagemens ; aussi a-t-elle mérité, de tout tems, tous les égards des Législateurs qui l'ont comblée de privilèges ; et même les lois du *Coran*, quoiqu'elles paroissent pénibles et injustes à l'égard du sexe, sont néanmoins très-indulgentes aux femmes grosses, même à celles qui doivent être répudiées. En effet, il est dit, dans le chapitre 65me : *accordez aux femmes enceintes un asyle commode dans vos maisons, et tous les soins convenables, durant leur grossesse. Dieu applanit les difficultés pour ceux qui le craignent !*

Lorsque le tems de la grossesse est fini, l'accouchement arrive.

De l'Accouchement naturel.

L'accouchement est cette fonction par laquelle l'enfant et ses dépendances sont chassés hors de la matrice par les contractions graduées de ce vis-

----

(1) Les femmes de cette charmante ville sont naturellement affables et sensibles.

cère et secondées par les efforts de la mère ! On voit par-là que, dans l'accouchement, l'enfant est purement passif; d'ailleurs il sort également étant mort, contre l'opinion du vulgaire, toujours dupe des apparences.

Objets concernant l'Accouchement naturel.

Le commencement de la formation de la poche des eaux de l'amnios.

Bonne forme de la poche des eaux.

Déchirement de la poche, écoulement des eaux et l'enfant au couronnement.

Une femme de grandeur naturelle accouchant sans secours, et dont la tête de l'enfant est déjà sortie, &c.

L'accouchement naturel arrive au terme de la grossesse qui n'est pas fixe (1), mais c'est ordinairement au bout de neuf mois.

Les physiologistes et accoucheurs ont voulu déterminer la cause de l'accouchement ; mais comme leurs opinions sont très-différentes, je n'en parlerai point ; je dirai seulement que la cause déterminante de l'accouchement naturel, paroît dépendre du développement entier des fibres de la matrice, ce qui nécessite alors leur

----

(1) Comme il y a des accouchemens de sept mois de grossesse, il y en a aussi de douze, et même davantage ! Si la Nature est précoce, pourquoi ne seroit-elle pas tardive ? Tout a son contraire.

irritabilité qui les porte elles-mêmes à se contracter ; irritabilité, dis-je, qui peut aussi être plus ou moins accélérée par d'autres causes, ce qui occasionne les avortemens, les accouchemens précoces, les tardifs, &c. Je ne m'appesantirai pas davantage sur cet objet, parce que le but de cet ouvrage étant presque tout moral, l'instruction me paroît plus nécessaire que la science !

Cependant, je vais donner une idée de l'accouchement naturel et de ses préparatifs.

Avant de parler de quelle manière cette fonction admirable s'exécute, disons un mot de ses préparatifs.

Anciennement, chaque particulier un peu aisé avoit dans sa maison une chambre pompeusement décorée et tapissée de pourpre à franges d'or, destinée seulement à l'enfantement et aux couches de son épouse.

Dès que la femme grosse jugeoit que le travail de l'accouchement se déclaroit, elle entroit dévotement dans la chambre en question, changeoit aussitôt de vêtement, entouroit sa tête de bandelettes et de rubans symboliques ; et là, après avoir invoqué les Dieux et les Déesses à son secours, elle se plaçoit sur le magnifique lit génital, jonché de fleurs de la saison, tandis que les assistans chantoient des hymnes à l'honneur de Lucine, de Junon, de Diane ; tout inspiroit à la femme, la joye et l'espérance d'un heureux accouchement !... Chez nous au contraire, tout annonce la tristesse et le danger, quoique nos femmes soient plus habilement secourues.

Lorsqu'un accoucheur est appelé pour donner ses soins à une femme en travail , son premier devoir doit être de gagner sa confiance non-seulement par son habileté, mais encore par sa sagesse et par sa douceur ; après quoi il s'assurera, par le *toucher*, dans quel état elle et son enfant se trouvent : quand tout est bien disposé pour l'accouchement, l'accoucheur fera attention qu'il n'y ait dans la chambre de la femme en travail, que des personnes de son bon gré (1), consolantes et discrètes, et en écartera les bavardes et les imprudentes ; après quoi, s'armant de patience, il encouragera sagement la femme !

Tableau de l'Accouchement naturel.

A peine une jeune femme commence-t-elle d'éprouver, pour la première fois, les douleurs de l'enfantement, qu'elle tombe dans la perplexité ; d'un côté, l'idée affligeante d'un travail pénible et douloureux l'attriste ; de l'autre, le bonheur de

---

(1) Je me rappelle qu'un jour secourant une jeune femme en travail, dont l'enfant étoit déjà au couronnement, lorsqu'une dame qu'elle n'aimoit pas entra ; aussitôt les contractions utérines cessèrent entièrement ; enfin la dame étant sortie, elles ne recommencèrent que très-difficilement , et n'accoucha que long-temps après.

devenir mère, celui d'être sensible et chère à son époux qu'elle aime, la console et tempère les inquiétudes que l'approche de l'accouchement doit naturellement lui causer, *in dolore paries.*

Comme dans le premier tems du travail les douleurs sont légères et éloignées, la jeune femme les supporte avec sérénité, elle recherche la présence des personnes qui lui sont chères, elle se plaît à les entretenir et à les interroger ; mais à mesure que les douleurs augmentent et qu'elles se rapprochent, l'inquiétude la saisit d'autant plus que les efforts lui paroissent impuissans et les douleurs vaines ; elle devient taciturne et pensive ; elle regarde en soupirant tout ce qui l'environne ; elle pleure, elle prie ; on diroit même qu'elle se repent d'avoir connu l'amour (1). Déjà les graces de son visage ont fait place à l'agitation : ses yeux fixés sur l'accoucheur, elle tâche de deviner tout ce qui l'intéresse ; enfin, après de nombreux efforts, les membranes se déchirent, les eaux s'écoulent et le calme arrive. On diroit que la Nature l'a fait pour que la femme puisse

---

(1) Cependant je puis certifier qu'il y a des femmes qui, dans le travail même de l'enfantement, desirent encore l'approche de leur mari ! J'accouchai un jour une dame dont la mère présente avoit fait un grand nombre d'enfans qui, pendant les douleurs de sa fille, prioit Dieu de toute son ame, et sitôt après elle me disoit sérieusement, qu'elle voudroit être encore à sa place.

reprendre haleine et augmenter ses forces, afin d'achever le grand œuvre de l'accouchement!....

En effet, dans le second tems du travail, le changement dans toute l'économie animale est frappant; la jeune femme a repris courage, elle souffre avec constance, et elle fait mieux valoir ses efforts; mais son visage allumé et couvert de sueur, ses yeux baignés de larmes et sa voix entrecoupée vous serrent le cœur!... O! qu'une femme est alors un objet bien intéressant!... Combien de fois n'ai-je pas desiré, dans ces douloureux momens, qu'un philosophe fût assis auprès de moi pour sentir tout le prix d'une femme! pour la voir au milieu des douleurs craindre plus encore pour son enfant que pour elle-même!... Faut-il que l'homme cause tant de peines à celle qui lui donne le jour, pour n'être quelquefois qu'un monstre d'ingratitude! Malheur à celui qui n'est pas sensible au sort des femmes! Il est vrai que j'ai vu quelque fois des femmes accoucher avec sérénité et même avec gaieté, mais très-rarement dans un premier accouchement.

Dernier tems du travail. — En vain l'accoucheur flatte-t-il la jeune femme d'une prompte et heureuse délivrance! Elle sent bien hélas! l'état où elle va être réduite pour devenir mère; déjà son regard farouche et menaçant vous dit de prendre garde à elle; déjà elle saisit brusquement tout ce qui l'environne pour s'affermir; déjà son visage est en feu, ses veines gonflées, ses yeux étincelans, sa voix gémissante, ses membres tremblans ! Ciel quel objet de pitié !.... Enfin des efforts extrêmes, suivis de cris perçans (1), annoncent aux assistans que l'enfant passe (2). Aux premiers cris du nouveau né, la joie la plus pure s'empare aussitôt de la nouvelle mère ! tous ses maux sont passés, ses vœux sont accomplis , elle contemple encore toute tremblante, ce cher fruit de son amour , avec des transports de joye que souvent j'ai été obligé de réprimer ; tout ce qui l'environne alors ne la touche guère, ni son mari qui l'embrasse et qui pleure, ni les assistans qui la félicitent et la consolent : son cœur et ses yeux ne sont ouverts que pour ce cher enfant ! Félicité suprême ! instant délicieux ! charme inexprimable !... Oui, elle mourroit de joye si le souvenir de ses douleurs passées ne la rappeloient à la vie !... Oui, c'est le plus beau moment de la vie des femmes ! Heureuses celles qui le goûtent dans toute la pureté de leur cœur !

L'accoucheur aide ensuite à la sortie du placenta ; et dès qu'elle est faite, on dit que la femme est délivrée.

Telle est l'esquisse du tableau de l'accouche-

---

(1) Il y a des pays où les femmes se gardent bien de crier ; elles passeroient pour des imbécilles.

(2) Le célèbre Goldoni se vantoit de n'avoir point fait souffrir sa mère en naissant.

(147)

ment naturel ! où l'on voit que c'est l'une des plus grandes opérations de la nature, et peut-être la plus intéressante à l'humanité !

En effet que de phénomènes curieux et admirables l'accouchement ne présente-t-il pas ? Comment la matrice qui n'a tout au plus qu'un pouce et demi de volume avant la conception, en obtient quelquefois, sur la fin de la grossesse, jusqu'à dix-huit et même davantage, sans que les parois de son fond et de son corps paroissent avoir diminués ? Pourquoi le museau de la matrice est-il béant, sur la fin de la grossesse, sans se contracter, et quelle cause détermine la contraction des ses fibres, soit que l'enfant ait fait la culbute ou non ? Pourquoi dans les contractions utérines, le placenta ne se détache pas avant la sortie de l'enfant, tandis que le chorion l'est presque tout ? Pourquoi dans les contractions de la matrice, l'orifice remonte en se resserrant, tandis que la poche des eaux de l'amnios se distend en sortant ? Pourquoi lorsque l'enfant est au couronnement, le périnée bombant, la fourchette offre une résistance presqu'invincible ? Pourquoi les nymphes et les grandes lèvres semblent rentrer, tandis que l'anus décrit entravers une forme ovale ?... Comment la dilatation de la vulve se fait-elle au point d'admettre la tête de l'enfant, malgré la résistance de toutes les parties environnantes ? &c. &c. Sans doute, l'explication de toutes ces causes seroit celle du mécanisme de l'accouchement; ce qui me mèneroit trop loin et m'éloigneroit beaucoup de mon but principal.

Par la même raison, nous n'entrerons point dans le détail des accouchemens laborieux ni de ceux qui sont contre nature, que nous avons pourtant représentés; d'ailleurs nous ne manquons pas aujourd'hui d'excellens ouvrages sur les accouchemens, que l'on peut consulter, et peut-être y en a-t-il déjà trop. Mais nous dirons seulement qu'aussitôt que la femme est délivrée et qu'il n'y a rien d'extraordinaire, il faut la déshabiller, passer sa chemise courte à longues manches et à petit collet, pour entretenir une douce chaleur; ensuite il faut la mettre dans son lit sans lui serrer le ventre avec une serviette, comme font certaines personnes, sous prétexte de conserver l'élégance de la taille et d'effacer en quelque sorte les gerçures de la peau; mais elles se trompent et contribuent beaucoup par là, à grossir les plis de la région du pubis; il faut au contraire laisser le ventre libre pour faciliter le dégorgement du sang de la matrice et des lochies, et mettre seulement des linges secs sur les parties de la génération, et des alaises sous les fesses; car la propreté de l'accouchée est de la plus grande importance. La seule manœuvre que je recommande aux *gardes*, c'est de faire de légères frictions sur le bas-ventre de l'accouchée pendant les tranchées utérines, vulgairement coliques, sans employer les remèdes de bonnes femmes, parce que très-souvent ils sont sans succès et quelquefois très - dangereux. Lorsque les tranchées sont violentes, on peut employer efficacement les lotions et les fomentations émollientes, les lavemens anodins et même les demi-bains, les tisanes légères et diurétiques; mais toujours de l'avis de l'accoucheur qui peut quelquefois employer la saignée du pied et même les narcotiques ; mais très-rarement, parce qu'ils suspendent les secrétions; je ne les ai jamais employé, et je m'en suis bien trouvé; au reste, il est rare que les tranchées utérines se fassent sentir après un premier accouchement.

Il convient que la chambre de l'accouchée soit modérément échauffée et éclairée, qu'elle soit éloignée du bruit, que l'air néanmoins en soit renouvelé en ouvrant de tems en tems les fenêtres. C'est alors le cas seulement de tenir les rideaux de son lit fermés.

On ne sauroit employer trop de gravité pour défendre aux nouvelles accouchées de parler, mais c'est bien le diable pour l'obtenir; le plus court c'est de leur défendre de ne recevoir aucune visite que celles de pure nécessité, au moins dans les premiers jours. C'est un préjugé très-dangereux de croire qu'on doive laisser croupir l'accouchée dans ses linges et dans ses ajustemens jusqu'au douzième jour de ses couches; changez-la toutes les fois que la propreté l'exigera, mais avec précaution, en chauffant modérément les linges, et sur-tout qu'ils soient bien secs.

Il est plus important qu'on ne pense d'éloigner des accouchées toute odeur, même les plus suaves et encore plus les parfums : ainsi, je leur défend bien de ne point accepter ni fleurs ni bouquets, ni d'en parer leur chambre.

Mais s'il est une chose extrêmement à craindre pour elles, c'est l'annonce indiscrète des fâcheuses nouvelles , et même de celles qui sont trop joyeuses : c'est pourquoi il est de la plus grande importance que les *gardes* et les autres personnes qui entourent les accouchées, soient prudentes et discrètes, et qu'elles soient aussi d'un bon naturel pour ne leur inspirer que des idées honnêtes et des desirs agréables et doux!

Il n'est pas moins important de prescrire un régime aux accouchées qui ne nourrissent pas leurs enfans (et malheureusement il n'y en a que trop); au lieu que celles qui remplissent leur devoir de mère, n'en ont presque pas besoin. C'est ici où la sagacité de l'accoucheur doit se montrer, pour savoir distinguer quels sont les cas où il doit faire observer à l'accouchée une diète sévère d'avec ceux où il peut lui accorder des alimens. En général, lorsqu'il n'y a rien d'extraordinaire , on peut lui donner deux petites soupes par jour, de riz ou de la semoule, ou bien quelques tranches de pain trempées dans du bouillon , jusqu'à la fièvre de lait ; alors il faut être plus sévère, à moins que la femme soit vorace, car il seroit dangereux dans ce cas de la réduire à une diète exacte; ainsi il faut lui donner quelque chose à manger , et lui recommander de boire de l'eau de chiendent ou autre boisson légère. Dans le midi de la France , les femmes boivent avec confiance de l'eau de roseau, couvrent bien leur sein , prennent des lavemens et par fois du sel de duobus de préférence à la magnésie.

Sitôt que la fièvre de lait est passée , on peut lui donner un peu d'alimens solides, du poisson de préférence à la viande et même des légumes réduits en purée, un aîle de poulet, du bon vin, mais en petite quantité et toujours coupé avec de l'eau ; et pour peu que la *garde* s'apperçoive que le visage de l'accouchée se colore, il faut qu'elle en avertisse l'accoucheur : car tout est important dans les couches.

Lorsque l'accouchée doit mettre pied à terre , il est essentiel alors de lui serrer modérément le ventre avec une serviette, de lui défendre expressément d'employer des eaux spiritueuses et autres ingrédiens pour se laver et resserrer les parties ; car c'est très-pernicieux. Mais on peut lui permettre de se laver avec de l'eau pure dans laquelle on laisse tomber quelques gouttes d'eau rose ou de fleurs d'orange.

Voilà à-peu-près ce qui est essentiel au vulgaire de savoir relativement à ce qui concerne les femmes en couches; car il est plus important qu'on ne pense que le peuple soit sagement et suffisamment instruit dans cette partie : le méchant a si fort multiplié les moyens de mort, et il y en a si peu pour conserver la vie, que les personnes instruites doivent être étonnées que l'espèce humaine subsiste encore!.... Mais Dieu sait tout !

Les anciens étoient plus près de la Nature que nous ! Ils devroient bien nous servir de modèle, du moins en beaucoup de choses ! Lorsqu'une femme étoit accouchée, elle prenoit un bain, faisoit ensuite une offrande à la Déesse *Génitrice*, puis elle recommandoit son enfant aux Dieux ; après quoi elle le donnoit à baiser à son mari qui lui faisoit un présent ainsi qu'à elle et à ses affranchies. Le cinquième ou le sixième jour qui étoit celui des lavages et de la purification, elle recevoit encore, après la cérémonie, un présent de son mari, qui donnoit ensuite une fête.... Chez les Juifs, le jour de la purification étoit beaucoup plus reculé, mais plus ou moins, selon le sexe de l'enfant. (*Vid. Levit. cap.* 12. *Evang. secundum Lucam cap.* 2 *et ali.*) Et même actuellement une Juive ne pourroit point recevoir son mari après être accouchée, sans avoir pris auparavant un bain, &c.

Tournons maintenant nos vues du côté du nouveau né. Nous l'avons représenté au neuvième mois, avec le cordon ombilical, le placenta et ses membranes.

Aussitôt que l'enfant est sorti du sein de sa mère et que tout est bien, l'accoucheur exprime s'il veut le sang contenu dans le cordon, le lie à deux pouces environ du ventre, et le coupe, puis il renferme le bout qui tient encore à l'enfant dans un linge un peu beurré ou huilé, en appliquant une compresse par-dessus, fixée par une bande, et le confie à la *garde*. L'accoucheur délivre ensuite la mère, puis visite attentivement l'enfant, pour voir s'il n'a pas quelque vice de conformation ; après quoi il le fait emmaillotter en sa présence. Comme la plupart des enfans naissent couverts d'une espèce de pommade plus ou moins visqueuse, il est important de les en débarrasser, autant par propreté que pour faciliter la transpiration : pour l'enlever facilement et sans excorier la peau (comme cela arrive quelquefois aux personnes ignorantes à force de frotter), il faut tremper un linge fin dans un mélange d'eau-de-vie et d'huile, dont on frotte légèrement la peau, et la pommade s'enlève facilement. Il faut ensuite laver l'enfant, soit en le trempant dans de l'eau tiède (car notre constitution est si dégénérée qu'il seroit imprudent de le plonger dans l'eau froide, et encore moins dans celle du Stix, comme fit la sage Thétis); ou bien le laver tout simplement avec de l'eau dégourdie et quelques gouttes d'eau rose si l'on veut; cela fait, on couvre la tête de l'enfant d'un simple bonnet ou béguin, on passe sa petite chemise à brassière, et l'on couvre le reste du corps d'un lange de toile que l'on contient seulement avec un ou deux tours de bande lâche, ou avec des épingles bien mises pour le laisser gigotter à l'aise. On le présente ainsi à baiser à la mère. Ah ciel! jamais je n'ai rien vu de si doux ni de si touchant que ce spectacle! O que la Nature est belle!... et que l'homme est ingrat!...

Après quoi on couche l'enfant sur le côté dans son berceau, sans le couvrir ou très-peu; car l'air libre et pur est de la plus grande importance au nouveau né. Voilà à-peu-près ce qu'il est nécessaire aux femmes de savoir; un plus long détail regarde spécialement l'accoucheur. Mais s'il arrivoit pourtant qu'une femme accouchât promptement et sans secours d'accoucheur ni de sage-femme, et que le nouveau né fût dans un état dangereux, il faudroit aussitôt lui donner du secours.

Si l'enfant est livide, il faut vîte couper le cordon et le laisser saigner ; s'il est foible et pâle, il faut extraire avec le doigt, les glaires qui remplissent quelquefois sa bouche, et souffler à plusieurs reprises dedans, mettre du vinaigre sous son nez, frotter avec de l'ail écrasé les tempes, les narines, la région du cœur, faire des frictions légères sur tout son corps avec des linges chauds, &c. Je me souviens d'avoir rappelé à la vie un enfant nouvellement né, après une heure au moins d'une mort apparente. Ainsi, toute personne peut porter de pareils secours souvent très-efficaces, avant l'arrivée d'un accoucheur ou d'une sage-femme ; ce qui n'est pas rare à la campagne : et le peuple agreste a d'autant plus besoin d'être utilement instruit, qu'il est plus tenace et plus rétif..... Le Sauvage dont les idées sont plus simples, est aussi plus docile à la Nature qui inspire toujours le nécessaire. Sitôt qu'une femme est accouchée et délivrée, elle va elle-même laver son enfant à la rivière ou sur le bord de la mer, et ne l'emmaillote jamais. Cependant, on ne voit parmi eux, ni tortu, ni bancroche, ni bossu. Les Anglais ont adopté en partie la manière des Sauvages et avec avantage, sur-tout pour le lavage ; et ils s'y plaisent tellement, que dans le mois de janvier, deux jeunes seigneurs Anglais, étant à Marseille, alloient régulièrement tous les jours

se baigner à la mer, en présence de leur gou-
verneur.

Dans les accouchemens même les plus naturels,
il arrive quelquefois que la tête de l'enfant est dé-
formée par la compression qu'elle a éprouvé pendant le travail : rien n'est plus pernicieux alors
que de la pétrir pour ainsi dire pour lui donner sa
forme naturelle ; c'est pourtant ce que font encore la plupart des sage-femmes de campagne :
il ne faut point y toucher, car elle se remet
d'elle-même et prend sa forme naturelle. L'on ne
feroit pas mal cependant de la bassiner avec un
peu d'eau, de vin et de sucre.... S'il est des
enfans qu'il ne faille pas se presser d'emmailloter,
ce sont ceux-là, et encore moins de les serrer
dans des langes ; il faut seulement les couvrir pour les garantir du contact de l'air trop
froid. Mais dans la belle saison, laissez-les libres. Je n'ai jamais rien vu de si naïvement
touchant qu'un enfant tout nud, gigottant,
se traînant sur un tapis par terre : vous lui
voyez un teint vermeil et animé, un sourire innocent, des cris, des tressaillemens de joie qui
vous annoncent le plaisir qu'il a de se sentir en
liberté ! Mais qui ne seroit douloureusement
touché de voir ces pauvres petits innocens barba-
rement garottés et presqu'étouffés dans leur
maillot par des indignes nourrices, pour avoir la

cruelle satisfaction de les tenir dans leurs bras , roides comme des bâtons et les pouvoir commodément jetter par-tout , comme un paquet de linge. Aussi qu'on examine bien ces innocentes victimes , on les verra tous sanglans des écorchures causées par leurs maillots imbibés d'urine et d'ordures , &c. Je frissonne quand je pense aux abus indomptables des nourrices ! Comme aussi de laisser pendre la tête de leurs nourrissons lorsqu'elles les emmaillottent , &c. &c.

Il arrive quelquefois, dans les accouchemens prompts et faciles, que l'enfant sort avec une grande portion des membranes ; c'est ce qu'on appelle naître *coëffé*, et que le peuple regarde comme un signe de bonheur ; mais c'est une erreur. L'avantage dont les personnes qui sont nées ainsi peuvent se flatter, c'est de n'avoir guère fait souffrir leur mère, et eux - mêmes de n'avoir guère éprouvé de pression, sur-tout leur cerveau ; ce qui peut contribuer à leur procurer un jugement solide et peut-être un esprit enjoué. Anciennement les sage-femmes vendoient très-chèrement cette espèce de *coëffe* à laquelle on s'imaginoit que le bonheur étoit attaché : et qui croiroit que cette chimère subsiste encore en France avec sa brillante et stérile philosophie si peu propre à dégager le peuple des langes de la superstition ! Avant de terminer cet article, donnons encore quelques avis qui me paroissent importans; *ab omni œvo mulieres piœ fuerunt*; et s'il est un tems où elles le soient davantage, c'est sans contredit celui de l'accouchement. Il est donc nécessaire pendant ce tems-là, que l'accoucheur respecte l'extrême confiance que les femmes ont dans les opinions et les objets religieux ! Je fus appelé pour secourir une femme de campagne, en travail d'un enfant qui venoit en double, les eaux écoulées depuis la veille : je la trouvai chargée de reliques attachées à son cou ; elle me pria de les lui laisser ; je n'eus garde de m'y opposer, quoiqu'elle en fut presque suffoquée : elle supporta toute la manœuvre avec une constance héroïque : à peine fut-elle délivrée, qu'elle se débarrassa de tout.

Une autre fois, je fus appelé pour une jeune dame qui, depuis quatre jours, étoit en travail de son premier enfant, et abandonnée de son accoucheur. Ayant reconnu l'enclavement de la tête au détroit supérieur, je dis à son mari qu'elle n'accoucheroit que par le forceps : comme les douleurs étoient totalement cessées, on voulut différer jusqu'au lendemain ; mais alors la jeune dame sentant que ses forces s'épuisoient envain, se détermina enfin. Comme elle étoit pâle et toute tremblante, entourée de sa famille et de ses amies, toutes consternées (1), et au milieu des soupirs et des sanglots qu'elle entendoit de

____

(1) Dans ces momens critiques, il est impossible à l'ac-

tous côtés, je tâchai de la rassurer par ma con-
tenance, par mon procédé et par mes paroles,
en lui promettant qu'elle seroit bientôt délivrée
moyennant l'aide de Dieu! et aussitôt je fis tirer
les rideaux de son lit pour qu'elle pût voir non-
seulement le cierge bénit qui brûloit depuis long-
tems, mais encore le tableau de sa patronne en
qui elle avoit une grande confiance!.... Cependant voyant qu'elle n'étoit pas tout-à-fait rassu-
rée, j'appuyai la nécessité du moyen que j'allois
employer sur des motifs religieux et par des paroles consolantes!..... Si bien que, reprenant
alors ses couleurs, et s'armant d'un courage invincible, elle me dit d'un ton ferme que je pou-
vois agir. Alors sa tendre mère ne pouvant résister à ce lamentable spectacle, l'embrasse avec
étreinte en l'arosant de ses larmes, la quitte en
soupirant, et sort de sa chambre avec tout
son monde, le cœur navré de douleur ! il
ne resta que deux dames que j'avois accouchées
plusieurs fois, et je fis venir trois hommes; je
passai ensuite dans un cabinet pour préparer ce
qu'il me falloit, et m'arranger : ayant ensuite
paru d'une manière à n'être point gêné, bien loin
d'en être effrayée, elle m'envisagea avec joie,
ranimant elle-même le courage des trois hommes
qui étoient pâles comme des morts, tandis que

____

coucheur de faire retirer les indiscrettes et les bégueules;
il passeroit pour un barbare.

les deux dames étoient avec la plus grande fermeté.... Tout mon monde étant placé, sans
me répandre alors en paroles, je lui dis seulement, Madame, mettez toute votre confiance en
Dieu et un peu en moi!..... et je me mis à l'ouvrage... le forceps ayant glissé, après quelques
tentatives, je l'introduisis de nouveau, mais
d'une autre manière, sans m'appercevoir qu'une
des dames qui étoient à côté de moi m'essuyoit le
visage, car j'étois en nage; enfin j'amenai la tête
dehors et le corps suivit aussitôt. C'étoit une jolie
petite fille bien vivante, grosse et grasse (qui
doit être actuellement bonne à marier, si elle ne
l'est pas); à peine l'avois-je dans mes bras, qu'un
des hommes l'entendant crier abandonna la mère
pour aller ouvrir la porte, tandis que je travaillois à la délivrance qui heureusement fut
prompte, car j'étois déjà pressé par la foule du
monde qui remplissoit toute la chambre. Il est
impossible d'exprimer la joie, l'allégresse et l'é-
tonnement de tous les assistans qui nepouvoient
comprendre comment l'enfant étoit encore vivant,
après avoir été tiré avec les fers, disoient-ils. J'eus
beaucoup de peine à écarter de l'accouchée les
femmes du quartier qui l'étouffoient à force de
caresses et de louanges. Jamais triomphe pour
une femme ne fut plus solennel ni plus loyal :
je l'ai encore accouchée depuis, mais sans moyens
auxiliaires.

Ces exemples et nombre d'autres, m'ont prouvé que les femmes, dans les dangers, montroient au moins autant d'intrépidité et de courage que les hommes dans les plus grands périls, sur-tout lorsqu'elles sont appuyées sur des objets imposans ou religieux! et cela de tout tems. Voyez la Bible, l'histoire ancienne et moderne.

Tel est l'esprit des femmes qu'il est nécessaire de ménager, sur-tout dans le travail de l'accouchement; et cela pour le plus grand bien qui doit être toujours notre véritable but, ce qui fait notre félicité pendant notre vie et notre consolation à l'heure de la mort! *Nam omnes eodem cogimur.* Travaillons donc nous-mêmes à notre bien, sans nous reposer sur les Graces posthumes; disons donc que les femmes, dans le travail de l'enfantement, ont autant besoin de consolations que de secours, et que rien n'est plus efficace alors que les entretiens agréables et décens; car j'ai remarqué que les plaisanteries ne réussissoient guère, et que très-souvent bien loin d'encourager et d'égayer la femme, la jettoient au contraire dans l'impatience et le dépit; heureuse si dans ces soucieux momens elle n'est entourée que de personnes compatissantes et capables d'inspirer la confiance! C'est alors que vous la verrez supporter avec constance et même avec sérénité le pénible travail de l'accouchement!....

Comme l'accoucheur est fait pour secourir indistinctement toutes les femmes, il faut aussi qu'il ait la prudence de ménager les différentes opinions religieuses; ainsi, lorsque l'accouchement est terminé, le devoir de l'accoucheur est de pourvoir au bien de la mère et de l'enfant, mais toujours avec sagesse. M. Lévret nous disoit un jour que M. Grégoire, célèbre accoucheur de Paris, fut demandé pour secourir une femme Juive. Dès qu'elle fut délivrée, l'accoucheur zélé demande de l'eau : pourquoi, dit le mari ? C'est, répliqua aussitôt Grégoire, pour baptiser l'enfant. Vous ne le ferez point, reprit le mari. L'accoucheur persistant, mais changeant de langage, lui dit alors, donnez-m'en au moins pour boire ? On lui en donne ; il en prend une bonne gorgée et la verse aussitôt sur l'enfant en prononçant les paroles sacramentales. A l'instant le mari et ses gens prennent le pauvre Grégoire et le jettent hors de la porte, tombe dans l'escalier et se blesse dangereusement. M. Lévret ajouta que depuis lors il traîna une vie languissante jusqu'à sa mort.

Ainsi, laissons chacun dans ses opinions, et faisons toujours le bien sans mentir au Saint-Esprit, comme font les hypocrites et les imposteurs ; mais Dieu sait tout ! et la mort est une grande maîtresse !.... Oui, c'est d'elle seule que les ames droites reçoivent leur récompense, en les conduisant dans le sein de l'Éternel !...

Tels sont les soins principaux que l'accoucheur doit donner aux femmes et aux enfans.

Voici en général ceux qui se sont le plus signalés dans cette honorable profession, la plus utile peut-être à l'humanité !

Avant l'illustre Mauriceau, nous n'avons guère que des écrivains et non des accoucheurs. Aucun praticien distingué n'avoit encore paru ; et c'est à ce grand homme que nous sommes redevables des vrais principes de l'art des accouchemens : aussi le plaçons-nous à la tête des accoucheurs les plus distingués, tels que les Chamberlin, Peu, Viardel, Portal, Deventer, Amand, Lamotte, Dassé, Rœderer, Pusos, Smellie, Burton, Lévret et quelques autres : parmi les sagefemmes les plus méritoires, nous placerons à leur tête (après avoir fait une mention honorable de Sephora et de Phuha dont l'humanité et la vertu rendirent impuissant l'ordre cruel de Pharaon, contre les enfans mâles des Hébreux) Louise Bourgeois dont la candeur égala l'habileté, puis Marguerite de la Marche, Justine Siegmandin, Elisabeth Niehll, Angélique du Coudrai et autres.

Telles sont les personnes qui ont consacré leur tems, leurs peines et leurs soins à exercer dignement la profession la plus délicate et peut-être la plus utile à l'humanité, et qu'on ne respecte pas assez, quoiqu'elle soit spécialement dévouée au secours et à la vie des femmes et des enfans.

R É F L E X I O N S.

Les enfans font le bonheur des peuples vertueux ; ils cimentent l'amour des conjoints , ils en resserrent le nœud. C'est un spectacle bien digne d'une ame honnête et sensible, que de voir un père de famille entouré de ses enfans, se complaire à les baiser, à les caresser, à les serrer dans ses bras avec toute la confiance que lui donne sa chaste épouse ; je doute qu'il y ait dans ce monde une pareille satisfaction !...... En général, les peuples du Nord, sur-tout les Hollandais, les Anglais aiment beaucoup leurs enfans : j'ai été témoin de cette tendre affection paternelle, elle est vraiment touchante ! Il est vrai que de tout tems , les Orientaux nous en ont donné l'exemple ! Aussi un père de famille a-t-il tout pouvoir sur ses enfans ; aussi les enfans ont - ils tout le respect et toute la soumission possible pour leur père. Avec quelle joie viennent-ils régulièrement matin et soir recevoir sa bénédiction? Voyons - nous cela en France ? Non , répond l'autre ; mais au contraire , j'ai vu cent fois des enfans se moquer de leur père et mère et quelquefois les maudire ! Cependant on leur a bien enseigné que Dieu avoit prononcé ces paroles : honore ton père et ta mère; *Honora patrem tuum et matrem tuam*; et Saint-Paul, enfans, obéissez à vos pères et mères selon le Seigneur; *filii, obedite parentibus vestris in Domino*: mais quand le sel est devenu insipide, avec quoi peut-on saler?......

Par la même raison, les enfans des Orientaux ont beaucoup de vénération pour la vieillesse : et il est bien consolant de voir les ménagemens et le respect qu'ils ont pour un vieillard ! objet souvent risible et méprisable aux yeux des nôtres, dignes fruits de notre éducation !........ Un jour, passant par un carrefour, je vis un pauvre vieillard en proie à toute l'espiéglerie d'une bande d'enfans, et qui pour comble de malheur servoit encore de risée à toute la populace : lorsqu'enfin une femme, oui une femme, indignée d'un pareil outrage, fend la presse, au risque de se faire accabler d'injures et de coups par cette canaille, saisit le misérable et désolé vieillard et l'arrache ainsi d'entre les mains de l'impitoyable tourbe d'enfans. Je ne puis me rappeller de ce fait sans émotion, et d'autant plus que je voyois encore toute la bonhomie de ce pauvre vieillard pour tâcher de les fléchir (1), et qui n'avoit certainement pas le fiel d'Elizée, quand même il en auroit eu le don. Au reste, mépriser la vieillesse, c'est l'effet d'une éducation

______

(1) Comme si la clémence pouvoit jamais corriger le méchant.

vicieuse, qui la regarde comme n'étant bonne à rien. Il est vrai que les vieillards ne sont pas propres aux exercices corporels de la jeunesse, mais quel avantage ne retire-t-on point de la maturité de leurs expériences, et combien de fois leurs sages conseils n'ont-ils pas épargné des fleuves de sang ?..... Que peuvent la force et l'adresse contre la prudence ou un bon avis ouvert à propos? Ouvrez l'histoire, et vous verrez que le trouble, la destruction des villes et des états ne sont dues qu'aux jeunes gens, et que ce sont les vieillards qui y ont ramené la paix et le rétablissement! A quels déchirans et inutiles regrets Roboham ne fut-il pas livré, pour avoir préféré le conseil de ses jeunes courtisans à celui des vieillards. Que faire d'un vieillard, dira cet autre, qui ne peut ni agir ni se remuer et qui fuit les dangers? Cela est vrai; mais, pas moins, il ramène l'abondance, il conduit le vaisseau au port; semblable à l'architecte assis tranquillement auprès d'un édifice qu'il fait construire, tandis que les ouvriers, exposés à mille dangers, agissent sans cesse, il n'en conduit pas moins l'ouvrage à sa perfection. Ainsi, jeunes gens, honorez les vieillards, respectez-les; souvenez-vous bien, que lorsque vous étiez plus foible qu'une fourmi, ils vous ont protégés, ils vous ont garanti des dangers, ils vous ont réchauffé dans leur sein; ingrats! pourquoi les mépriser? pourquoi les outrager, lorsque l'âge a glacé leur pouvoir? Mais, à quoi bon dire, à qui n'a pas le cœur de bien faire, à qui se rit de tout. Pauvre vieillard que ton sort est à plaindre, si dans le cours de ta vie, tu n'as pu trouver la félicité dans toi-même! Fie-toi sur tes enfans, qui vont bientôt t'arracher impitoyablement de ton foyer pour te conduire à l'hôpital, pour y souffrir et mourir de douleur!

Objets concernant les Vices de conformation des enfans nouveaux nés.

Il arrive quelquefois que des enfans, quoique nés sains et bien portans , ont néanmoins des vices de conformation dont les uns sont curables et les autres non. En voici quelques exemples des plus singuliers que j'ai représentés.

Enfant dont les paupières sont exactement unies. Leur désunion est une opération très-délicate.

Enfant avec un bec-de-lièvre double. Il est assez rare que ces enfans vivent, à cause de l'impossibilité ou au moins de la grande difficulté qu'ils ont de téter.

Enfant dont les yeux ont l'iris jaune, sans prunelle , provenant , dit-on, de ce que la mère avoit regardé fixement la pleine lune.

Enfant dont les doigts des mains et des pieds étoient unis en patte-d'oie.

Enfant cyclope, né à l'Hôtel-Dieu ; il n'a qu'un œil au bas du front , sans nez et ayant une bosse à la partie antérieure du coronal : il a été moulé sur nature. Cet exemple peut faire conjecturer que cette race d'hommes, que l'on a regardé comme une fable, a réellement existé. Depuis long-tems le fonds de la mythologie est considéré comme une vérité.

Enfant avec deux cornichons aux bosses coronales ; né au village de Saint - Laurent. (Voyez Eberh. Gock et Gaspard Bauhin.)

Enfant né avec la barbe, par Chrét. Franç. Paullin.

Enfant *cum auribus asininis natus.* C'étoit le fils d'un meûnier.

Enfant avec les parties de la génération sur le front.

Enfant *cum capite canino expuella lintearia natus ; canis ex muliere a Vand. Wiel-Narrat. Plen. (Vid. etiam Langi. &c.) O nefandissimas res ! multa scio, teneoque, sed equidem acerbè taceo et prætermittere debeo !...... O quàm bonum ! mulieribus caninis dedecus inferre* (1) !....

---

(1) Voulez-vous faire tomber une mode, un abus, &c. sans employer la rigueur des lois ? attachez-y le ridicule ou l'infamie ; à coup sûr vous l'anéantirez. Quel mal avoit fait Candaule à sa femme pour la contraindre à le faire assassiner ?.... si ce n'est uniquement que parce que son imprudence l'avoit rendue infâme ! car elle ne devoit pas ignorer sur quel pied les favoris des princes de l'Asie étoient auprès d'eux.

Haud mulieres amo, me disoit un homme grave ; et leurs goûts dépravés me les rendent horribles ! *omnibus nervis contendere sudareque puellam vidi , admolossum ferendum*, de crainte qu'il ne se crottât. *In Lutetia præsertim , canes magis quam pauperes valent : proh nefaria flagitia !*

Enfant ayant la face et les oreilles d'un satyre, *Teste N. de B. Vid. Joh. Goc. ubi plura exempla reperies , candide lector.*

Enfant sans épiderme , provenant vraisemblablement de ce que la mère buvoit du vinaigre pour toute boisson durant sa grossesse. Comme ces pauvres innocens souffrent continuellement , il faut les enduire d'une couche légère de beurre frais , pour émousser au moins la douleur.

Enfant sans anus : c'est un vice de conformation auquel il faut faire attention, et y remédier promptement, autrement l'enfant est perdu.

Fœtus acéphale. Un homme de sens m'assura que sa nièce, étant grosse, ayant malheureusement appris qu'un de ses parens venoit d'être décapité , accoucha peu de temps après d'un enfant sans tête : il me nomma même la rue où ce malheur étoit arrivé.

Enfant avec les quatre membres brisés ; ce que la mère attribuoit à ce qu'un jour, passant par la Grève, elle vit un malheureux rompu étendu sur la roue , qui avoit encore la force de remuer ses membres brisés.

Enfant avec le *spina bifida* : ce vice de conformation, qui est toujours mortel, dépend quelquefois des efforts de reins que les femmes grosses font.

· Jumeaux unis et ne formant qu'un seul corps. — Il y a des exemples qui prouvent que de pareils monstres peuvent vivre même assez long-temps ; tels sont ces deux jumeaux unis, nommés *Colloreti*, âgés de vingt-sept ans, dont parlent Helwegius et Thomas Bartholin, comme témoins oculaires. Voyez aussi Paul Zacchias, Palfin, Buffon et autres.

Enfant né sans extrémités ; il y en a d'autres qui ont au contraire des membres surnuméraire, ou placés contre l'ordre naturel, et une infinité d'autres variétés.

Enfant avec le filet. Ce vice de conformation est le plus fréquent, mais non pas autant qu'on le croit communément : nous l'avons bien représenté pour qu'on ne s'y trompe pas, et qu'on n'aille pas faire souffrir en vain un pauvre innocent en voulant le couper. Une dame perdit son enfant unique par l'ignorance de sa sage-femme, pour avoir déchiré avec l'ongle le filet ; il y a même des accoucheurs assez mal-adroits pour couper ensemble les ranines, et alors l'enfant est perdu sans ressource. J'ai connu un accoucheur à qui ce malheur arriva : c'étoit le favori des dames, quoiqu'il fut encore plus bête qu'ignorant ; mais il étoit toujours frisé et poudré à neige et mis très-élégamment, avec son jargon étudié : et c'est tout ce qu'il faut pour plaire, et pour assoupir la mordante critique qui tourmente sans cesse cette utile et importante profession. Quand bien même on n'auroit coupé que le prétendu filet, l'enfant peut aussi périr, parce que la langue n'ayant plus de frein, peut se porter derrière le voile du palais, fermer la glotte, et l'enfant meurt alors comme s'il eut été étranglé. Dans un pareil malheur, on peut encore sauver l'enfant en portant promptement le doigt indicateur dans le fond de son gosier, ployer le doigt sur la langue, et la ramener ainsi dans la bouche; ce moyen adroitement employé, a presque toujours réussi, c'est pourquoi je me fais un devoir de l'annoncer.

Nous avons représenté d'autres vices de conformation dont nous ne parlons pas, parce que nous ne les jugeons pas nécessaires pour l'instruction.

Au reste que doit-on penser de tous ces vices de conformation ? sont-ils des effets du caprice de la mère, ou des jeux de la nature?... dépendent-ils des desirs de la femme non-satisfaits ? sont-ils le fruit d'une imagination vivement frappée ? peuvent-ils arriver après la formation entière du fœtus ! &c. &c.

Que répondre à toutes ces objections et à bien d'autres encore ?.... rien de satisfaisant, parce que dans tout cela il y a bien de la réalité, de la clarté même , mais encore plus de l'obscurité; les femmes seules pourroient y jetter beaucoup de lumières et éclaircir beaucoup de particularités , mais en général elles n'aiment pas qu'on leur en parle.

J'ai lu dans un auteur grave, qu'un grand métaphysicien qui prétend que les vices de conformation du fœtus dépendent de l'imagination de la mère ; ayant été consulté pour savoir ce qu'une femme enceinte doit faire lorsqu'elle ne peut pas satisfaire son envie, répondit *oportet ut nates valdè scalpat* : elle parviendra plutôt à détourner son idée , les esprits s'y portant en foule.

Nous avons aussi représenté certaines maladies affectées pour ainsi dire aux enfans; telle que la rougeole , la petite-vérole , l'un des plus terrible fléaux de l'espèce humaine et qui paroît avoir été ignorée des anciens : car tout ce qu'on trouve dans Hypocrate sur cet objet, est très-équivoque; d'ailleurs, pourquoi n'en auroit-il pas parlé dans son traité *de Natura pueri*, comme d'une maladie qui attaque presque tous les enfans !. &c. &c. Le savant Sydenham a donné un excellent traité sur la petite-vérole ; depuis lors on a essayé en Europe l'inoculation pour la rendre moins meurtrière; mais jusqu'ici, les succès n'ont pas été bien satisfaisans. Au moment où j'écris ceci, on employe un autre moyen nom-

.mé *Vaccine* , découvert depuis peu en Angleterre, que l'on dit être beaucoup plus sûr et plus
efficace que l'inoculation ordinaire et sans inconvénient! je le souhaite par tous les liens qui m'attachent au bien de l'humanité !.... Mais je
crains de ne pas avoir cette douce satisfaction.

De l'Allaitement.

Après que l'accoucheur a visité l'enfant et
qu'il n'a reconnu aucun vice de conformation
ni aucune difformité, &c. il doit pourvoir à sa
nourriture, c'est-à-dire à l'allaitement; si c'est la
mère qui remplit ce premier devoir, il n'a
presque rien à dire.... Nous avons représenté
une jeune dame de grandeur naturelle, allaitant
son enfant avec cette joie pure que ressent une
digne mère en s'acquittant de ce devoir sacré !..
devoir dont les bêtes même ne s'écartent jamais;
il est vrai qu'elles sont bien plus près de la nature que nous, ne nous en déplaise ! Voyez leurs
petits, à peine sont-ils nés que par un instinct
naturel, ils se traînent vers les mamelles de leur
mère pour y prendre leur nourriture ! L'enfant
nouveau né, au contraire reste sur son dos, et il
y périroit infailliblement, si on ne le portoit au
sein pour y puiser sa subsistance. Aussi, on diroit que les animaux domestiques ne nous ont été
accordés que pour nous servir d'exemple, dans
presque toutes les actions de la vie?.... Mais au
contraire, l'homme toujours orgueilleux, toujours

méchant, toujours cruel, les méprise, les bat, les tue enfin !... Homme, tu n'es qu'un monstre ! regarde cet innocent agneau qui lèche encore la main qui va lui ravir la vie ! contemple cette pauvre brébis qui se laisse patiemment lier par son bourreau pour l'égorger à son aise ! Vois la bonté de ce bœuf, qui, après avoir fertilisé ton champ, ingrat, tu vas l'assommer pour sa récompense, &c. &c. Voilà l'homme le plus cruel de tous les animaux!....

Mais retournons à l'allaitement, et disons que plus un être s'éloigne de la nature, cette bonne mère, et plus il est à charge ! En effet, que de soins ! que de peines ne donnent pas les enfans ? ..... Et qui, aussi bien qu'une tendre mère, peut remplir cette pénible tâche? (1)

On ne sauroit donc trop recommander aux mères de nourrir leurs enfans; et si l'on a le bonheur de réussir, l'on aura prévenu des maux incalculables !.... Car n'en doutons point, les négligences que les mères apportent pour nourrir leurs enfans, outre les maladies graves qu'elles s'attirent très-souvent, c'est qu'elles sont encore

____

(1) Ma fille, déjà mère de quatre enfans, s'est toujours fait un devoir de les nourrir elle-même, aussi sont-ils tous vivans et très-bien portans : dignes fruits de ses soins et de sa tendresse ! J'ai avec moi sa fille aînée ; elle fait la joie de tout le monde par sa vigoureuse constitution et par la docilité de son caractère.....

(175)

une des causes les plus fécondes de la dépopulation !..... Rien n'est plus exemplaire que l'action de la reine Blanche, qui fit vomir à son fils
le lait qu'il avoit sucé d'une dame de la cour !
Rien n'est plus beau qu'une *Homélie* de Saint-
Chrysostôme, sur le devoir des mères envers leurs
enfans nouveaux-nés !..... Plutarque, l'illustre
chancelier de l'Hôpital, Hecquet, J. J. Rousseau
et beaucoup d'officiers de santé, n'ont rien oublié sur cet objet important. Fasse le Ciel que leur
zèle et leur éloquence fructifient toujours de plus
en plus! c'est sans contredit l'un des plus signalés
bienfaits qu'ils aient rendus à l'humanité !

Cependant malgré tous les avantages que l'allaitement procure aux mères, santé, satisfaction,
doux plaisirs, il s'en trouve encore une infinité
d'indociles à la voix de la nature ; mais aussi que
de maux ne s'attirent-elles pas !.... Une jeune
femme des plus accomplies, après avoir accouchée très-heureusement, refusa de nourrir son
enfant, prétextant beaucoup de futilités ; elle eut
même l'imprudence de faire, contre mon avis,
une partie de plaisir par un mauvais tems, avant
que son lait fût entièrement passé. Il se fit aussitôt une repercussion, puis un dépôt laiteux sur
la région du sacrum ; craignant mes reproches,
elle se confia à un moine, bon botaniste et qui
avoit quelques connoissances de l'art de guérir :
mais voyant la gravité du mal, il ne voulut point

s'en charger, et je fus appelé. Je feignis d'avoir tout oublié, pour lui épargner la honte de n'avoir pas suivi mes conseils. Ce dépôt étoit si considérable, qu'il occupoit toute la région lombaire et les fesses ; en sorte qu'elle ne pouvoit rester que couchée sur le ventre. Elle fut huit jours dans cette pénible et cruelle situation, malgré les prompts secours que je lui donnai ; enfin l'abcès perça à la marge de l'anus. Elle fut entièrement guérie en quarante-cinq jours : mais combien de douleurs inouies ne souffrit-elle point pour avoir méprisé son principal devoir de mère, le pouvant faire dignement ! Aussi s'en est-elle bien rappelée. Nous avons représenté non-seulement cette maladie, que nous rappellerons dans la *Pathologie*, mais encore plusieurs autres provenant de la même cause ; telles qu'un abcès formidable à la cuisse, un autre aux grandes lèvres et au périnée ; des duretés, des inégalités, des tensions, des inflammations, des excoriations, des ulcères aux mamelles, &c. &c., sans compter celles qui restent estropiées ou languissantes. Il faudroit que les femmes indociles vinssent voir mon Muséum, elles apprendroient à être prudentes et à écouter la voix de la nature !

Jeunes femmes, voulez-vous prévenir tous ces malheurs ? suivez l'inclination naturelle ; non-seulement elle vous préservera de toutes ces maladies, mais elle vous fera jouir de cette douce satisfaction qui fait le bonheur de la vie. Oui ; jettez les yeux sur ce cher enfant sorti de vos entrailles ; contemplez son innocence ? ah ! qu'il est doux de la protéger ! Voyez sa foiblesse, ses besoins ; vous refuseriez-vous d'y pourvoir ? souffririez-vous qu'on vous l'arrache d'entre vos bras pour le livrer impitoyablement à une nourrice vile et mercenaire ? souffririez-vous, dis-je, que votre sang pur se mêlât avec le sien ? le germe, hélas ! de tant de vices, et quelquefois de tant de maladies !..... Considérez tous ces motifs et tant d'autres, jeunes et tendres mères ! écoutez la nature ! ouvrez votre cœur ! et fermez vos yeux à la dépravation du siècle ! c'est le vrai moyen de goûter la félicité de ce monde en faisant le bonheur de vos enfans !

Il est à propos maintenant d'avertir les dignes mères qui nourrissent leurs enfans, d'être attentives aux mœurs et à la conduite des *bonnes* ; je n'en rapporterai qu'un exemple, mais qui vient de bonne part. Une jeune dame, pleine de charmes et de vertus et adorée de son mari, accoucha d'un garçon très-sain qu'elle nourissoit. Au bout de quelques semaines son enfant dépérissoit, et elle languissoit, bref, elle donne la vérole à son mari : voilà la discorde dans le ménage, autant ils s'étoient aimés, autant ils se haïssoient. Les officiers de santé qui furent appelés, confessèrent l'un et l'autre, et ne purent tirer aucun éclaircissement sur cet objet , parce qu'ils étoient tous deux réellement honnêtes. Mais pendant que le traitement se faisoit , une vieille servante , qui avoit vu naître le mari et qui l'avoit pour ainsi dire élevé ; sachant combien il étoit sage et réservé , et connoissant la conduite de sa femme , soupçonna sa nouvelle femme-de-chambre et s'avisa de regarder par le trou de la serrure pour voir ce qu'elle faisoit , et elle vit qu'elle donnoit à téter à l'enfant pour se débarrasser de son lait ; parce qu'on apprit que cette scélérate , étoit accouchée depuis peu clandestinement et qu'elle s'étoit placée presqu'aussitôt , moyennant quelques faux certificats dont elle étoit porteuse. Il n'en fallut pas davantage pour rétablir aussitôt la bonne intelligence et même l'amour le plus sincère et le plus soumis entre les deux époux. J'espère que ce seul exemple sur tant d'autres, fera quelqu'impression sur l'esprit des mariés , pour qu'ils ne s'en tiennent point aux apparences et qu'ils continuent de se respecter aux moins pendant quelque tems, et aussi pour qu'ils soient très-scrupuleux sur le choix des domestiques. Disons un mot des nourrices.

Du choix des Nourrices.

Quoiqu'une bonne mère ait la meilleure envie d'allaiter son enfant , il est quelque fois des raisons urgentes qui la forcent de prendre une nourrice; il est important qu'elle soit très-scrupuleuse pour faire un bon choix, car de là dépend plus qu'on ne pense ordinairement, l'état physique et même moral de l'enfant.

Premièrement il seroit à souhaiter que la nourrice fût à-peu-près de l'âge de la mère, ou depuis vingt jusqu'à trente six ans : mais il est très-important qu'elle soit d'une constitution saine et même vigoureuse, qu'elle n'ait point de glandes engorgées ni fleurs blanches ; que les mamelles soient égales, bien formées, bien veinées sans être trop volumineuses, sans cicatrices et sans duretés ; que le mamelon soit à-peu-près piriforme, ni dure, ni trop gros, ni sans gerçures ; que les dents soient blanches et que les gencives sur-tout soient saines ; car la pratique m'a fait appercevoir que depuis quelque tems, elles commencent à s'altérer, même chez les nourrices agrestes ; ce que j'attribue en partie au fréquent usage du poivre et autres épiceries que le peuple fait aujourd'hui, et l'on sait qu'il abuse de tout, c'est pourquoi il est nécessaire de le veiller de près. Il n'est pas moins important, lorsque la nourrice loge chez elle, de s'y transporter pour visiter son local, voir s'il y a de l'ordre, si l'air en est pur et sain, et éloigné des endroits marécageux, et si l'eau en est pure.

L'on demande si la nourrice peut jouir du

mariage ; je réponds qu'il y a bien moins d'inconvénient de le lui permettre avec modération, que
de l'en priver totalement : mais une chose à laquelle il faut apporter l'attention la plus scrupuleuse, c'est à la qualité du lait ; il faut d'abord qu'il
soit abondant, sans odeur, et d'un blanc azuré,
parce que celui qui est trop épais, tarit promptement et désigne assez souvent la grossesse : on doit
aussi s'informer si elle a accouchée à terme d'un enfant vivant et sain, si elle n'a jamais été rachitique,
ni ses enfans ; c'est pourquoi, il est bon qu'elle soit
bien faite, que sa peau ne soit ni rude, ni sèche,
ni boutonnée ; mais blanche, ferme et d'une belle
carnation : cependant ici la brune doit être préférée à la blonde, mais jamais celle dont les cheveux sont rouges : il est bon aussi qu'elle ait un
certain embonpoint ; que son haleine soit douce,
qu'elle soit propre, d'une belle humeur, et qu'elle
soit aussi dans une sorte d'aisance, afin de se procurer une nourriture saine et abondante pour produire un bon chyle et conséquemment un bon lait ;
enfin il est très-essentiel qu'elle et son mari aient de
bonnes mœurs (car il est certain que les enfans participent beaucoup de leurs nourrices !) il faut aussi
qu'elle ait l'attention de ne point donner à téter à
son nourrisson pendant ses repas, après une grande
peur, après un accès de colère, ni dans l'ivresse,
ni immédiatement après la coït, &c. On ne sauroit aussi trop lui recommander de ne point cou-

cher son nourrisson avec elle, même dans les plus grands froids; mais comme les nourrices, ainsi que la populace, sont souvent rétives, il est essentiel de les veiller de près et de leur retracer fréquemment leur devoir......

Ce n'est pas assez que le choix d'une bonne nourrice, il faut encore savoir si l'enfant sympathisera pour ainsi dire avec elle ; car il y en a qui s'y refusent constamment, d'autres qui n'ont qu'imparfaitement le mécanisme de la succion : on en a vu même, qui, au lieu de saisir le mamelon avec le dessus de leur langue, l'avoient au contraire au-dessous et sont mort faute d'avoir pu pomper le lait : c'est à quoi il faut prendre garde. Il est nécessaire pour que l'enfant puisse pomper le lait, que le mamelon de sa nourrice soit reçu sur la partie supérieure de sa langue creusée alors en goutière : ce n'est pas tout, il faut encore que l'enfant avale, et voilà l'essentiel ; car on en a vu qui savoient très-bien pomper et qui sont morts, parce qu'ils ne pouvoient avaler, attendu qu'il n'y avoit pas de lait. Ainsi quand on jette les yeux sur un enfant qui tete, ce n'est pas assez de voir ses joues se gonfler et se creuser alternativement, il faut encore que sa gorge exécute à-peu-près la même mécanique, c'est-à-dire, il faut qu'elle se gonfle et se ressère pour être assuré qu'il avale du lait et non de l'air.

L'on est tout étonné quelquefois de voir un

enfant qui se porte très-bien, dépérir à vue d'œil, quoiqu'il paroisse bien téter; c'est qu'on n'a pas fait attention à sa gorge, et on auroit vu alors qu'il n'avaloit rien, ou du moins que très-peu de lait....... Quand on entend gémir ces pauvres innocens d'une certaine voix plaintive, qui vous attendrit l'ame et vous serre le cœur! la nourrice ne manque pas de vous dire aussitôt que l'enfant à le fillet, c'est là son cheval de bataille; cependant il est de fait que ce vice de conformation est très-rare, et que cette erreur a souvent fait quantité d'innocentes victimes.

Je voudrois bien que les nourrices perdissent la funeste habitude de bercer les enfans pour les endormir; car c'est les disposer au *coma* et à toutes les affections soporeuses !...... — J'ai connu un particulier qui ne pouvoit s'endormir qu'en faisant faire des roulis à sa tête pendant plus d'une heure quelquefois, ce qui n'étoit pas fort amusant pour sa jeune épouse qui couchoit avec lui. Il fut attaqué d'une maladie dangereuse qui le réduisit à toute extrémité, pendant laquelle il ne cessoit de faire aller sa tête; cruel défaut que sa nourrice lui avoit fait contracter, qui ne savoit l'endormir qu'en le berçant à force !

Il y a pourtant quinze cents ans que Galien nous reproche ce mauvais usage sans daigner l'entendre. Ce grand homme nous engage à endormir les enfans plutôt avec des chansons agréables et monotones. (Je me souviens encore avec attendrissement de celles de ma nourrice.) En effet, soyez en campagne, sur le bord d'un ruisseau, l'on se sent disposé à dormir par le paisible murmure de ses eaux; ou bien soyez nonchalemment étendu dans le fond d'un bosquet, caressé par le doux zéphir, à rêver sur le passé et l'avenir, je suis bien sûr que votre méditation ne s'achèvera pas sans être surpris par le sommeil.... Quelle en est la cause, sinon la monotonie de ces deux élémens, qui, ne donnant aucun essor aux esprits vitaux, dès-lors leur mouvement étant ralenti, les vaisseaux du cerveau se gonflent; et comprimant ainsi les filières des esprits animaux, le sommeil arrive.

Ainsi, vous bonnes femmes, servantes et gouvernantes, continuez de chanter vos airs favoris aux enfans et sur-tout aux babillards, à coup sûr vous les endormirez facilement; plutôt que de leur raconter les prodiges extravagans des sorciers ou des histoires effrayantes, telles que le purgatoire de Saint-Patrice, la Barbe-Bleue, Robert-le-Diable, &c., ou des contes de ma Mère-l'Oie ou de Peau-d'Ane, de Cendrion, &c., dont vous êtes si follement entichées, et qui ne peuvent faire que du mal, à cause des impressions dangereuses, timides, désagréables, frivoles, qu'elles laissent dans le tendre et volumineux cerveau des enfans, impressions qui ne peuvent qu'affoiblir l'ame et la rendre pusillanime, d'où découlent peut-être nos insensés préjugés, qui font le malheur de l'humanité ?.... ou bien qu'elles gardent le silence, ou sinon qu'elles disent tout haut leur chapelet, ils s'endormiront au moins dans le sein d'une belle prière !....

La lecture sur le ton populaire, est encore un excellent moyen pour endormir les enfans ; cependant je voudrois qu'elle ne fût pas puérile, mais agréablement instructive, quoiqu'on dise que les enfans manquent de réflexions et de comparaisons ; mais au moins entendront-ils l'aimable raison et inseniblement elle s'y logera, et ils seront raisonnables de bonne heure. (1) Ainsi vous ferez bien de leur lire quelques passages choisis de Télémaque, de l'Emile, de Gil Blas, de Don-Quichotte, de Robinson, de l'Astrée d'Honoré d'Urfé, roman très-ingénieux et très-agréable, quoiqu'un peu gaulois ; mais jamais de poésies, même les Fables de la Fontaine, il faut déjà du sens pour en profiter, autrement elle les gênent et les gâtent.

---

(1) Je connois une dame d'un grand sens qui a su se dégager de bonne-heure des ridicules préjugés de l'enfance, où elle avoit été néanmoins enveloppée par des bonnes femmes. Si elle eût été institutrice, elle auroit pu faire des élèves qui lui eussent fait beaucoup d'honneur.

Je ne saurois trop recommander aux nourrices de ne point laisser baiser ni embrasser les enfans à tout venant; car plusieurs ont été infectés parlà du virus vénérien, dartreux, &c. : nous sommes dans un tems où malheureusement il n'est pas aisé de se bien connoître et où il faut beaucoup de prudence et de gravité, et où il n'y en a guère. En effet, on diroit que le Français est tout absorbé dans son rire; on le prendroit pour un fou, tellement il aime à s'égayer de tout (1); cependant il est peut-être le peuple qui dans le fait jouisse le moins; car la vraie gaité du cœur n'est pas dans le rire éclatant. De tous les habitans de la terre, il n'en est pas peut-être de plus graves que les Arabes; il n'en est pas peut-être aussi dont les jouissances soient plus délicieuses!.... Tout est volupté pour eux!.... Quant à nos nourrices, il s'en faut de beaucoup que je veuille qu'elles soient aussi voluptueuses; il faut au contraire qu'elles soient très-modérées dans leurs plaisirs; car je ne prétends pas les priver des douceurs du mariage, ce seroit une sévérité dangereuse; je sais assez combien il est important, sur-tout pour l'enfant, que les nourrices soient gaies et contentes! D'ailleurs elles n'en sont que plus franches. Au reste, Saint-Jérôme qui a si bien traité des devoirs des nourrices, leur permet les plaisirs du mariage,

______

(1) J'ai vu des Français, respectables d'ailleurs, rire devant des objets les plus lamantables.

mais avec modération, et il paroît que de son tems, elles ne boudoient pas.

Lorsqu'une nourrice a ses règles, ce qui annonce pour l'ordinaire du tempérament, on ne doit pas pour cela la changer, comme l'on fait fréquemment, pourvu toutefois qu'elle soit en bonne santé, fraîche, colorée, et que ses mamelles soient bien pleines ; il suffit de lui parler prudemment ainsi qu'à son mari, de lui défendre l'usage de la viande, qu'elle s'en tienne au régime végétal, aux légumes sur-tout, et lui recommander l'exercice et la dissipation. Quant à ces deux derniers points, je serois assez du sentiment de Platon, si nos usages pouvoient s'y conformer ; en effet, rien n'est mieux traité dans ses dialogues, que les devoirs des mères et des nourrices envers les enfans ; c'est un morceau admirable et un extrait précieux de tout ce que l'esprit humain a dit de plus sensé et de plus salutaire, quoiqu'un peu outré, pour la bonne nourriture et pour la vigoureuse éducation des enfans, qui appartenoit alors aux femmes ; mais elles étoient Athéniènes ! Aussi avoient-elles droit de suffrages dans les assemblées publiques ! Revenons à nos nourrices réglées, et recommandons-leur sur-tout que leurs alimens ne soient ni succulens, ni poivrés ; bien qu'elles disent que le poivre raffraîchisse ; mais je ne donne pas dans leurs sens et encore moins dans l'ignorance ; j'aime la simplicité comme la nature, et la vérité comme sa beauté !..... Moyennant les pré-

cautions et les avis que nous venons de donner,
l'on peut garder, une nourrice qui a ses règles et
qui d'ailleurs se porte bien.

Il n'en est pas de même d'une nourrice ivrogne,
il faut alors prendre au plutôt les arrangemens
convenables pour la changer ; car je ne connois
pas de défaut qui entraîne plus de malheur que
celui-là...... En connoissant la sobriété des
des anciens Romains, j'ai été étonné de voir dans
une comédie de Plaute, que les nourrices se mu-
nissoient d'une large cruche pleine de vin pour
en boire jour et nuit, *ut dies noctesque potet*,
dit-il ; mais je crois plutôt que Plaute a voulu
plaisanter ou exagérer, comme cela lui arrive souvent : d'ailleurs dans le Midi de l'Europe, outre
qu'il y a beaucoup de sobriété, le vin donne encore moins à la tête que dans le Nord ; aussi est-il
très-rare d'y voir des ivrognes et encore moins des
ivrognesses, ce qui est pire ; car les femmes sont
extrêmes en tout, et il n'y a pas d'c'   ts plus ré-
pugnans ni plus méprisables qu'une femme dans
l'ivresse. En effet, je me souviens d'avoir vu dans
la rue *Galande*, une femme ivre, étendue au
milieu du ruisseau, se vautrant à plaisir dans la
fange, jusqu'à ce qu'enfin la garde vint la retirer :
depuis la tête jusqu'aux pieds, ce n'étoit qu'un enduit
de boue qui lui cachoit la figure et les mains ; et
comme dans ses extases bachiques, elle ne cessoit de gigotter, on juge bien dans quel barbouillage

et dans quelle souilliure son corps, ses membres, &c., étoient; je n'ai jamais rien vu de si horrible! On lui jetta des seaux d'eau sur la figure pour la reconnoître, après quoi, on la mit sur une charette pour la conduire chez elle, car on ne savoit par où la prendre! Heureusement que les femmes s'exposent moins à l'ivresse que les hommes; mais aussi quand elles y donnent, elles s'y plongent bien plus avant. Ainsi point de nourrices entichées de ce malheureux vice.

Dans une grande partie de la France, les nourrices et d'autres donnent avec confiance de la bouillie aux enfans; mais je suis persuadé que cet usage est très-pernicieux, et je le regarde comme l'un de leurs fléaux les plus destructifs, en leur procurant des tranchées, des obstructions, des convulsions, &c., provenant de la difficulté et même de l'impossibilité de digérer cette colle alimentaire. Que n'ai-je l'éloquence et le poids de Jean-Jacques; puisque j'en ai au moins tout le zèle, pour les employer efficacement à détruire le funeste usage de la bouillie; certes, j'aurois rendu un grand service à l'humanité!..... Que ne puis-je au moins persuader aux pères et mères et aux personnes qui entourent ou qui soignent les enfans, qu'il n'y a rien de si pernicieux que de leur donner des pièces de four, comme pâtisseries, gâteaux, biscuits, brioches, &c., et qu'il vaut bien mieux leur donner une poire, une pomme, ou des fruits de la saison, comme cerises, prunes, pêches, raisins, &c., mais sur-tout bien mûrs ; que toutes vos drogues de pâtissiers, et de confiseurs, qui leur donnent la fièvre, retardent la dentition, engendrent des vers et donnent souvent lieu au rachitis et même à la teigne, &c.

Au reste, l'enfant à la mamelle avant l'âge de sept ou huit mois, n'a besoin que du lait de sa nourrice ; mais passé ce tems, on peut lui donner de la panade bien faite et insensiblement l'accoutumer aux alimens solides, pour qu'on puisse le sévrer sans peine, sans lui donner toutefois de la viande ni du vin ; car les enfans ne devroient jamais en boire que lorsqu'ils ont pris toute leur crue, c'est le moyen de les rendre forts et de les préserver d'un grand nombre de maladies. Mais comment faire goûter cette vérité dans un pays où l'on fait publiquement l'éloge de l'ivresse ?..... Ainsi contentons-nous de plaindre l'aveuglement de nos concitoyens, puisque nous ne pouvons y remédier, et souvenons-nous toujours de l'infortuné Anacharsis !.... Cependant ne cessons de dire le bien et de le pratiquer autant qu'il est en nous. Oui, je le repète, l'usage du vin est beaucoup plus pernicieux que salutaire, il est sur-tout funeste aux enfans ! Je sens bien que ce sentiment sera couvert de risées à Paris, tandis qu'il seroit bénit à la Mecque ; mais où doivent aller les médecins ? . . . Au reste, plusieurs anciens législateurs, ayant reconnu les dangereux effets du vin, en avoient défendu l'usage sous peine de mort ; et il n'étoit permis d'en donner que dans les maladies graves, comme simple cordial ! Et Dieu même, ne désapprouve-t-il pas l'usage du vin, par l'exemple de Noé, par la défense expresse qu'il en fait à la femme de Manué, *cave ergo ne vinum bibas*. Cependant elle n'enfanta pas moins le fort et vigoureux Samson. De quel œil devons-nous maintenant regarder ces nourrices et autres personnes, qui se plaisent à donner du vin aux enfans, sous prétexte de leur donner des forces! je soutiens au contraire qu'il les affoiblit; mais à quoi bon dire, car un ange même parleroit envain : je connois mon monde.

Avant de finir cet article, nous dirons qu'on ne doit jamais perde de vue les enfans ni les donner à garder à des personnes inconnues; en voici quelques exemples certains. Une gouvernante faisoit promener un enfant, unique héritier d'une illustre maison, lorsqu'elle vit passer son amant; comme l'enfant paroissoit l'embarrasser, une femme se présente aussitôt, avec un air doucereux, pour le lui garder; elle le lui confie : la voilà à jazer tout à son aise avec son desiré; au bout d'un quart d'heure s'étant ravisée, mais hélas ! l'enfant et la femme avoient disparu pour toujours ! Trouvez-moi une situation plus déchirante et plus inconsolable pour des parens , que celle-là, dût-on vivre mille ans?

En voici un autre que je tiens de la personne même qui en fait le sujet : il avoit tout au plus cinq ou six ans, et sa maman, quoique riche, le laissoit aller seul dans la rue pour s'amuser, lorsqu'un jour une vieille femme vint l'aborder agréablement en lui montrant un petit oiseau qui le fit aussitôt tressaillir de joie. La femme lui dit alors, en le caressant, je vous le donnerai, mon petit ami , mais auparavant il faut que j'en parle à celui à qui il appartient ; et le prenant par la main , venez - y avec moi, lui dit-elle ; nous allons revenir. Elle le fait passer dans une rue détournée , lorsqu'un homme se présente avec des cerises et en donne à l'enfant. Le voilà bien content ; l'espérance d'avoir l'oiseau et du fruit, en voilà assez pour le mener jusqu'au bout du monde. En effet, les voilà déjà hors de la ville , et arrivent enfin dans un champ où il y avoit du seigle assez haut; ils y entrent, s'asseient ; et tandis que la femme feignoit de caresser l'enfant, l'homme lui passe autour du cou une espèce de corde où il y avoit apparemment un ressort qui le serroit vraisemblablement pour l'étrangler. Cela fait , nos deux scélérats se retirent à l'écart, tandis que le pauvre innocent tâchoit en vain de se débarrasser avec ses mains , lorsque heureusement une jeune dame, qui les avoit vu entrer dans le seigle à travers les vitres de sa fenêtre, s'imaginant entendre crier, en avertit son mari; si bien qu'ils se déterminèrent d'y aller avec le paysan. Il étoit tems, car l'enfant étoit prêt d'étouffer; ils eurent beaucoup de peine pour couper la corde. On juge bien que les scélérats ne les attendirent pas. Cet événement affreux s'étoit tellement imprimé dans sa mémoire, qu'à l'âge de plus de 50 ans qu'il nous racontoit cela en société, il portoit sans cesse machinalement sa main à son cou.

Enfin une dame qui nourrissoit son enfant, fut voir une illumination; s'étant fourée imprudemment dans la foule, elle eut envie d'uriner; comme elle témoignoit sa peine à une femme qui étoit à côté d'elle, celle-ci s'offre de lui tenir son enfant et de la suivre, tandis qu'elle fendroit la presse; elle goûta malheureusement cet avis et lui livra son enfant. Elle se met à se démener des bras, des coudes, de cul et de corps, croyant toujours que la femme la suivoit. La voilà enfin dehors; elle se retourne toute essoufflée, ah! Ciel! elle ne voit ni enfant ni femme! elle a beau crier, se désespér, vouloir refendre la presse, tout fut inutile; son enfant fut perdu : c'étoit une petite fille. — J'ai oui dire qu'il y avoit des femmes et même des mères assez dénaturées, qui vendoient leurs enfans à des familles opulentes sous prétexte de leur faire un sort plus heureux !

Du Sévrage.

On demande à quel âge on doit sévrer les enfans? Ordinairement ce devroit être à quinze
mois, lorsqu'il n'y a point d'inconvénient; le *Coran*
le fixe à vingt-un mois ; mais à bien dire, l'on doit
agir selon l'état de l'enfant : certains pourroient être
sévrés à douze mois , tandis que d'autres ne devroient pas l'être à vingt. Au surplus, c'est l'affaire
de l'accoucheur ou de la sage-femme instruite ;
mais il convient de savoir préparer insensiblement l'enfant au sévrage depuis le huitième mois
(car avant ce tems l'enfant ne doit être nourri
que du lait de sa nourrice), en lui donnant de tems
en tems de la panade bien faite ; et au lieu d'un
magnifique hochet qui l'étourdit, mettez-lui plutôt
dans la main une croûte de pain longuette , dont
il fera autant de cas et qui lui sera plus profitable en
y exerçant ses gencives, ce qui facilite davantage la
dentition ; on peut quelque fois le mieller un peu
pour lui servir d'appas. Ainsi, plus l'enfant man-
gera des alimens solides, moins on lui donnera à
téter ; car il faut aussi que la nourrice s'observe ;
c'est ainsi qu'avec un peu de précaution l'enfant
se trouvera sévré de lui-même; mais ne les
droguez jamais ni avec des huiles, pas même
avec des syrops ; ayez seulement du miel , de
l'orge et du riz, cela suffit ; tout dépend du régime de la nourrice, c'est elle que l'on doit exa-

miner scrupuleusement; malheureusement elles sont toutes entêtées, on ne peut rien gagner sur elles , pas même les prêtres : ce sont des vraies machines que la seule habitude fait aller; heureux quand on peut s'en passer; cependant il est bon d'observer que si la nourrice jouit d'une bonne santé, il né faut pas trop lui prescrire un régime, car assez souvent pour vouloir faire mieux on fait pire. Mais s'il étoit possible de faire entrer quelque chose dans leur tête, ce seroit de leur bien recommander de ne donner à leur nourrissons aucune espèce de friandises.

Finissons l'article des nourrices par une observation remarquable. On ne sauroit prendre trop de précautions ni faire trop d'informations dans le voisinage pour s'assurer de la conduite, des habitudes et des qualités morales et physiques de la nourrice, sans s'arrêter à la mine. Une personne de confiance fut chargée de choisir une nourrice pour un enfant très-sain. Il s'en présenta une, jeune, fraîche, gaïe et de bonnes mœurs, au rapport de tous ses voisins, qui lui cachèrent pourtant qu'elle étoit épileptique, et qui n'en fut instruite que lorsque l'enfant en fut malheureusement attaqué ; preuve sans replique que l'enfant participe en tout de sa nourrice. Cet exemple , et une infinité d'autres, devroient bien faire rejetter l'usage des nourrices et ranimer en nous cette tendresse naturelle en vers nos enfans que les vices ont étouffées. Et vous ; pères et mères, qui vous glorifiez, avec raison, de vivre selon les principes de la religion chrétienne, rappellez-vous donc de cette prédilection particulière que *Jésus* avoit pour les enfans. En effet, vous la trouverez dans les quatre Evangélistes. Laissez venir à moi les petits enfans, dit-il à ses disciples, car le royaume de Dieu est pour ceux qui leur ressemblent, &c. ; et puis les embrassant, ajoute Saint-Marc, il les bénit en leur imposant les mains, *et complexans eos et imponens manus super illos*; &c. *Evangelium secund. Marcum*, cap. 10. Quel puissant motif pour chérir les enfans! malheur à ceux qui les délaissent !

Des Avortemens, ou Fausses-Couches.

Après avoir conduit l'enfant depuis sa conception jusqu'à son sévrage , disons un mot des causes qui le font périr dans sa marche avant même qu'il ait vu le jour; je veux dire l'avortement. On appelle avortement la sortie de l'enfant hors de la matrice avant le septième mois.

Objets concernant l'Avortement.

Avorton de quatre mois, occasionné par la terreur subite que sa mère eut, par le bruit d'un coup de fusil tiré en l'air.

Avorton de cinq mois, par un coup de pied que sa mère reçut de son mari, étant ivre.

Avorton de trois mois, par la peur d'une araignée que sa mère avoit vue sur sa cuisse.

Deux avortons jumeaux, occasionnés par des soufflets que leur mère avoit reçus de sa marâtre.

Avorton de quatre mois, par des coups que sa mère reçut en voulant séparer deux ivrognes qui se battoient. De pareils malheurs n'arrivent guère à Constantinople, à Madrid, à Palerme, &c.

Avorton de six mois, *a coitu retrò, tamen in vase debito; sed à mentulâ nimis defixâ; nam fervidissima erat mulier;* ce qui n'est pas rare dans cet état.

Avorton de cinq mois, par la compression d'un corps de baleine. Il y a deux cents ans que Hildanus s'est élevé avec autant de zèle que de discernement contre les funestes effets des corps de baleine et la gêne dans les vêtemens des femmes grosses ; il est étonnant qu'un avis aussi sage ait été négligé pendant si long-tems ; il est vrai que la vertu n'est point intrigante, comme le vice ; ses effets sont lents et sans éclats, mais aussi beaucoup plus stables.

Avorton de six mois, par une forte pression que sa mère éprouva dans une foule pour avoir voulu voir exécuter un criminel.

Avorton de quatre mois, parce qu'on avoit eu l'imprudence d'éveiller brusquement sa mère, dormant à un sermon.

Avorton de six mois, par l'imprudence de sa mère, pour avoir fait une partie de promenade à cheval.

Avorton avec des marques de coups de verges que sa mère avoit reçue de son mari.

Avorton d'environ quatre mois, occasionné par le retro version de la matrice : ce malheur arrive toujours lorsqu'on ne réduit pas à tems le déplacement de l'*uterus*.

Avorton de six mois occasionné *luctuosa potione*, dont elle mourut.

Tectissimus homo, qui venoit chez moi prendre des instructions anatomiques, physiologiques, &c. *à me posceret*, quels sont les moyens les plus sûrs qui *abortum inferrent* (1)? Comme il vit ma répugnance (parce que je sais que la vertu gagne plus à ignorer le mal qu'à le savoir), il se tut, et nous agitâmes d'autres questions...

Cela ne m'a pas empêché, *candidè libenter que meam sententiam confessariis dicere*, qui m'ont consulté sur bien d'autres cas importans et très-délicats.

Avorton d'environ trois mois, par l'effroi de sa mère en voyant un rompu étendu sur la roue, faisant mouvoir ses membres brisés.

____

(1) Non pour en faire usage.

Avorton occasionné par les moyens dénaturés de sa mère, qui fut jusqu'aux abois.

Nous avons représenté d'autres causes d'avortement, mais en voilà assez de décrites pour savoir qu'il y en a qui sont purement accidentelles et d'autres qui sont très-volontaires, dignes du dernier supplice et de l'exécration publique. Que faire pour remédier au moins aux accidentelles ? C'est, comme nous l'avons déjà dit en parlant de la grossesse, qu'il faut que les femmes enceintes soient prudentes et avisées, qu'elles évitent tout ce qui peut fortement agiter l'esprit et le corps, comme les vives passions de l'ame, les fortes extensions des membres, les voitures cahotantes, la fréquence des approches maritales. Il est important aussi de ne pas marier les filles trop jeunes, sur-tout les délicates, vives et folâtres.

Il faut aussi que les personnes qui entourent les femmes grosses, aient l'attention de ne pas les contrarier, sur-tout dans ce qui n'est pas directement nuisible à leur santé ; de ne pas leur faire peur ; de ne pas souffrir qu'elles élèvent des fardeaux, &c. &c.

On voit dans un auteur célèbre qu'anciennement les Romaines enceintes, ne répugnoient pas de se faire *verberare a lupercis*. Et dans Baronius, *matronæ, nudato publice corpore vapulabant ad faciliùs parturiendum*.

Il seroit pourtant à souhaiter que toutes les causes d'avortement ne fussent qu'accidentelles ; mais combien y en a-t-il de volontaires !..... Dieu sait combien j'ai toujours eu en horreur les auteurs de ce crime ! mais c'est qu'ils le commettent avec un sang froid qui vous glace d'horreur ! il est vrai qu'étant méchans par principes, ils falcifient tellement leurs idées et leurs opinions, qu'ils les rendent impénétrables aux doux rayons de la vérité.... qui seule peut les effrayer !!!

Il est bon de savoir qu'il y a quantité de personnes qui se persuadent qu'il n'y a point de mal de procurer l'avortement avant que l'enfant soit entièrement formé, c'est-à-dire avant le quatrième mois, parce que selon elles, il n'a point encore d'ame ; en conséquence elles s'étourdissent jusqu'au point d'agir sans remords.

Deux jeunes dames, illégitimement enceintes (1) d'environ quatre mois, vinrent ensemble me consulter avec sérénité, pour savoir un moyen qui pût les débarrasser de leur fardeau, assurant fort tranquillement qu'il en étoit encore tems, parce que l'enfant n'avoit point d'ame, &c.... Je m'appliquai aussitôt à les tirer de cette erreur, et je tâchai de leur persuader au

---

(1) Les Juives, les Protestantes, &c., sont en général bien plus difficiles à nous faire des aveux délicats que les Catholiques.

contraire que l'ame s'incorporoit dans le corps dès l'instant de la conception, et leur prescrivis des moyens salutaires pour conserver leur fruit ; ce qu'elles me promirent : comme l'une des deux paroissoit extrêmement repentante de sa faute et qu'elle s'évertuoit beaucoup pour me persuader qu'elle ne s'en consoleroit jamais , &c. Madame, lui dis-je alors, il est fort inutile de vous peiner ainsi, car notre profession nous met à même de connoître, mieux que pas une, la séduction des filles et la foiblesse des femmes de tout état et de toute religion. Ainsi, madame, tranquillisez-vous, nous sommes à l'abri du scandale ! mais ne péchez plus.

Quoique les femmes paroissent plus religieuses que les hommes , néanmoins la religion a bien moins de prises sur elles , et ne les empêche pas de faire à leur volonté. Il n'en est pas de même du point d'honneur , car elles y sont extrêment sensibles ; aussi voyons-nous tous les jours, pour ainsi dire, qu'une fille ou femme sacrifie le bonheur éternel de son enfant , en se faisant avorter, pour sauver son honneur; ce qui est d'une énormité et d'une atrocité presqu'incroyable !...... Ainsi moins d'austérité dans le point d'honneur , sauveroit beaucoup plus d'enfans à l'état, que toutes les censures ecclésiastiques ! J'ai aussi par devers moi d'autres raisons pour appuyer ce sentiment.

Je sais que la chaîne des avortemens volontaires tient à l'antiquité , qui ne nous fournit que trop d'exemples de ce crime monstrueux; car tout le monde n'avoit pas alors , ni la générosité ni la probité de Lycurgue, et Hippocrate avoue lui-même avoir fait avorter une musicienne : il est vrai que ce grand-homme, pénétré sans doute du plus vif repentir, fit jurer à ses disciples de ne jamais procurer d'avortement ; mais nous voyons avec horreur, que plusieurs sage-femmes ne s'en faisoient pas le moindre scrupule , entr'autres , une certaine Aspasie (1); cette scélérate s'étoit même acquise une sorte de reputation par ses monstruosités. Il est vrai aussi que j'ai eu la satisfaction d'y voir des sages-femmes vraiment dignes de ce nom respectable , témoin la vertueuse Laïdis , qui quoique payenne , eut toujours horreur, ainsi que plusieurs autres de commettre un pareil crime.

Sixte-Quint fit une loi , par laquelle il condamnoit , comme homicide , quiconque auroit contribué à l'expulsion d'un ambrion, formé ou

---

(1) *Sunt mulieres quæ inipsis visceribus medicaminibus epotis, originem futuri hominis extinguent.* Et Tertulien , dans son stile dur et bouillant, *homicidii festinatio est prohibere nasci*, dit-il, *homo est et qui est futurus ;* il seroit à souhaiter qu'un habile homme traduisît en français des morceaux choisis de ce grand-homme.

non. Cicarella dit de lui, *hujus benignatis illius effectus tales fuerunt, ut multos exhilaverint, multos quoque afflixerint.*

Malgré que la France, au rapport de l'illustre de Thou, punissoit plus sévèrement dans son tems les avortemens procurés, que les autres crimes ; néanmoins on le commettoit encore plus fréquemment que les autres. *In nullum crimen ab eo tempore severius vindicatum fuit, &c...... Nihil ominus nullum frequentius crimen etiam hodie est :* et il ajoute fort judicieusement, *adeo malus pudor in verecundo et impotenti sexu supplicii terrorem, et quod omni corporis pœna graviùs est conscientiæ morsus vincit.* Homme vois la force du préjugé !

Mais s'il est douloureux de savoir qu'il existe encore de ces monstres, combien aussi n'ai-je pas de consolation à me rappeller des traits sensibles et compatissans envers ces pauvres petites créatures ! Il y a de jeunes femmes, des femmes même à plaisirs, qui, quoiqu'avortées accidentellement, en ont conçu néanmoins tant de douleurs, qu'elles se sont imposées depuis lors une conduite très-régulière et même pénitente.

Au reste l'avortement n'est pas sans danger pour la mère ; souvent il lui est plus funeste que l'accouchement à terme. Il y a deux mille ans qu'Hippocrate l'a prononcé ; en effet, dans l'accouchement naturel, tout se fait insensiblement et par gradation ; au lieu que dans l'avortement, c'est tout le contraire, le moral est agité, troublé, déconcerté ; le physique est forcé, irrité, enflammé, ce qui entraîne nécessairement plus de dangers.

Des Causes physiques qui s'opposent à la Génération.

En vain la nature a-t-elle pris toutes les précautions possibles pour perpétuer l'espèce humaine, il se rencontre des causes qui traversent directement ses vues.

De ces causes, les unes sont accidentelles, les autres volontaires.

Les causes accidentelles attaquent indistinctement les deux sexes; chez les hommes elles produisent communément l'infécondité et l'impuissance; chez les femmes la stérilité, &c.

Objets principaux concernant l'Infécondité.

Le défaut de la verge ou ses vices de conformation, ne pouvant être en érection, ou trop courte. Verge percée à la partie supérieure du gland. Verge percée à le partie inférieure ; Verge percée à côté du gland. Verge courbée en dessus. Verge courbée en-dessous, &c. Dans tous ces cas, la liqueur séminale ne pouvant être dardée dans la matrice, la conception ne peut guère avoir lieu. Ainsi quoique l'homme soit très-

vigoureux et très-puissant, il est néanmoins in-
fécond par le vice de conformation de sa verge.
On peut remédier à quelques-uns de ces cas,
moyennant une petite opération, dont la réus-
site est fort douteuse. On peut encore ranger
dans la classe de l'infécondité, le priapisme et
même le satyriasis, qui dépendent le plus souvent d'une imagination très-exaltée ; les peuples
barbifères, tels que les Arabes, &c., y sont plus
sujets que les autres.

Objets concernant l'Impuissance.

Testicules variqueux ; testicules très-petit
avec le cordon très-grêle ; sarcocele dans la
substance du testicule ; castrat ou eunuque
simple ; eunuque parfait blanc et noir, &c. :
telles sont en général les causes de l'impuissance :
soit parce que les testicules ne peuvent point
filtrer la liqueur séminale ; soit qu'ils ne peuvent
l'élaborer et la perfectionner ; soit enfin parce
qu'elle n'a plus d'organe propre à la séparer
du sang. On peut tenter de remédier aux causes
naturelles d'impuissance ; mais non pas aux
causes volontaires, telles que... *spermat. funi-
culorum vel testium marcore*, &c. *aut castra-
tione.* Ces opérations faites méchamment sont
avec raison punies de mort en France. En voici un
exemple ; deux époux s'aimoient tendrement,
lorsque les parens de la femme conçurent une

sorte d'aversion contre leur gendre et l'insinuèrent insensiblement à leur fille , et si bien qu'ils resolurent tous les trois de le rendre eunuque ; en effet , un jour que le mari s'étoit acquitté de son devoir mieux qu'à son ordinaire, il fut saisi par son beau-père , sa belle-mère et sa femme, puis couché, lié , garotté et impitoyablement opéré sur une table. Cette affaire fit grand bruit : les trois délinquans furent arrêtés, jugés et condamnés à mort, ce qui fut exécuté. La jeune femme sur-tout témoigna avant de mourir beaucoup de regret de s'être portée à cette violence. Tout le monde connoît l'aventure d'Abailard et de sa vertueuse amante. On voit par les lettres de ces amans malheureux, écrites en latin , qu'ils étoient aussi amoureux que savans, sur-tout Héloïse; car sa manière de peindre sa passion est inimitable, elle a soin de la cacher finement , sous les fleurs de sa brûlante imagination. Tandis qu'Abailard la montre imprudemment toute nue; Et l'on voit dans une lettre qu'il écrit à son ami , avec qu'elle délicieuse soumission , sa charmante élève recevoit la correction de sa main, et comme il en usoit envers elle. Tibulle n'eut pas mieux fait. Il falloit qu'Héloïse fut aussi vertueuse qu'amoureuse, pour avoir pu conserver tant de sentiment pour un homme glacé. Bien différente en cela de la plupart des femmes d'aujourd'hui.

Il est certain aussi que les femmes des orientaux doivent passer des bouillans quarts-heures avec ces espèces d'hommes amphibie qu'on nomme eunuques parfaits , en quoi les sérails des Princes de l'Asie et des Grands abondent; car ils sont pleins de vices et de défauts, comme le remarque S. Basile , dans ses avertissemens , *cautè vitenda sunt Virgini* , dit-il : *sit enim ille licet eunuchus , vir tamen per naturam est* (1) et dans un autre endroit il ajoute , *sed quamvis corpore nihil possint........ et post abscissionem esse impudiciores servos voluptatis* , &c. &c. *fœdis attactibus et amplexibus exsatiant.* Je ne connois pas de père Grèc qui ait écrit aussi énergiquement les impuretés des eunuques : son *jugiter incœno porcorum more , convolvi* , &c. donne une idée frappante de leurs vilaines bassesses , pour s'attirer l'amour des femmes , &c. En Italie il y a beaucoup de castrats , pour leur conserver la voix d'une femme et d'un enfant, ou plutôt pour n'avoir ni l'un ni l'autre; mais chaque nation a

____

(1) En effet, car , *licet barbâ , planè carent eunuchi , osculis delectant infinitis* , &c. Aussi y a-t-il des femmes qui les aiment : elles ne sont pas toutes comme cette aimable Grecque, qui ayant conçu une violente passion pour un jeune homme , puis ayant appris qu'il étoit eunuque, se poignarda aussitôt.

sont génie ! Au reste, les eunuques son les êtres les plus contraires à la génération, en détournant les femmes du but de la nature, en leur inspirant des mœurs cyniques et en leur communiquant en grande partie leurs défauts : en un mot ce sont les êtres les plus méprisables de l'espèce humaine, en dépit de Pamphile ; nous en exceptons néanmoins Daniel ; s'il est vrai qu'il fut eunuque, comme les juifs le soutiennent ; Favorin ; et à l'égard d'Eutrope, on ne sait pas trop bien la raison qui détermina S. Chrysostôme à le sauverde la fureur de la populace, lui qui étoit si austère ? Mais en général les eunuques sont de mauvaises bêtes.

De la Stérilité.

La stérilité est l'état d'une femme qui, quoique mariée depuis quelque tems avec un homme puissant, n'a point d'enfant. Une des marques les plus frappantes de la stérilité, c'est le défaut total des menstrues, quoiqu'il y ait quelques exemples de conception sans cette évacuation périodique ; ensuite les vices de conformation des parties de la génération : voici en général ceux que nous avons représenté.

Objets Principaux concernant la Stérilité.

1°. Hymen imperforé. Ce vice de conformation est facile à reconnoître, et ordinairement aussi facile à remédier; mais comme on ne s'en apperçoit guère que lorsque la fille est nubile, et qu'alors la pudeur la gênant, elle n'ose se déclarer, il arrive souvent des accidens fâcheux. Une jeune fille fut accusée en justice d'être enceinte, parce que son ventre grossissoit à vue-d'œil; elle répondit naïvement au juge, que si elle étoit grosse, ce ne pouvoit être que par les artifices du démon ! Le juge, homme prudent et éclairé, ordonna qu'on la visitât, et l'on trouva que l'hymen étoit imperforé : l'on en fit l'ouverture, d'où il sortit une grande quantité de sang ; le juge reconnoissant alors clairement son innocence, la renvoya absoute avec des grands éloges, pour avoir supporté avec patience toutes les calomnies que l'on avoit forgé contre elle. Pour éviter de pareils désagrémens, il faut, à la naissance d'une fille, la visiter, et si elle est imperforée, y faire une incision, sans attendre l'adolescence, où la pudeur gêne les filles, comme nous avons dit, et les empêche de se plaindre.

2°. Le rétrécissement extraordinaire du vagin, une tumeur, des cicatrices, des brides, &c.

3°. La déviation du museau de tanche, et sa mauvaise conformation.

4°. Son imperforation, ainsi que l'obstruction des trompes, défaut d'ovaires, &c.

Outre les vices de conformation des parties de la génération qui causent la stérilité, elle peut encore dépendre de l'embonpoint excessif de la femme, de l'abondance des fleurs blanches, et de celles des règles, &c. Il est vrai que ces espèces de maladies, ainsi que certains vices de conformation, ne sont pas absolument des causes de stérilité, puisqu'on peut les guérir quoique très-difficilement.

L'orifice du museau de tanche ouvert dans le rectum. Dans ce vice de conformation *conceptio fieri potest ab ano; libidinosis monitum, nam id accidit aliquando ;* les accoucheurs Puzos, Grégoire, Vermond, Devigné, Barbaut, Dupui, en sont des témoins. Je sais une fille, *quæ ex hoc modo concepit et peperit;* on fut obligé d'inciser le périnée. *O quantas puellas, ex turpi pederastia, gravissimis hominibus impavidè deceptas . . . . sed tacenda calleamus.*

Division du museau de tanche, dont une partie s'ouvre dans le vagin, et l'autre dans le *rectum.* En pareil cas, une femme a double moyen de concevoir. Une jeune femme me consulta sur le dérangement de ses ordinaires; après plusieurs questions faites avec beaucoup de ménagement, elle m'avoua *haud coivisse nisi a nefendo et præpostero coitu, cum optima oblectatione; demum concepit et peperit,* mais par la voie naturelle, *maxima stupore sua !* . . . Outre ces vices, il y a encore les défauts des conjoints.

Conformation extraordinaire des parties naturelles d'une fille des environs de Leipsick, armées
de pointes, comme le rapporte Mullerus. *Non ita
diu contigisse , inquit , rusticus scilicet quidam
juvenculam suæ conditionis duxerat, quæ obni-
miam , &c.;* de sorte que son mari ne voulant
l'approcher, fut blessé jusqu'au sang; ce qui lui
fit demander la cassation de son mariage, et il
l'obtint.

— Il y a encore d'autres sortes de stérilité,
mais qui ne sont qu'accidentelles, et qu'on peut
vaincre quelquefois. De ce nombre sont l'extrême
laideur de la femme, la puanteur de son haleine,
la difformité de ses parties naturelles, sur-tout
le clitoris très-alongé. J'en ai représenté un des
quatre pouces, mais il y en a encore de plus considérables , attesté par des hommes dignes de
foi. L'antipathie , le dégoût du coït, soit par
le peu de complaisance, soit par la froideur du
mari, &c. ce qui dépite extrêmement une femme
sensible, et la conduit quelquefois jusqu'à la fureur utérine. Sozomene rapporte que l'impératrice Eusebie, dont la beauté faisoit l'admiration
des Grecs et des Romains, fut attaquée de la
nimphomanie, parce que son mari l'empereur
Constance étoit d'un tempérament naturellement
froid. Il est certain qu'il y a beaucoup d'hommes
naturellement chastes par tempérament et par
vertu, qui ont sagement embrassé la prêtrise; tels

(211)

que Boniface IX , Pie V, Thomas Sanchèz (1),
quoique son livre de *Matrimonio* fourmille d'obs-
cénités ! le fameux père Quesnel , &c (2).

Enfin, il y a encore d'autres causes de stérilité
(mais volontaires) que les accoucheurs savent
bien , mais dont ils ne doivent jamais parler (3) ,
car il n'est pas bon, et je ne saurois trop le répéter,
que l'homme, et encore moins le vulgaire sache
tout ! mais il peut savoir que , dans certains pays
on boucle les femmes , et dans d'autres on leur
met des ceintures de chasteté ! aimables Françaises, n'en soyez pas troublées, n'est-ce pas vous
qui dirigez la mode ! et pourquoi vos maris ces-
seroient-ils d'être sages et complaisans ?... Une
jeune femme , aussi vertueuse qu'aimable, fut

---

(1) Voyez Sontuel , et ses autres apologistes.

(2) Comme il s'étoit fait beaucoup d'ennemis , quelques
uns l'accusèrent méchamment d'impudicité avec des personnes du sexe, mais étant au lit de la mort, il déclara hautement qu'il n'avoit jamais connu de femmes charnellement.

(3) Je ne saurois trop recommander aux jeunes accoucheurs
d'être sourds et muets lorsqu'on agite les secrets de leur profession, quoiqu'ils ne nomment personne , car la langue est
si mobile et l'esprit si prompt qu'on peut quelquefois être
indiscret sans le vouloir ; d'ailleurs ne doivent-ils pas sans
cesse avoir présent à leur mémoire le serment solennel qu'ils
ont fait, et qui tient à de si grandes conséquences et à tant
de considérations, qu'il ne souffre pas la moindre atteinte ;
car on ne peut répondre que de soi-même.

avec son mari dans une société, où elle eut la sagesse de rejetter avec mépris toutes les sollicitations d'un jeune homme doué des plus brillantes qualités ; malgré une telle conduite, le mari en conçut une telle jalousie, qu'il lui fit faire une ceinture de chasteté .... Dépitée, outrée, elle résolut de s'en venger, et fit faire à force d'argent une clef, puis elle écrivit au jeune homme, qui ne pensoit plus à elle, de se rendre dans un endroit sûr, qu'elle lui désigna.... Jusqu'à présent, Monsieur, lui dit-elle alors en lui présentant la clef, j'ai été honnête, je vous l'avoue devant Dieu !.... mais depuis que mon mari, par une jalousie atroce, a voulu être le gardien de ma chasteté, j'ai résolu de la perdre. A peine fut-elle satisfaite, qu'elle s'en repentit amèrement dans la crainte d'être enceinte, et cela par un pur scrupule ! tellement l'honnêteté avoit encore prise sur elle !... Ne cessez donc d'inspirer la vertu aux jeunes femmes ; mais laissez - les libres.

Quoique les Françaises répugnent extrêmement tous les moyens que la jalousie des maris emploie, néanmoins quelques unes s'y soumettent. Un jeune homme, s'amusant un jour librement avec une aimable Française, fut surpris de voir qu'elle avoit une ceinture de chasteté, dont la clef étoit au pouvoir *cujusdam prioris*.

Telles sont en général les causes physiques qui s'opposent à la génération. Quant aux causes morales, telle que la continence, &c. nous n'en parlerons que très-succinctement pour ne pas trop charger cet article; nous dirons seulement que le christianisme sur-tout la regarde comme une vertu trés-méritoire; S. Thomas en fait l'éloge le plus pompeux, ainsi que S. Ambroise qui la place au premier rang, et avec quel zèle S. Jean Climaque n'en parle-t-il pas; voyez aussi S. Cassin, cénobite de Marseille; et même S. Cyprien, qui, après avoir fait l'éloge du mariage, ajoute néanmoins, que la continence est préférable; sa raison est qu'elle nous met de niveau avec les Anges ! Enfin S. Jérôme, quoique le directeur des femmes, quoique contraint à se frapper rudement la poitrine avec des cailloux au point de la meurtrir pour réprimer l'ardeur de la concupiscence; oui, S. Jérôme fait aussi l'éloge de la continence en plusieurs endroits.

Telle est la morale que les plus grands maîtres de la vie spirituelle prêchoient, pour réprimer les plaisirs de la chair. Outre que la continence étoit la vertu par excellence, c'est que les personnes qui la gardoient scrupuleusement, étoient regardées comme des prodiges, jouissant des dons surnaturels.

Le savant Theodoret, rapporte qu'un vertueux solitaire passant un jour auprès d'une fontaine où de jeunes filles impudiquement troussées, lavoient du linge, en fut tellement indigné, qu'aussitôt, par un miracle éclatant, leurs cheveux devinrent blancs, et eurent ainsi le caractère de la vieillesse, dont elles furent si honteuses qu'elles n'osoient plus sortir de chez elles : voyez aussi le jeune garçon dont parle S. Ephrem.... Au reste, les livres de ces illustres pères sont remplis d'exemples de la continence admirable des solitaires, malgré la vue des nudités lascives, qui néanmoins les tenoient dans des continuelles alarmes.

Des Hermaphrodites.

L'hermaphrodite est un être qui réunit les deux sexes. Dans l'espèce humaine les véritables hermaphrodites sont très-rares, mais c'est à tort que quelques naturalistes, dailleurs recommandables, nient leur existence ; je sais bien que presque tous sont ou hommes ou femmes manqués, que certains sont ni l'un ni l'autre, mais que quelques uns sont réellement homme et femme ; au reste sont-ils capables de génération, ou non ? Je suis porté pour ce dernier sentiment : voici ceux que j'ai modelé d'après nature, et qui sont dans mon Muséum.

Enfant né à l'Hôtel-Dieu le 4 nivôse l'an 3, ayant les parties de la génération des deux sexes bien conformées et bien distinctes ; c'est l'un des hermaphrodites les plus parfaits.

Hermaphrodite imparfait, âgé d'environ dix-huit ans.

Hermaphrodite mort à l'Hôtel-Dieu le 19 vendémiaire l'an 5, dont voici quelques particularités. L'aspect de son visage étoit mâle, il avoit beaucoup de barbe, le cou gros, la poitrine large, les mamelles peu saillantes et poilues ; telle étoit la moitié superieure de son corps : l'autre moitié tenoit de la femme, des hanches évasées, des fesses grosses, des cuisses écartées et unies, et des membres grêles et délicats. Les parties de la génération, tant externes qu'internes, présentoient des particularités non moins curieuses, comme on peut le voir par la pièce qui est dans mon Muséum fidèlement copiée d'après nature.

Au surplus, un particulier digne de foi m'a assuré avoir vu un hermaphrodite jouir tour-à-tour des deux sexes, *cum uberrimâ seminis emissione ; deinde penem suam inflectere ac eam in vulvam suam intromittere et cum ipso lætare !*

Cependant il est bon de savoir que la plupart des individus que l'on a pris jusqu'ici pour des hermaphrodites, n'en avoient guère que les apparences, ce qui n'a pas peu contribué à nier les véritables ; mais à quoi bon les hermaphrodites dans l'espèce humaine?... Dieu seul le sait.

Telles sont en général les causes morales et physiques qui s'opposent à la génération de l'espèce humaine.

Auparavant d'entrer dans le détail des maladies, il est bon de donner une idée des objets concernant l'histoire naturelle, qui sont dans mon Muséum.

Règne Végétal.

On y voit plusieurs sortes de fruits, tels que cerises, poires, pommes, pêches, melons, &c.; des racines, des feuilles et des fleurs.

Règne Animal.

On y voit des sangsues; des vers, des limaçons, des escargots, l'anatomie de la grenouille, celle du coq, de la poule, du lapin, &c.; des poissons, tels que le grondin, la carpe, la raie, la limande, &c. &c. car je me suis toujours plu à contempler la nature des animaux et à représenter leur structure, pour la comparer avec la nôtre, afin d'en tirer, par une sorte d'analogie, quelques lumières favorables au bien de l'humanité!

Aussi que de pas, que de démarches n'ai-je pas fait pour tâcher d'être employé au Muséum d'histoire naturelle, mais toujours en vain. Le jour même où déjà mon cœur s'épanouissoit de joie par les espérances flatteuses que m'avoient données les citoyens Daubanton et Mertrud, qui avoient vu mon travail; oui, ce jour-là même fut celui de

ma douleur, car comme je me présentai de nou‑
veau à eux, il ne fut plus question de moi, quoique
j'eusse acquiescé à toutes leurs demandes; ah ciel!
quel moment pour une ame sensible.... me
voilà retombé dans la peine, sans appui, sans
fortune, (1) et qui pis est sur le retour!......
rendu à moi-même, et voyant que toutes les
portes de ma subsistance se fermoient, je résolus,
dans l'amertume de mon ame, de ne plus compter
sur les hommes, et de ne me confier qu'à la
Providence, qui m'inspira de reprendre mon
premier projet. Je m'y remis donc et avec d'au‑
tant plus d'ardeur, que c'étoit là mon unique res‑
source! Insensiblement je parvins à subsister du
fruit de mon travail!... Dieu par sa bonté con‑
tinuant de le bénir, je reçus quelques louanges,
ce qui réchauffa mon zele et redoubla mes
efforts.

Depuis lors je n'ai cessé d'être encouragé et
loué de vive voix et par écrit! lorsqu'un citoyen
sans aucune marque de distinction et que j'ignore
parfaitement, après m'avoir fait l'honneur de
voir mon Muséum (alors rue Haute-Feuille), me
demanda si je n'avois pas encore fait des dé‑
marches auprès du gouvernement? Je lui répon‑
dis que jusqu'à présent n'ayant jamais été heu‑

______

(1) Les Pieces en cire qui composoient mon Muséum
en province, furent presque toutes brisées en route, étant
devenues la proie des brigands.

reux dans mes demandes, quoique légitimes, j'avois enfin cessé d'en faire; eh bien, me dit-il alors en gardant toujours le plus parfait *incognito*, faites-en encore une, choisissez tel emplacement que vous désirerez dans Paris, je puis vous être favorable! Surpris, je le regarde attentivement. Oui, réfléchissez-y bien, repliqua-t-il alors en s'en allant; sous 15 jours au plus tard je repasserai, et vous me direz où vous avez jetté vos vues. Je le remerciai infiniment en présence de deux personnes occupées à voir mon Muséum, mais depuis lors je n'ai plus eu l'honneur de le voir.

Je me rappelle encore d'un fait qui prouve bien que le destin ne m'est pas favorable dans la Capitale, sans dire pourtant comme un grand esprit, que les Parisiens n'ont pas le sens commun. Il y a environ trois ans qu'un homme très - ordinaire après avoir parcouru mon Muséum, me parla avec enthousiasme des nouvelles salles du Muséum d'Histoire naturelle, qu'il venoit de voir avec la plus grande facilité, disoit-il, ce qui m'engagea à y aller quelques jours après avec la plus grande assurance, mais je trouve une sentinelle à la porte ouverte, qui me demande une carte d'entrée: surpris, je lui dis qu'étant amateur, je venois voir comme tant d'autres citoyens, et ayant apperçu dans la salle une personne d'une certaine considération, occupée à lire, je lui dis de m'y faire parler? C'est

un professeur, me répliqua-t-il, qui n'entend pas
le français : je suis aussi professeur, lui répondis-je alors ; laissez-moi au moins l'aborder !
(me proposant de lui parler latin); mais tout fut
inutile ; il s'obstina, et je fus contrains de m'en
retourner comme j'étois venu avec le desagré-
ment de savoir qu'un butor qui ne savoit rien
de rien avoit vu très-inutilement ce que j'aurois
désiré voir utilement, car j'avois alors du goût
pour l'histoire naturelle ; tous ces refus et toutes
ces étiquettes ont depuis lors si fort attiédi ma
curiosité, que je me contente des jours du savetier pour la satisfaire, où j'ai au moins le singulier plaisir de voir la populace et de lui entendre
interprêter gravement, affirmativement, et toujours ridiculement tout ce qu'elle ne comprend
pas ! Encore un fait.

Il y avoit peu de jours que j'étois dans mon
nouveau domicile, aux galeries du Palais du Tribunat, lorsqu'on me conseilla (pour faire bientôt
connoître mon Muséum) de faire donner des
adresses ; ce que je fis tout simplement, ignorant parfaitement la loi du timbre relativement
aux petites adresses sur des cartes, et je fus aussitôt condamné innocemment à l'amende que j'ai
pourtant payée ; il est à remarquer que ce jour-là
même on m'avoit assuré que le Gouvernement
prendroit indubitablement mon Muséum sous sa
protection ; il est encore à remarquer qu'une heure
après, étant descendu dans les galeries, je voyois

distribuer à tout venant des adresses bien moins légales que les miennes.

L'on voit par tout ce que je viens de dire, et par beaucoup d'autres faits dont je ne veux pas fatiguer le lecteur, que Paris ne m'est point propice, et même actuellement que j'écris ceci, je suis battu depuis près de deux mois de la plus violente tempête excitée par une femme (1), contre toute équité, toute raison et au mépris des bonnes mœurs, de la décence et de la salubrité de l'air. O Providence ! quand cesserai-je d'être la victime de tant d'injustices (2), moi qui n'ai travaillé quepour le bien ! mais n'ayons pas l'air de faire ici une jérémiade, et disons plutôt que les orientaux sont à la vérité moins instruits que nous, mais plus judicieux. Les habitans de Constantinople furent attaqués d'une dissenterie très-meurtrière occasionnée, selon l'avis des médecins, par la viande d'agneau; il fut défendu sous peine de mort d'en vendre ; mais un homme voulant aux mépris des loix, tenter d'en vendre encore, se présente à la porte de la ville ; étant surpris, il est aussitôt arrêté et conduit chez l'Aga qui, après lui avoir montré l'arrêt, lui fit sur le champ couper la tête, et ensuite exposer à

---

(1) Moi, qu'elles ont toujours regardé, avec raison, comme leur défenseur et leur apôtre ! dois-je croire maintenant que j'aie embrassé la bonne cause?...

(2) La lenteur assomante que l'on met à juger les affaires contribue infiniment à les multiplier en enhardissant les méchans.

la porte de la ville avec sa tête entre les jambes, et l'agneau à côté; je tiens ce fait d'un témoin oculaire, homme droit et sincère. Un autre jour il vit dans la rue un officier de police qui prit le pain d'une Grecque qu'elle venoit d'acheter, le pesant et voyant qu'il avoit environ deux onces de moins, il se fait conduire aussitôt chez le boulanger, lui disant de peser lui-même le pain; en-vain ce misérable tâcha de le fléchir, il fut aussi-tôt cloué par les oreilles à la porte de sa boutique à la vue du public, tenant lui-même le pain; au bout de quatre heures, le bourreau lui coupa fort proprement les oreilles pour le détacher. Aussi n'y a-t-il pas de pays au monde où il y ait moins de procès, moins de dispute et plus de droiture que chez les Mahométans!.... Sans adopter leurs châtimens, bons pour eux, je dirai seulement qu'il seroit à desirer pour rendre le peuple heu-reux, qu'il fût jugé promptement mais équita-blement, qu'il n'ait recours qu'à un juge souve-rain, alors le méchant n'auroit pas le tems de noircir ses idées, car s'il trouve trente-six portes ouvertes, soyez sûr qu'il les enfilera toutes, dut-il se ruiner, et cela pour avoir le féroce plaisir de chagriner, de tourmenter, de persécuter son adversaire. Voilà comme les affaires se mutiplient à l'infini; voilà comme elles sont sans fin, voilà, dis-je, comme le méchant triomphe et le juste est humilié, &c. &c. Au surplus, quoique j'aie

essuyé et que j'essuie encore beaucoup de désagrémens, néanmoins ce seroit pousser l'indifférence jusqu'à l'ingratitude, si je passois sous silence les louanges que je reçois journellement,
relativement à l'intention et à l'exécution de mon
Muséum; et si j'oubliois les honneurs dont diverses
personnes (trop prévenues sans doute en ma faveur) ont desiré me combler en voulant m'in-
corporer dans leur société, toutes spécialement
recherchées et protégées, et que des raisons particulières m'ont empêché d'accepter, mais dont la
reconnoissance est et sera toujours placée dans
mon cœur jusqu'à mon dernier soupir !

De la Pathologie, ou des Maladies.

Quoique le corps humain soit le chef-d'œuvre
du Créateur, quoiqu'il soit composé avec une
sagesse infinie, il n'en est pas moins sujet aux al-
térations et même à sa destruction totale, soit
que les différentes substances qui le composent
n'ayent pas assez de cohésion entre elles pour
résister à l'influence des élémens, soit qu'elles
ne puissent s'opposer à la dissipation des fluides
et conséquemment à l'exsiccation des solides d'où
s'en suit nécessairement le dérangement de
l'harmonie du corps et le ralentissement de la circulation des fluides; delà les infirmités et les maladies, puis la cessation du mouvement et la mort
qui, comme l'on voit, est naturelle et inévitable.

Ainsi, l'on peut dire que la vie et la mort, la santé et la maladie sont naturelles à l'homme. Encore si nous n'étions attaqués que par les maladies naturelles, elles se réduisent à un si petit nombre que nous n'y penserions pas, car l'homme de la nature arrive à la mort sans infirmités, et la subit tranquillement : tandis que nos bizarres institutions, nos usages insensés, nous désolent sans cesse, nous accablent de maux, nous font tour à tour souhaiter et craindre la mort, et nous forcent quelque fois à nous la donner. Telle est la vie et la mort de l'homme du jour !

D'après les divisions générales du corps humain nous commencerons par les maladies du crâne. La tête étant divisée en crâne et en face, voici quels sont les objets concernant les maladies du crâne.

Objets concernant les Maladies.

Il y a au moins 25 ans que j'ai commencé à représenter en cire ces sortes d'objets; ce qui étoit unique alors.

Loupes à la peau du crâne d'une femme fort replette : elle prétendoit qu'elles lui étoient nécessaires, et les gardoit très-soigneusement.

Loupe considérable à la peau du crâne d'une jeune femme extirpée par la ligature. Nous rangerons aussi parmi les maladies du crâne, celles du cerveau qui y sont renfermées.

Jeune femme frappée d'apoplexie, au moment où une méchante femme l'accusoit faussement d'avoir fait quatre enfans illégitimes ; elle étoit au moins aussi sensible à l'honneur que cette dame dont parle Desbois, qui fut accusée d'en avoir fait six *cujusdam clerici*. Un fameux joueur de piquet, après avoir perdu quatorze parties de suite, et avoir souffert avec une patience affligeante et sans souffler, toutes les avanies de ses parieurs désespérés, ayant reçu les cartes à la quinzième partie, fut aussi frappé d'apoplexie ; il n'eut que le tems de se tourner vers son voisin, de le fixer, de soupirer, et d'expirer ! On fit l'ouverture de son crâne, et l'on trouva un épanchement considérable de sang sur le corps calleux.

— Je voudrois bien m'élever ici contre les joueurs, les croupiers, etc. qui couvrent aujourd'hui la France d'ignominie, de misère, de désespoir et de lâches suicides ! mais on n'y gagneroit rien ; je connois le Français : si au moins les joueurs s'en tenoient à eux-mêmes, le mal seroit bien moindre, mais point du tout... Aussi combien d'individus qui vivoient dans l'aisance et heureux, sont tombés dans la misère, couverts d'opprobre, ne sachant que devenir ni comment subsister ; combien qui ne sont sortis des maisons de jeux que pour se détruire, laissant quelque fois toute une famille dans la désolation et l'indigence !....

Il est arrivé plusieurs fois que des personnes

frappées d'apoplexie, de coma, de catalepsie, de carus et autres affections soporeuses, ont été enterrées comme mortes. Un marchand, étant dans sa boutique à peser de la soye, tomba tout-à-coup frappé d'apoplexie; on le crut mort : comme il étoit d'une confrérie de pénitens, on l'exposa à la vue du public pendant sept ou huit heures, après quoi on l'inhuma dans le caveau de ses con-frères (1). Huit ou dix jours après, un autre péni-tent étant mort, on ouvrit le même caveau pour l'enterrer; ô spectacle horrible ! de voir son prédé-cesseur hors de sa bière, mort avec les poings ron-gés. Une femme ayant aussi été enterrée comme morte, dans un accès histérique; revenue à elle, se cassa la tête contre la pierre du tombeau. Ces exemples épouvantables ne sont pas les seuls malheureusement (on en feroit un volume) on pourroit cependant les éviter en donnant le tems nécessaire, et je soutiens que trente-six heures ne sont pas même suffisantes pour assurer la mort dans certains cas; il est imprudent aussi de délaisser les morts.

Une femme digne de foi m'a assuré qu'une de-moiselle très-jolie, étant tombée dans une espèce de catalepsie si violente qu'on la crut morte, *adeo ut in cubiculo sola fuerit relicta; sed gravis qui-*

____

(1) Les funérailles sont l'un des plus puissans ressorts des religions; plus leurs rites sont simples, et plus les obsèques sont édifiantes.

*dam oculis cernere voluit, ô portentum ! repenté
captus amore cum illa coivitet concepit!* quelques
heures après , l'on fut pour la mettre dans le
cercueil ; mais quelle fut la surprise des assistans de la voir assise sur son lit toute extasiée !
Quelque tems après, se plaignant du dérangement de ses ordinaires, on reconnut qu'elle étoit
gravida : elle se crut ensorcelée, ignorant ce
qu'elle avoit éprouvé. On fit des perquisitions
urgentes , et l'on parvint à s'assurer du fait....
Monsieur Louis a traité des signes certains de la
mort , mais ils sont encore infidèles , de même
que divers moyens employés, tels que le magnétisme , l'électricité , le galvanisme , &c.

Cerveau d'un phrénétique, mort après avoir
appris une fâcheuse nouvelle. On ne sauroit être
trop circonspect en annonçant une nouvelle,
bonne ou mauvaise , à un fébricitant.

Cerveau d'une jeune femme , morte insensée
après la mort tragique de son mari..

Erasme a fait mal-à-propos l'éloge de la folie,
car c'est une maladie bien plus digne de com-
passion que de louanges ! Les femmes sont plus
sujettes à la folie que les hommes , mais elles en
guérissent plus facilement ; l'amour, la dévotion
outrée , la stupidité, l'ivroguerie, le chagrin,
donnent souvent lieu à la démence : dans tout
l'orient elle est en vénération ; en France au contraire , elle est en dérision , aussi les personnes qui
en sont affligées sont-elles traitées indignement

et même avec dureté ; ce qui est encore arrivé il n'y a pas long‑tems dans un hôpital, à une jeune fille insensée. Souvent les personnes de la meilleure trempe ont été jugées dignes de la robe blanche, parce qu'elles sont singulières.

Crébillon ayant obtenu du célèbre Duvernay, son ami, une clef d'un enclos qui étoit alors au Jardin-des-Plantes pour s'y délasser, lorsqu'il travailloit à sa tragédie de Rhadamiste. Un jour qu'il faisoit fort chaud, croyant n'être vu de personne, il quitte son habit et tout enflammé de sa verve, il se met à déclamer en marchant précipitamment et inégalement, poussant parfois des cris effroyables, si bien qu'un des jardiniers qui l'observoit en tapinois, sans le connoître, crut qu'il étoit fou, ou possédé du démon ; il fut vîte avertir Duvernay, qui accourut aussitôt ; mais ayant vu Crébillon, il rit beaucoup de la simplicité du jardinier.

Crâne d'une jeune fille dont les os ne sont unis que par le péricrâne et la dure-mère.

Crâne d'un enfant de quatre ans hydrocéphale. Il a près de deux pieds de circonférence.

Objets concernant les Maladies de la Face.

Front bourgeonné d'un jeune homme très‑ardent *quia solus depravaretur se.*

Œil carcinomateux d'un maître d'escrime par un coup de fleuret, opéré avec succès.

Sarcome du sinus maxillaire d'une femme, occasionné par une dent mal arrachée, opéré avec succès par le célèbre Desault.

Goute sereine ou aveuglement total, arrivé à une jeune femme pour avoir mis imprudemment du précipité avec de longuent mercuriel dans ses cheveux pour faire passer les poux. Une demoiselle étoit dans un bal avec son amant, son voisin ayant vu courir des poux sur son front, lui dit, pardon mademoiselle, et en prit deux ou trois gros qu'il mit dans sa main, et les lui montra malignement devant son amant, qui se dégouta d'elle. J'ai connu une jeune femme blonde et assez jolie, mais si pouilleuse, qu'on les voyoit par centaines, et cela par pure négligence.

Ulcères rongeants occasionnés par des coupures d'un rasoir sale.

Fistules lacrymales aux deux yeux d'une demoiselle, occasionnées par des lectures trop assidues.

J'ai connu un jeune homme qui avoit lu peut-être autant que le père Mabillon, et qui savoit très-peu de choses. J'ai connu aussi une jeune femme qui lisoit ordinairement au moins douze brochures par jour; elle n'en étoit pas pour cela plus savante: la modestie et l'économie sont infiniment plus méritoires à la femme que la science.

Dartres vives et boutons survenus aux joues

d'une demoiselle, par les baisers d'un jeune homme dont le visage étoit bourgeonné, avec qui elle avoit dansé.

Charbon survenu à la lèvre inférieure d'une jeune dame après avoir reçu un baiser sur la bouche par un particulier dont l'haleine étoit brûlante et la conduite suspecte. Il avoit voyagé dans les deux Indes.

Inflammation considérable aux paupières et aux yeux d'un jeune homme, occasionuée par des morpions qui s'étoient nichés à la racine des cils, qu'il avoit attrapé avec des filles publiques.

Il n'est pas rare que les filles et les femmes bien nées ignorent ce que c'est que des morpions. Une jeune dame, ressentant des cuissons et des démangeaisons insupportables aux parties naturelles, envoya chercher son accoucheur; celui ci qui savoit qu'elle ne fréquentoit point, pas même le spectacle, quoiqu'elle fut très-aimable, n'osoit soupçonner le mal vénérien; mais réfléchissant que le sage pèche sept fois par jour, il lui dit son sentiment avec prudence : elle lui avoua qu'elle avoit une personne dont elle croyoit être sûre; puis s'étant fait visiter, l'accoucheur ne voyoit aucun mal, si non quelques petits points noirs aux environs de l'anus; il en détacha un et reconnut que c'étoit un morpion; vous êtes guérie, madame, lui dit-il, je tiens votre maladie dans mes doigts : voyons-la donc cette chienne-là, répliqua-t-elle aussitôt ; mais quelle fut sa surprise en appercevant cette petite bête grimpante ! L'accoucheur ayant poursuivi sa visite, en trouva une infinité cachées dans le bois de Cythère, dont il la délivra bientôt avec de la pommade mercurielle. Cependant cette jeune dame jugea qu'elle les avoit gagnées dernièrement dans des latrines publiques où elle avoit été, ce qui lui fut confirmé par une de ses amies qui y en avoit aussi attrapé....

Morsures d'un chien enragé, faites au visage d'un enfant avec qui il étoit renfermé dans une chambre !... Il n'y a pas long-tems que je fus consulté pour une jeune dame, qui avoit été mordue au nez par son propre chien, devenu enragé ; elle étoit dans des inquiétudes mortelles et dans des angoisses inexprimables ! elle auroit alors sacrifié tous les chiens du monde ; comme elle devoit partir pour la province, je n'ai pu savoir ce qu'elle étoit devenue. Une ex-religieuse fut mordue à la lèvre par son chien devenu enragé et dont elle mourut de même. On croit communément que les chiens ne deviennent enragés que parce qu'ils manquent de l'eau ; ce n'est pas là la véritable cause, quoiqu'elle puisse y contribuer ; puisque le chien d'une princesse devint enragé et mordit une dame de sa maison, de sorte qu'il n'y eut plus de remède. Il n'y a pas long-tems qu'aux environs de la rue du Cherche-Midi, un chien enragé mordit sa maîtresse, ses enfans, et d'autres personnes ; et qui ignore que dans Paris et en province, il n'y a pas d'années où il n'y ait des personnes mortes enragées, la mort la plus horrible que l'on puisse craindre et dont personne ne peut se garantir (1), vu la quantité énorme de chiens, bientôt plus multipliée que les hommes, et qui dévorent la subsistance du pauvre ; mais rien ne peut arrêter les Français dans leurs goûts non plus que dans leurs caprices. Il faudroit, si l'humanité pouvoit le souffrir, que l'on exposât chaque année aux yeux du public les malheureux enragés ; il est certain que les trois quarts des chiens disparoîtroient ; en effet, à l'exception des bergers et peut-être des bouchers, le chien n'est pas absolument nécessaire à l'homme (2) ; au moins diminuerions-nous considérablement les dangers de la rage dont le seul nom fait frémir ; nul n'en est à labri, vu qu'elle saisit quelque fois subitement le chien (3) qui mord alors tout ce qu'il rencontre. Je fus un jour à une danse champêtre,

(1) Puisque le chien enragé mord également son maître.

(2) Dans le levant, où la justice fleurit, les boutiques des marchands ne sont fermées que par un simple loquet, sans chien.

(3) Ainsi que l'assurent tous les auteurs qui l'ont bien observée ; il est très-prudent aussi de brûler tout ce que le chien enragé a mordu, les habits sur-tout, &c,

où il y avoit un chien qui paroissoit fort tranquille ;
tout-à-coup la rage le saisi, il saute sur un homme
et le mord à la figure ; je ne puis me rappeler sans
pitié ni sans effroi la peine où ce pauvre malheureux
étoit. Dernièrement encore j'ai vu sur le Pont-Neuf
une dame qui venoit d'être mordue par un gros
chien qu'on croyoit enragé, car on étoit à le pour-
suivre ; on la conduisit dans le corps-de-garde de
la Samaritaine ; elle étoit dans l'état le plus alar-
mant! Maintenant on est plus en peine à Paris
de se garantir des chiens que des filoux, tant ils
sont multipliés.

Le chien à la vérité est un excellent animal ;
sa fidélité , son attachement, sa soumission, son
intelligence le rendent très- intéressant, mais la
rage à laquelle il est sujet le rend aussi extrêmement dangereux (1) , car on a beau dire il n'y a
point de véritable spécifique contre la rage : le
plus court et le plus sûr, quand on a le malheur
d'être mordu par un chien enragé, c'est d'emporter sur-le-champ la partie, ou de la brûler, ou de
verser sur la plaie de l'alkali volatil , et ne pas se
fier ni aux frictions mercurielles ni à la poudre
de palmier, ni aux immersions dans la mer , ni

---

(1) Sur-tout quand on les échauffe *incassum, libidinosis
tactibus. Dùm olim pædagogio parisino præceptor eram,
turpis uxor magistri suum canem semper libidinosè mo-
vebat, in conspectu puerorum, quod horrifrum et pu-
niendum.*

encore moins à certains remèdes que les charlatans débitent, parce que tous servent à faire perdre
un tems très-précieux qu'on peut employer plus
efficacement ; cependant il est bon d'acquiescer
à tout ce qui peut tranquilliser l'esprit du malade,
quand même ce seroit des choses puériles, pourvu qu'elles n'arrêtent pas l'opération des autres
remèdes, car il n'y a pas un instant à perdre :
*Cœteraque hujus modi quibus exulceratœ men-
tes ad sanitatem avocantur.*

Ulcères sanieux arrivés à un voyageur, occasionnés par des coupures d'un rasoir sale.

Si l'homme étoit sage et qu'il écoutât la nature,
il s'épargneroit bien des peines, et éviteroit une
infinité de maux !...

Plaie mortelle faite d'un coup de sabre au front
d'un militaire, en se battant en duel.... Combien de fois cette fureur étrange du point d'honneur a-t-elle moissonné sans gloire tant de braves
guerriers?... Le chevalier de Gourdon se battant en duel, désarme son ennemi: je puis vous
tuer, lui dit-il alors ; mais je n'ai garde de le faire,
en lui remettant noblement son épée; à peine son
féroce adversaire s'en est-il saisie, que le combat
s'acharne de nouveau, bref le magnanime et gé-
néreux de Gourdon est percé d'un coup mortel,
tombe et reste sur la place. Exemple mémorable
de la vertu indignement outragée. Mais les secrets
de Dieu sont grands !... Un jeune gentilhomme

fait au tour et d'un excellent caractère, fut forcé
par un insolent de se battre en duel ; il avoit eu
l'attention, pressentant sa mort, de mettre dans
sa poche tous ses titres de noblesse ; en effet il
reçut un coup d'épée qui le perça de part en
part ; comme il lui restoit un souffle de vie, on
l'appuya contre un arbre, et il employa ce dernier
moment à se recommander à Dieu et à pardonner généreusement à son ennemi ! On vint tout
chaud annoncer cette triste nouvelle à sa sœur qui
étoit à causer dans une société, elle en sortit
aussitôt fondant en larmes. Il est incroyable la
quantité de jeunes gens tués en duel, sur-tout
depuis François Ier.; presque toute la fleur de la
jeune noblesse périssoit : un mot, un regard, une
inadvertance, pour un rien enfin, il falloit mettre l'épée à la main ; c'étoit la folie du tems.
Nous devons à la fermété du cardinal de Richelieu de l'avoir un peu calmée !

Il me semble qu'on pourroit faire disparoître
cette phrénésie, en plaçant le point d'honneur
différemment qu'il n'est. On regarde avec raison
la populace comme un automate que l'on fait aller
comme l'on veut, moyennant de la gravité et de
la prudence ; mais croyez-vous, cher lecteur,
qu'il n'y ait qu'elle qui le soit ?... Ainsi que les
hommes de poids s'appliquent à corriger les difformités morales, ils en viendront toujours à
bout avec un peu de génie et de la fermeté ?

Polype nazal extirpé avec succès par Desault.

Autre polype nazal très-considérable qui remplissoit toute l'arrière-bouche.

Cancer du nez d'une jeune personne d'une conduite assez régulière.

Ozène sur les cornets inférieurs du nez d'une jeune fille dont l'haleine étoit très - puante : on disoit néanmoins qu'elle avoit encore des prétentions; tant l'amour propre est naturel au sexe, quoiqu'il n'y ait rien de si répugnant que la laideur, rien de si repoussant que la puantenr! cependant l'une et l'autre ont trouvé des partis, tant les goûts sont dépravés.

Bouche pleine d'aphtes d'une personne dont l'haleine étoit insupportable; elle rotoit sans cesse et sans gêne (1), ce qui, outre l'impolitesse, annoçoit un mauvais levain, et des crudités dans l'estomac. Deux gentilhommes, étant à table, l'un d'eux rote, l'autre lève aussitôt la cuisse, et pete ; le premier se crut offensé grièvement, et alloit lui faire une querelle, qui peut-être eût été tragique, si un troisième ne les eut apaisés par cette plaisanterie spirituelle.... Paix, paix, mes amis, dit-il, que les deux trompettes se baisent !... Le bon esprit sert partout. Au surplus les rots annocent souvent des mouvemens spasmodiques, des vapeurs histériques, des desirs

_____

(1) Sous l'Empire de Claude, dit Suetone, l'on rotoit et pettoit sans gêne, même à table.

passionnés , sur-tout chez les personnes du sexe , &c.

Oreille dont le bout étoit très-ulcéré , pour l'avoir fait percer afin de guérir d'une surdité accidentelle , qui ne dépendoit pourtant que d'avoir laissé obstruer le conduit auditif, par la cire qui s'y étoit amassée par négligence. Dans mon premier séjour à Paris, jeconnoissois un particulier, bon homme, mais sourd comme un pot, quiayant appris l'arrivée de deux soi-disant Prophêtes, guérissant toute sorte de maladies, par l'imposition des mains , moyennant une foi vive! résolut de les aller voir, pour guérir de sa surdité; il part un matin avec toute la foi du Centenier de Capharnaum , arrive dans la rue des Prophêtes, entièrement obstruée par la foule du peuple; mais zélé et fort, il la perce et arrive enfin aux pieds de ces imposteurs, qui le prennent avec gravité par la tête et par les oreilles, en lui criant par trois fois s'il a la foi; il répond que oui , avec toute la confiance possible, croyant aussitôt entendre clairement; mais point du tout , il fut toujours sourd, et il eut de plus son habit tout déchiré pour sortir de la foule. On ne sauroit imaginer tous les prétendus miracles que le peuple leur attribuoit: cependant peu de jours après, la police s'en étant sérieusement occupée et connoissant leur imposture , les fit sagement chasser hors de la France. Mais on voit avec regret l'illustre président de Lamoignon condamner au feu un fanatique très-érudit, nommé Simon Morin, plus digne des petites maisons que de tout autre châtiment. En effet, ce magistrat lui ayant demandé, après avoir prononcé son jugement, s'il étoit écrit que le nouveau Messie dût être brûlé, Morin sans hésiter, lui cita ces paroles du prophète Roi : *Igne me examinasti, et non est inventa in me iniquitas.* A ces paroles il devoit plutôt le faire saigner que de le faire brûler, parce que le fanatisme est plutôt un délire qu'un délit, d'ailleurs les fonctions d'un bon magistrat sont de faire rougir les imposteurs, trembler les méchans et tranquiliser les honnêtes gens !

Plaie considérable à la face et au crâne d'un charretier, qu'il avoit gagnée en cherchant querelle, étant gris; j'eus occasion de voir cet homme (1); il étoit dans une écurie, couché sur un grabat, enveloppé d'un seul drap, et quoiqu'il eût été pansé la veille, je ne vis point d'appareil : je lui en demandai la raison; il me dit que les rats l'avoient tellement assaillis pour manger l'emplâtre qui couvroit ses playes, qu'il n'avoit pas fermé la paupière de toute la nuit pour s'en défendre, et que tout étoit parti. En effet, comme il disoit cela, j'en voyois courir de tous côtés, gros comme des lapins, jusques sur son lit, qui venoient encore fleurer s'il n'y avoit pas du fricot. Mais ce qu'il y a encore de

______

(1) Il y a trente ans.

plus terrible, me disoit ce pauvre misérable, c'est qu'ils se glissent dans les draps et me mordent cruellement, si malheureusement ils se trouvent sous moi en me retournant. J'en avois trois ou quatre cette nuit dans mon lit, et une vingtaine autour de ma tête. Ah Ciel ! lui dis-je, mon pauvre ami, il y auroit eu de quoi faire mourir de peur toutes les femmes de Paris : que n'allez-vous à l'Hôtel-Dieu, vous y seriez au moins en meilleure compagnie ? Ah ! mon bon monsieur, me répliqua-t-il, on y est si mal que j'aime encore mieux être à celle des rats et coucher sur la planche. Telle est la misère humaine, tels sont les cœurs endurcis qui la font naître ! J'ai passé une partie de ma jeunesse dans les hôpitaux, asile du repentir et de la douleur; que les ames sensibles fassent comme moi, et je leur réponds que le cœur leur palpitera plus d'une fois!

Face d'un ivrogne. C'étoit un pilier de cabaret, un fainéant qui dissipoit le peu que sa vertueuse femme gagnoit pour sa subsistance et celle de ses trois filles. Enfin Dieu l'en délivra, et sa mort fut la joie de tout le quartier.

Plaie pénétrante dans le cerveau, par la fente sphénoïdale d'un homme ivre, en laissant tomber sa tête sur la pointe de son couteau.

Si l'on pouvoit ramasser tout le sang que le vin a fait verser, l'on en feroit une mer ; si l'on pouvoit, comme *Cadmus*, ressusciter les hommes qu'il a fait tuer, l'on en composeroit

l'armée la plus formidable ! Le Français non-
seulement aime le vin, mais il se plaît aussi à le
faire aimer ; sans le vin point d'amitié, point
d'affaires ; mais avec lui, fussiez-vous *Santon* ou
Bonze, hérétique ou idolâtre, vous voilà aussitôt amis et bombance. Dans une ville où il y avoit
plusieurs régimens, l'un d'eux régale les autres,
l'on juge quel traint, quel tapage ; lorsqu'un capucin passant par hasard par là, deux gaillards
militaires le prennent le mettent sur leurs
épaules, et le portent ainsi au milieu de leurs
camarades qui le firent bien manger et encore
mieux boire, firent ensuite une quête qui lui
valut 200 francs. Ce fait est arrivé un samedi,
et a mérité l'honneur de la gravure.

J'ai vu sur l'une des portes d'un endroit consacré spécialement au bon ordre et au respect, le mot *buvette* bien encadré et en très-
grandes lettres, qui désignoit directement le
lieu où elle conduisoit, et qui, certainement
n'inspiroit guère la gravité et encore moins la
tempérance !

J'étois un jour à l'audience d'un juge
de paix, on lui amena un ivrogne qui avoit
cuvé son vin dans la prison du corps-de-garde :
c'étoit un graveur, excellent ouvrier, qui gagnoit quand il vouloit jusqu'à dix-huit fr. par
jour, malgré cela il étoit encore criblé de dettes,
et plusieurs de ses créanciers étoient là présens,
entr'autres une pauvre mère de famille à qui il
devoit quatorze francs de nourriture. Comme

le juge lui reprochoit son ingratitude, son intempérance et sa paresse : il lui répondoit froidement, citoyen juge, je suis honnête homme : non, coquin, tu ne l'es pas, reprit-il aussitôt, parce que tu donne mauvais exemple à tes concitoyens, parce que tu vole le tems à la société, parce que tu fais languir tes créanciers; n'as-tu pas honte de faire un si mauvais usage du talent que Dieu t'a donné? &c. A tout cela il ne cessoit de répondre qu'il étoit honnête homme. Eh bien vaurien, pire que la bête même, lui répliqua-t-il d'un ton animé, paye donc tes dettes. Mais à peine put-il liquider celle de la femme, et reçut avec indifférence les ignominieux reproches de ses autres créanciers. L'excès du vin, outre qu'il use et détruit le corps, c'est qu'il avilit l'ame. J'ai vu à Dijon une petite femme rosser d'importance son mari ivre, qui étoit un colosse pour la force et la taille.

Heureusement que l'ivrognerie n'est pas le vice des peuples méridionaux, car les effets en seroient bien plus funestes à cause de leur sensibilité et de leur vivacité. J'ai vu une très-belle femme qui étoit sans cesse dans l'ivresse; elle étoit la risée de la populace et l'horreur des honnêtes gens. Le bon Plutarque dit que les amandes amères préservent de l'ivresse.

L'ivrognerie est plus funeste au peuple que la peste même, par les maladies et les infirmités qu'elle lui attire; telles que la phtisie, l'hydropisie, la folie, la stupidité, les tremblemens de membres, la paralisie, etc. Aussi, est-il rare qu'un ivrogne de profession arrive jusqu'à la vieillesse : ajoutez à tout cela combien de femmes battues et malheureuses; combien d'enfans fouettés ; combien de ménages détruits ou réduits à la mendicité ; combien d'incendies, de bateries, d'homicides ont été le fruit de l'ivresse ! Oui, il est de fait que, de tous les vices populaires, il n'y en a point qui produise tant de calamités et tant de malheurs à la fois, que l'ivrognerie. Cependant, il n'y a pas de vice sur lequel on porte moins ses regards : on a grand soin d'empêcher que les enfans ne se baignent à la vue du public, et l'on ne prend pas garde à des tas d'ivrognes qui obstruent les rues, qui se jettent sur vous, qui vous infectent de leurs rots vineux, et de leur haleine puante, qui font parade de déraisonner, qui ameutent la populace, et l'on finit par en rire, comme des imbécilles. Je n'ai jamais oui dire qu'on ait fait un sermon contre l'ivrognerie.

Inflammation considérable aux yeux, arrivée à une dame, inconsolable de la mort de son fils unique.

Apthes à la bouche et à la langue, d'un jeune homme sain, par de simples baisers lascifs, donnés à une femme. *Erat libidinosus barbiger, qui per* XXX *, saltem annos ;* n'avoit cessé, pour ainsi dire, *lepidissimarum puellarum mulierumque mundissimarum pudendissimas partes osculari, permulcere, lingua blandiente :* c'étoit son caprice, et il pouvoit le satisfaire à volonté, sans avoir gagné le moindre mal, parce qu'elles étoient très-propres.

Face d'un homme, brûlée par la poudre à canon.

Malgré tant de malheurs arrivés depuis l'invention infernale de la poudre à canon, faute de précaution, on n'en est pas plus sage : on souffre que des enfans tirent des pétards, des fusées, des serpentaux même, dans les rues, au risque de faire blesser une femme enceinte, d'arrêter les ordinaires d'une fille, d'éborgner l'un, de brûler l'autre, de mettre le feu dans les boutiques où il y a des matières combustibles ; on souffre, dis-je, que des marchands en ayent des dépôts et en vendent : mais le Français ne sait jamais prévenir les malheurs, il n'y pense que lorsqu'ils sont arrivés ; alors il déclame, il agit, il fait feu et flamme ; mais c'est un feu de paille, qui n'empêche pas un autre malheur de couver encore. Puisque la poudre à canon est devenue un mal nécessaire, au moins ne faudroit-il pas qu'il fût entre les mains du peuple, car il est pire que la bête féroce : mais seulement à la garde de l'état : il est surprenant qu'on y fasse si peu d'attention, malgré les fréquens malheurs qui arrivent.... Un traiteur, qui donnoit du fricot et du vin pour des cartouches de poudre à canon, en avoit quelques livres dans un petit baril, qu'il avoit mis dans un endroit secret, pour en vendre en cachette : un jour, son garçon va pour en prendre ; le feu y prit, on ne sait comment ; ce misérable fut réduit en cendre ; le plancher sauta en l'air, le lit du maître, ainsi que sa commode, furent emportés par les fenêtres ; son fils, qui étoit dans la cuisine, eut l'oreille arrachée, la face brûlée, et sa femme le bras dangereusement blessé ; cependant, ils avoient de l'ordre : mais, la poudre est une si mauvaise voisine, que le plus court, c'est de n'en point avoir.

Face d'une femme, morte imbécille : on a cherché la cause de l'imbécillité, mais sans fruit, parce qu'elle paroît dépendre plutôt de l'organisation imparfaite du cerveau, que de sa lésion.

Face d'un homme, dont le bout du nez avoit été gelé par le froid, après avoir fait une longue route à pied et dans la nuit, à travers les glaces. Dans ce cas, on suit malheureusement le premier élan de l'humanité, qui est de réchauffer tout de suite la partie gelée devant un bon feu ; mais la gangrène s'en empare aussi-tôt, et elle tombe en pourriture.

Dans un hiver très-rigoureux, un piéton chargé d'une commission importante, pour aller à seize lieues de là, part à l'encontre du vent du nord, et arrive enfin à l'endroit avec les membres roides et le visage glacé ; heureusement pour lui qu'il se trouva là un officier de santé, qui s'opposa de tout son pouvoir et de tontes ses forces pour ne point laisser entrer cet homme dans un appartement où il y avoit bon feu, malgré les représentations des maîtres et les avanies de la valetaille et des servantes, et le fit rester dans la basse-cour ; et là, lui lava légèrement le visage avec de l'eau froide ; insensiblement il le fit passer dans un appartement où il n'y avoit point de feu, le visage reprit alors sa couleur naturelle, de violet qu'il étoit ; il auroit bien désiré envelopper ses mains et ses pieds dans de la neige avec un linge, mais il ne put gagner cela : néanmoins ses membres se dégourdirent un peu, au grand étonnement des spectateurs, qui trembloient de froid : enfin, on le fit passer dans une chambre où il n'y avoit qu'un très-petit feu, et on le fit coucher ; on lui fit prendre une infusion de violette et de sureau ; il s'endormit d'un profond sommeil : à son réveil, il se trouva assez bien, se plaignant seulement d'un petit mal de tête, qui se dissipa dans la journée, et fut parfaitement rétabli le troisième jour. Quelques jours après, les domestiques ayant appris qu'un homme, dont le nez et les mains avoient été gelés, les avoit perdus pour les avoir exposés à l'ardeur d'un grand feu, regardèrent alors l'officier de santé comme un très-habile homme. S'il est dangereux de traverser les préjugés populaires, aussi est-il consolant de les tirer de l'erreur.

Face d'une fille, ayant le chlorose ou pâles couleurs : *febris alba virginum ;* dans le commencement, le mariage est le souverain remède à cette maladie, sans attendre l'obstruction ou l'ulcération des viscères abdominaux ; et à son défaut, la dissipation, l'exercice du corps, les jeux de l'enfance, etc. bien mieux que tous les toniques, les martiaux, etc. J'ai connu une jeune fille, attaquée du chlorose ; elle en étoit verte ; elle guérit seulement par l'exercice et la dissipation.

Cette maladie attaque non-seulement les filles, mais quelquefois aussi les veuves et même les jeunes femmes, extrêmement réservées ou timides ; elles sont alors tristes, rêveuses, inquiètes sans sujet, et leur société est très-ennuyante ; il faut, pour les retirer de ce fâcheux état, brusquer leur caractère ; mais c'est plutôt l'affaire du mari que celle du médecin ; car souvent les maladies des femmes tiennent à peu de chose, et l'on peut les guérir très-bien et sans frais ; tandis que très-souvent on les aggrave par des remèdes, par des topiques et sur-tout les emplâtres auxquels elles ont beaucoup de confiance.

Face d'une fille, morte de douleur, ayant appris que son amant, avec qui elle étoit fiancée, s'étoit marié à une autre. La femme est plus sensible, et conséquemment plus jalouse que l'homme ; elle est dangereuse dans ses amours, sur-tout lorsqu'elle est seule.

Face d'une fille, jadis très-jolie, mais devenue borgne et très-laide par la petite vérole. Une veuve avoit un garçon et une fille, tous deux d'une rare beauté : ils eurent la petite vérole ; le garçon n'en fut point marqué et conserva toute sa beauté ; la fille, au contraire, en fut horriblement maltraitée et devint hideuse, ce qui lui attiroit sans cesse les railleries de son frère et la dépitoit jusqu'aux larmes ; la mère souffroit tout pour son beau garçon (1) : mais une personne prudente et sage, qui fréquentoit la maison,

______

(1) Les femmes, en général, ont plus d'attaché pour les garçons que pour les filles.

étant un jour témoin de ces petits débats, après les avoir caressé l'un et l'autre, rabaissa l'orgueil du petit garçon, en lui représentant la fragilité de la beauté, et combien le vice peut la flétrir ; puis il consola la petite fille, en l'assurant que la sagesse étoit préférable à la beauté, et par ce moyen, il les réconcilia, et ils s'aimèrent.

Face d'un suicide, craignant d'être arrêté dans le tems de la terreur. Quelques années avant la révolution, un riche particulier, après s'être ruiné au jeu et à la débauche, et voulant continuer ce joli train de vie, emprunta une somme considérable, après quoi, prévoyant qu'il ne pourroit jamais la rendre, il résolut de mourir au bout du compte : en effet, la veille de sa mort, se voyant sans argent et sans espoir, il donna encore un repas à ses amis et à ses amies, et le lendemain il écrivit, à son ami de cœur, une lettre qui commençoit ainsi : *cher ami, dans ce moment où tu lis ma lettre, ton ami n'est plus, etc.* Aussi-tôt il court chez lui, mais en effet il étoit mort. Tel est le fruit de l'intempérance, du libertinage et de l'apathie, qui en est souvent la suite : cette année fut remarquable par un grand nombre de suicides des deux sexes ; entre autres, une demoiselle qui se pendit dans sa chambre. Un jeune homme, d'un physique intéressant, fut trouvé mort par un berger, dans un lieu solitaire ; il s'étoit percé de son épée : on trouva dans la poche de son habit une lettre très-pathétique qu'il adressoit à sa mère, pour la consoler de sa mort, etc.

Objets concernant les Maladies du Cou.

Gouètre d'une jolie femme, des environs du Mont-Blanc. Je connoissois une femme qui avoit été dans ce pays-là ; elle m'assuroit qu'il y avoit des villages où les trois quarts des femmes avoient le gouètre, dont elles tiroient vanité, en sorte qu'elles se moquoient de celles qui n'en avoient pas, tant il est vrai que la beauté ne consiste pas dans la régularité des traits et dans les justes proportions du corps, mais plutôt dans l'habitude des objets ; ainsi ne soyons point étonnés du goût des Chinois, des Malabares, des Hottentots, et de tant d'autres bizarreries nationales.

Ecrouelles arrivées à une jeune fille, d'un tempérament lubrique.

Les écrouelles sont très difficiles à guérir, sur-tout avant l'âge de puberté ; on regarde les écrouelles comme une vérole dégénérée, mais on se trompe, car elles existoient bien avant l'époque de la vérole, et le mercure, bien loin de les guérir, les irrite davantage.

Plaie pénétrante dans la trachée artère d'un particulier, faite d'un coup de rasoir donné méchamment par un scélérat en le rasant, à dessein de le voler; mais la vue du sang ayant glacé sa main, l'empêcha d'achever son horrible dessein; il jeta le rasoir et s'en fut, laissant le pauvre vieillard trempé dans son sang, jusqu'à ce que sa servante étant rentrée, et voyant cet affreux spectacle, cria au secours : on monte, il est secouru par un habile chirurgien, et il guérit assez promptement,

Dartres vives, occasionnées par un mauvais rasoir, ébreché et peut-être sale. Un pauvre homme demanda à un barbier s'il vouloit le raser pour l'amour de dieu ; je le veux bien, dit-il : il le lave, le frotte avec de l'eau froide, sans savon ni linge, et choisit, pour mettre le comble à sa monstruosité, un rasoir tout ébreché. Pendant qu'il écorchoit tout vif ce pauvre malheureux, un chat que l'on étrilloit d'importance dans l'arrière-boutique crioit comme un diable ; le barbier, tout bouillant de colère, s'écrie : que fait-on à ce pauvre chat, pour le faire tant souffrir ? le pauvre s'écrie alors, c'est peut-être qu'on lui fait aussi la barbe pour l'amour de dieu : à ces paroles, le barbier rentrant en lui-même, et reconnoissant son inhumanité, le traita convenablement. Ne cessez de faire honte du vice aux libertins, et de reprocher le crime aux scélérats! car l'indifférence les enhardit davantage.

Haricot tombé dans la trachée artère d'un pauvre enfant, tandis qu'il s'excusoit devant sa mère qui le grondoit : il mourut suffoqué en moins de huit heures.

Noyau de cerise coulé et tombé dans la trachée artère d'une jeune demoiselle, en riant et folâtrant avec son amant ; elle mourut suffoquée ; le noyau étoit descendu jusques dans les bronches.

Une nouvelle mariée, étant à table, ne cessoit de rire et de parler avec pétulance, lorsqu'une portion de nerf de mouton qu'elle ne pouvoit mâcher, se glissa malheureusement dans la trachée artère ; sentant qu'elle étouffoit, elle se lève, met son mouchoir à sa bouche et sort pour ne pas troubler les convives : au bout d'un quart-d'heure ne retournant pas, on monte dans sa chambre, mais elle étoit morte, le nerf bouchoit entièrement la glotte.

Un citoyen fut à la campagne d'un de ses amis, qui s'amusoit à jeter des grains de raisin dans la bouche de son fils, il en tomba malheureusement un dans la trachée artère, qui ne put sortir, malgré les efforts réitérés qu'il fit, et j'eus la douleur, me dit-il, de le voir mourir le même jour. — Ainsi périt Anacréon.

Pour éviter de pareils malheurs, il faut manger lentement, bien mâcher les morceaux et avaler sans parler, encore moins rire : mais lorsque le malheur est arrivé, le seul moyen qui peut quelquefois sauver le malade, c'est la bronchotomie ou tracheotomie ; si le vulgaire, toujours ignorant, n'intimide pas le chirurgien par ses bavardises.

Épingle avalée accidentellement dans une cuillerée de soupe, arrêtée et enfoncée dans les parois de l'œsophage, qui fit périr le malade dans un état convulsif : ce malheur arrive souvent par la mauvaise habitude qu'ont les cuisinières, de mettre des épingles à leurs bavettes.

Un jeune homme avala un os de poulet fort aigu, qui s'arrêta dans le fond du gosier, dont il mourut.

Un particulier, après avoir bien dîné, avala malheureusement un cure-dent de plume, dont il se servoit, qui le fit périr ; s'il eût été d'argent, il auroit pu s'en délivrer par sa pesanteur spécifique.

Un homme avala un fragment d'os de

mouton dans de la soupe au riz, et s'arrêta bien avant dans l'œsophage ; après plusieurs semaines d'inquiétudes et de souffrances, on lui conseilla d'avaler force morceaux de pain à demi-mâchés, ce qui réussit. Je retirai une fois, du fond du gosier d'un joyeux convive, une arrête de morue avec mon doigt seulement ; au reste, le tire-arrête est le meilleur secours : mais les corps poussés dans l'estomac n'y sont pas toujours sans danger.

Plaie mortelle au cou, qu'un domestique se fit, pour éviter de mourir sur l'échafaud. Une nouvelle mariée me disoit un jour qu'une de ses parentes avoit eu une jeune servante, qu'elle accusa en justice de lui avoir volé ses bijoux. Comme elle étoit véritablement innocente, elle nia tout simplement avec ingénuité ; néanmoins, elle fut condamnée à être pendue : comme on venoit la prendre dans la prison pour l'exécuter, on la trouva morte ; elle avoit eu le courage de s'étrangler avec le cordon de sa coëffe : quelque tems après, on prit le véritable voleur. Cette jeune mariée, quoique très-gaie, ne pouvoit en parler sans avoir les larmes aux yeux ! Tout le monde sait la fin tragique de la pauvre servante à la fatale pie !... Avis à l'humanité !

Objets concernant les maladies de la poitrine.

Cancer occulte de la mamelle d'une jeune dame, occasionné par un coup de coude, donné innocemment par son mari, dormant à côté d'elle.... Les Mahométans ne couchent point avec leurs femmes, par une loi expresse du *coram* ; cette politique religieuse préserve réciproquement les conjoints de beaucoup d'accidens funestes, qui arrivent machinalement : de plus, il rend l'union conjugale et ses apprêts beaucoup plus piquans ; *nam ab assuetis non fit passio*, et conséquemment plus apte à la génération.

Autre cancer occulte de la mamelle d'une dame, provenant d'un coup que lui donna malheureusement son fils, en se jouant avec lui, opéré avec succès.

Cancer ulcéré de la mamelle d'une jeune fille, d'une patience héroïque à souffrir les douleurs les plus cruelles : sa mère la regretoit d'autant plus que sa conduite y avoit un peu contribuée.

Autre cancer ulcéré de la mamelle d'une femme, âgée d'environ 5o ans, dont elle mourut, après ne s'être nourrie, pendant un an, que de carottes, dont on lui avoit conseillé l'usage (1).

Tumeur anevrismale et consécutive de la crosse de l'aorte d'une femme, morte à l'hôtel-dieu de Paris, l'an 3.

Autre anevrisme de la crosse de l'aorte, crevé dans le pericarde d'un maître à danser.

Autre anevrisme de la crosse de l'aorte d'un garçon orfèvre, mort à l'hôtel-dieu, l'an 3.

Portion de la paroi interne et antérieure de la poitrine, avec enfoncement des trois premières vraies côtes et avec caries du sternum d'une femme, provenant d'un anevrisme, morte à l'hôtel-dieu l'an 3. Cette année est remarquable par la quantité d'anevrismes qu'il y a eu : le chagrin et la colère y donnent souvent lieu.

Autre anevrisme de la crosse de l'aorte d'une femme morte à l'hôtel-dieu, l'an 4. Les personnes affligées de cette incurable maladie, n'ont pas de meilleurs remèdes à

---

(1) Jusqu'à present, on n'a pas encore trouvé de spécifique contre le cancer ulcéré, si non l'extirpation, qui est toujours un moyen très-cruel et souvent mortel. M. Stork a employé, en Allemagne, la cigue avec succès ; mais en France, ce remède n'a pas, à beaucoup près, aussi bien réussi.

employer, pour ne pas accélérer leur mort, que la tranquillité de corps et d'esprit, quelques petites saignées de tems en tems, et une vie frugale.

Polype dans le ventricule du cœur (1).

Poulmons calcinés d'un grand fumeur, mort dans une affreuse consomption.... Je ne vois aucune utilité à fumer du tabac, si ce n'est pour diminuer un peu la corpulence, et mieux encore pour dédommager les marins de leurs privations, quoique plusieurs s'y prennent d'une autre manière : les anciens ne connoissoient pas heureusement les voyages de longs cours, tous les soirs ils prenoient terre, et leurs mousses avoient au moins les nuits franches !...

Portion du poumon d'un asthmatique avec des cubercules ; il y avoit plus de dix ans qu'il ne dormoit que dans un fauteuil et dans une chambre haute et bien sèche.

Poumon ulcéré d'une jeune fille, morte phthisique ; quoique devorée par l'amour, elle se comporta néanmoins avec tant de sagesse et de modestie, qu'elle mourut vierge. Cette

____

(1) Les vrais polypes du cœur sont très-rares ; cependant, beaucoup de personnes croyent mal-à-propos en avoir et en sont allarmées, à la première irrégularité du poulx.

pièce pathologique est la première que j'aie représentée en cire colorée (1), il y a 25 ans, et la première aussi qui ait été faite dans ce genre, car il n'y en avoit point encore nulle part, pas même en Italie, quoiqu'il y eut depuis long-tems d'autres objets en cire, tels que l'anatomie, et quelques pièces relatives aux accouchemens.

Poumon presqu'entièrement dissout, d'un ivrogne de profession. Que la phthisie pulmonaire dépende des tubercules ou de l'ulcère du poumon, ou bien qu'ils n'en soient que les effets (c'est ce que je n'entreprendrai pas de discuter ici) ; toujours est-il certain que c'est une cruelle maladie, qui emporte une grande partie de la jeunesse, qui y est plus exposée que les autres âges de la vie.

En général, les personnes sujettes à la pnlmonie ont le cou long, la poitrine resserrée, les molets menus, elles sont frileuses et peu propres à la génération, elles craignent le vent du nord : rien ne leur est plus favorable que le régime végétal, sur-tout l'usage du riz, l'exercice à cheval, à pied, en voiture, les voyages par terre ; mais je n'ai pas la

____

(1) Depuis cinq ou six ans, l'école de médecine de Paris a commencé à faire representer la pathologie en cire colorée.

même confiance dans les voyages par mer, malgré l'autorité de Pline, qui nous dit : *Navigatio utilis est phthisicis , et sanguinem egerentibus* , &c. Tout cela vaut autant, au moins, que les absorbans, les appértifs, les béchiques, le kina, le sagou, les bouillons d'écrévisses, de veau, de tortue, de vipère, de limaçon , le lait d'ânesse, le petit-lait, &c. &c., et si j'ai quelque confiance dans les remèdes pharmaceutiques, c'est dans les diurétiques; c'étoit la pratique de Baglivi *in pectoris morbis semper ducendum ad vias urinœ* , dit ce grave médecin. Au reste, je regarde la phthisie pulmonaire bien confirmée comme contagieuse; en sorte qu'une femme pourroit très-bien la gagner de son mari en continuant d'habiter avec lui et réciproquement un mari d'une femme , pour peu qu'il y eut de la disposition.

Il est bon de remarquer que les enfans nés de parens pulmoniques le deviennent ordinairement. *Sic patrum in natos veniunt cum semine morbi.*

Tels sont les principaux objets de mon Muséum concernant les maladies de la poitrine et de ses viscères. Quoique cette cavité renferme des viscères de la plus grande importance, néanmoins elle peut être blessée très-avant sans entraîner la mort du malade; voyez Hildanus, Saviard et autres. Dernièrement un jeune médecin Hongrois (1) avec qui j'ai eu l'agrément de parler

---

(1) Il connoît MM. Corvizart, Sabatier, Boyer, &c.

latin, qui est pensionné de sa majesté impériale &c.
me fit voir une cicatrice étonnante auprès de la
région du cœur, d'une plaie qu'il avoit reçue
dans un combat étant auprès du général, dont il
étoit médecin.

*Objets concernant les Maladies de l'abdomen,
ou bas - ventre.*

Inflammation considérable avec taches gangré-
neuses dans l'estomac d'un père de famille, empoisonné *suo nequissimo nato*, dans du petit lait
qu'il prenoit tous les matins. Dans une ville considérable, une jeune femme faisoit bon ménage
avec son mari, *dum consuetudinem cum cle-
rico junxit et tam amatoriè, ut viro toxicum
miscere simul molirentur ; quod confestim et
rusticè in gentaculo egerunt ; tamen agnito sce-
lere, suspensa usta que mulier, sed perennem
tantum in carcerem conjectus est clericus.* En
voici un autre que je tiens de bonne part. Une
fille unique, riche, belle et ajoutons vertueuse,
épousa un jeune homme aimable, plus dissimulé
pourtant qu'amoureux, aussi se montra-t-il d'a-
bord doux, honnête, complaisant vis-à-vis de son
épouse : mais bientôt après s'étant répandu dans
les brillantes sociétés, il devint moins assidus
auprès d'elle, qui néanmoins lui fut toujours
fidelle, malgré les dégoûts qu'il lui faisoit sentir.
Cependant le mari, séduit par son fourbe de
frère, le chargea du soin de régir ses biens et

sa maison, et négligea sa vertueuse femme. Sitôt que notre rusé se vit en possession de cette autorité, il ne songea plus qu'à satisfaire l'amour qu'il avoit conçu pour sa belle-sœur, et il **y** comptoit tellement que, sans lui avoir fait la moindre confidence, il lui déclara naïvement sa passion ; mais cette aimable et vertueuse dame lui tourna le dos pour toute réponse. Furieux, il s'imagine qu'il a un rival qui le débusque ; il épie scrupuleusement, et voit clairement qu'il s'est trompé ; il essaye de nouveau de lui faire agréer son amour, mais en vain ; elle affecte même de le mépriser : ayant perdu alors toute espérance de toucher son cœur, la prend en aversion ; et pour la mieux perdre dans l'esprit de son mari, il attaque sa sagesse, et lui suppose un amant indiscret qui le déshonore , et fait si bien que de raisonnable époux qu'il étoit, il devint tyran furieux. Sur ces entrefaites , sa femme hérite d'un bien considérable ; il feint alors des égards extraordinaires pour elle et l'emmène à la campagne pour l'amuser, l'exercer, disoit - il , avec son frère, et un ami qui ne jouoit plus auprès d'elle le rôle d'amoureux, mais celui de la considération et du respect, et avec tant d'art qu'elle croyoit à sa feinte sincérité. Le frère profite de ce moment pour engager sa belle sœur à faire son mari héritier de tous ses biens et s'empare tellement de son esprit qu'elle y con-

sent par un testament. Le mari partit alors seul
pour la ville. — Peu de tems après , sa femme
voulant se purger, on lui prépare sa médecine, mais en la voyant elle eut une sorte de
pressentiment qui la lui fit répugner et la fit jetter;
le frère et son ami au désespoir, veulent mettre
le comble à leur scélératesse : cependant ils
surent se contraindre jusqu'à ce qu'ils pussent
librement exécuter leur détestable projet. Un
matin le frère entre dans la chambre de sa belle-
sœur, lui présente une tasse pleine d'une liqueur
semblable au café, qu'elle refuse. Alors , agité par
la fureur , il lui dit sans détour, madame , il faut
mourir : aussitôt cette innocente victime, voyant
qu'il a fermé tout accès à la pitié , jette les yeux
toute tremblante sur l'ami , mais le voyant tout
aussi inflexible tenant un poignard dans sa main
et l'assurant qu'il alloit le plonger dans son sein si
elle ne prenoit pas le parti que son beau-frère lui
présentoit, lève les yeux au Ciel, comme pour le
prendre à témoin de sa vertu et de cette noire perfidie, prend la tasse, toute frémissante, et l'avale
promptement ; comme elle voit la satisfaction de
ces scélérats ; elle les supplie de vouloir au moins
sacerdotem accersere : ils sortent en fermant la
porte. Se voyant seule , elle profite de ce moment pour se jetter par la fenêtre , rencontre un
de ses gens et lui dit mon ami donne-moi un verre
d'eau, je suis empoisonnée , et réussit à se faire

,vomir ; mais le poison étoit si violent que ce qui resta la fit bientôt mourir.

Ainsi périt cette illustre dame victime de sa vertu et de sa bonté. On voit par ces exemples terribles et par une infinité d'autres, tels que les Brainvilliers, Desrue, &c. conbien on doit être avisé à l'égard des personnes qui nous entourent, combien les apothicaires, droguiste, épiciers, coloristes, &c. doivent être attentifs à ne pas vendre légèrement à tout venant, en supposant qu'ils soient au moins autorisés par la police.

Obstruction complette du pylore d'un maître ivrogne mort à l'Hôtel-Dieu. Ce misérable, huit jours avant sa mort, vomissoit tout ce qu'il prenoit, même les liquides, rien ne pouvoit passer dans les intestins; il mourut dans un état affreux. Les vins de cabaret sont en général très pernicieux, par les falsifications et les drogues dont on les charge. Ils donnent lieu non-seulement aux obstructions, mais encore aux tremblemens des membres, aux apoplexies, aux hydropisies, à la phthisie, quelquefois à la mort subite.

Un voyageur entre dans un cabaret sur la route de Versailles, demande un demi-septier de vin pour se rafraîchir ; à peine l'a-t-il bu, qu'il se sent foible et reste sur la place. La police, instruite de cet accident malheureux, ordonne l'analyse de tous les vins qui sont dans la cave du marchand; ils furent tous jugés dignes d'être

versés dans la rue, et le marchand de vin incar-
céré.

Si l'on pouvoit voir d'un coup d'œil les maux
que le vin frelaté et même pur occasionne, on
s'empresseroit bientôt d'arracher les vignes!...

Portion du colon extrêmement rétrécie d'une
jeune fille morte hydropique; *Job van-meerem*,
Ob. 49. dit avoir tiré du ventre d'une femme
hydropique, cent vingt-cinq livres de sérosités.
Les femmes guérissent plus facilement de l'hydropisie que les hommes.

Obstruction considérable du foye avec ulcère,
d'un homme de lettres sédentaire, fort studieux
et mélancolique. Il faut à un homme de cabinet deux heures au moins d'exercice de corps
par jour pour soutenir sa santé.

Obstruction de la rate avec un fungus d'une
demoiselle attaquée de chlorose ou pâles couleurs : elle n'avoit aucun attrait pour le mariage;
mais beaucoup pour la retraite et la vie religieuse.

Anus artificiel dans la région ombilicale d'une
femme, pour avoir négligé de porter un bandage : on fut obligé de l'opérer.

Autre anus artificiel dans l'aîne d'un charretier, pour avoir aussi négligé de porter un
bandage pour contenir une hernie inguinale.

Les hernies ou descentes dépendent ordinairement des efforts violens, des chûtes, des

sauts, de la constipation, du fréquent usage de
l'huile ou du vinaigre, ce qui fait que les peuples
du midi de la France, les minimes, les chartreux et
autres religieux y sont plus sujets que les autres.
Les hernies arrivent souvent aux enfans pour les
laisser trop crier : aux filles et aux femmes par l'u-
sage des corps de baleine (1) ; il est presqu'inconcevable jusqu'à quel point les filles et les femmes
ont pu conprimer, disons mieux, bourreler, dé-
figurer leur ventre par des corps de baleine,
pour avoir la taille fine, disent-elles : quelle
manie! y a-t-il rien de si beau que de l'avoir
naturelle! Mais est-ce en France où il faut chercher la simple nature (2), toujours aimable, toujours belle! eh quoi les Grecques ont-elles jamais
manqué de charmes et d'attraits pour avoir laissé
constamment leur giron à l'aise ? Voit-on parmi
elles cette énorme quantité de phthisiques, de mélancoliques, d'hydropiques ? Voyez-vous cette
foule de bossues, de bancalles, de hernieuses dont la
cause principale se voit assez dans le refoulement,
la gêne et la compression des viscères abdominaux
et de la poitrine par l'usage des corps de baleine.
Ne cesserons-nous jamais de vouloir réformer la
nature? Les personnes de sens riroient ou plutôt
s'indigneroient, si elle savoient ce qu'on m'a proposé pour donner aux filles et aux femmes une
taille élégante ! .. Sexe charmant, ne consultez

que la nature, vous serez toujours aimable et vous regnerez toujours dans nos cœurs.

Hémorroïdes très-gonflées , survenues à une jeune veuve (chagrine d'avoir perdu un mari jeune et vigoureux) qui la préservèrent pourtant de la folie dont elle étoit menacée.

Hémorroïdes fluantes et ulcérées d'un homme fort studieux; ces sortes de personnes doivent se tenir le ventre libre; les liqueurs, le café, les veilles , leurs sont très-funestes.

Chûte du fondement d'un enfant d'environ quatre ans , accoutumé déjà par sa folle mère à boire du vin pur.

Si l'usage du vin est nécesssaire, ce dont je doute très-fort , du moins ne faudroit-il commencer d'en donner aux enfans qu'à l'âge de puberté; de l'eau , de l'eau pure avant cet âge ! Je fus surpris lorsqu'un Parisien , homme de sens , me dit qu'il ne croyoit pas que l'homme pût exister sans boire du vin ; mais à son tour il fut bien plus surpris lorsque je l'assurai que plus des trois quarts des hommes de notre globe n'en buvoient point ! je ne pus jamais le lui persuader ; ce qui est pourtant vrai.

---

(1) Si la mode en est détruite , le génie malheureusement subsiste encore.

(2) Les théologiens et les vrais philosophes placent la raison dans la simple nature ! Soyons donc raisonnables?...

Dans le fait, le vin ne devroit être employé que comme cordial, et non comme boisson ordinaire. Je sais qu'un peu d'acide est nécessaire pour corriger l'alkali de notre constitution et sa tendance à la putréfaction; mais les fruits, même les secs, y suppléent bien mieux que le vin, et ne produisent aucuns de ses funestes inconvéniens. Je ne prêche point, il est vrai, la morale des poëtes, ni celle des musiciens, mais qu'importe, pourvu que je dise la vérité!........

Chûte du fondement d'une jeune femme, occasionnée par des efforts trop précipités dans son premier accouchement, excités par une sage-femme ignorante et obstinée.

Je sais qu'on a beau vouloir représenter le bien au peuple, il n'en fait jamais qu'à sa tête, et malheureusement il l'a presque toujours mal montée, mais heureusement qu'il y a un moyen pour captiver sa volonté, c'est la religion : il seroit donc à souhaiter, pour le bien de l'humanité, que les ministres de la religion (je parle à tous les peuples) recommandassent sans cesse aux sages-femmes de n'être que simples spectatrices dans les accouchemens naturels ; (et heureusement ils le sont presque tous, surtout à la campagne,) plutôt que de faire les empressées pour abréger et secourir, disent-elles, la femme en travail. J'ai

34

assez pratiqué les accouchemens, j'ai assez con-
templé la nature dans cette admirable fonction
pour oser avancer, qu'il périroit moins de femmes
à la campagne, qu'il y en auroit moins d'estropiées, moins de languissantes si elles n'étoient secourues dans le travail de l'accouchement que par
leurs voisines: qu'on se souvienne toujours que
l'accouchement est une fonction naturelle qui
s'exécute le plus souvent d'elle-même; que dans
le cas où la nature a réellement besoin d'être
secourue, elle ne peut l'être par des sages-femmes
de campagne, mais seulement par des accoucheurs ou des sages-femmes instruites et habiles
dans la pratique des accouchemens, car cet art,
(devenu si salutaire aujourd'hui), ne doit point
souffrir de médiocrité dans les personnes qui
l'exercent. Ainsi il est encore du devoir des
ministres de la religion de recommander, sur
tout aux sages - femmes de campagne , que
dès qu'elles s'appercevront que la marche de
l'accouchement n'est pas ordinaire, de ne point
rougir de demander du secours plutôt que de vouloir s'obstiner à manœuvrer, à tripoter, toujours
malheureusement pour l'enfant et souvent pour
la mère. Je ferois frémir si je disois tout ce que
je sais touchant l'obstination effrénée et cruelle
de la plupart des sages-femmes de campagne :
il y a grande apparence que si l'aimable Rachel
eût été bien secourue par une habile sage-

Femme elle ne fut pas morte en accouchant de Benjamin; ici l'encouragement ne suffit pas, il faut encore de l'habileté et de la dextérité ; *mortua est ergo Rachel.*

Piqûre gangréneuse à la fesse d'une demoiselle fort jolie, mais maligne comme un diable, par l'enfoncement d'une aiguille fichée dans la paille de sa chaise, que son espiéglerie contre ses compagnes lui avoit mérité, *par pari refertur.* La peine du talion est assez naturelle, cependant les Législateurs ont toujours craint de l'admettre.

Playe considérable à la fesse d'une jeune femme fort vive, par la cassure subite d'un pot de chambre fêlé sur lequel elle s'étoit assise.

Fungus considérable dans le rectum d'un religieux, extirpé avec la ligature par un habile chirurgien.

Aiguille arrêtée au sphincter de l'anus d'une jeune femme qui l'avoit malheureusement avalée, par la mauvaise habitude de les mettre dans sa bouche en les choisissant, il fallut inciser le fondement. Une nourrice vint me consulter, toute tremblante, me disant qu'ayant donné son étui à son nourrisson pour l'amuser; il l'avoit ouvert sans s'en appercevoir, qu'il l'avoit aussitôt porté à sa bouche et qu'il avoit avalé des épingles et même des aiguilles. Je lui conseillai de lui faire avaler tout de suite beaucoup de lait tiède;

ce qu'elle fit : au bout de 5 ou 6 heures, il les rendit par l'anus. Quand je me rappelle, comme ce pauvre innocent étoit tranquille, quoiqu'il eut la mort la plus cruelle dans son ventre, je ne puis m'empêcher de reconnoître l'ignorance comme un bienfait de la Providence!......

Inflammation considérable, avec érosion de l'anus d'une jeune fille fort sage, mais d'une malpropreté insuportable malgré les sages remontrances de ses parens ; elle étoit aussi laide que salope, elle faisoit horreur! tandis que la propreté est si aimable, qu'elle doit être regardée comme le plus bel ornement du sexe et qui souvent supplée à la beauté! au lieu que celle-ci sans la propreté est toujours repoussante. J'ai connu une femme douée d'une extrême beauté, mais sale à proportion, qu'on fuyoit comme une lépreuse. La propreté du corps, est comme l'image de la pureté de l'ame, il faut donc qu'une fille surtout la chérisse et que toutes ses parties même les plus ignobles soient aussi propre que sa bouche ; car le fondement, étant l'égoût du corps, est sujet à beaucoup de maladies par la malpropreté seule, à laquelle on doit y prendre garde. Les filles de la campagne, quoique simples, sont en général plus propres que celles de la ville. La campagne sera toujours le berceau de l'innocence et de la population; et la ville celui du vice et de la dépopulation : puissent les mœurs champêtres devenir un jour à la mode!......

Playe dans le rectum avec excoriation du fondement d'une jeune fille, par la rupture d'une canule de buis étant tombée dessus en voulant se donner elle-même un lavement.

Certaines personnes *extranea corpora in rectum intromittere oblectantur* ; mais souvent avec grande repentance, à cause de la contraction du sphincter et de l'action péristaltique ou vermiculaire de l'intestin. Voici plusieurs faits certains : *Quidam solitarius lagenœ collum vitreœ in podicem festivé se irrepsit* ; lequel s'étant cassé, on ne put le retirer qu'en déchirant l'anus ; *miserandum in modum cruentaretur* !...
Le fameux Desault ne put retirer *ex podice* d'un jeune homme un pot de pommade qu'il s'y étoit introduit, qu'en le brisant, tellement il étoit volumineux. Joseph Scaliger dit que les Hollandais ne sont pas victimes de pareilles maladies, doux fruit *liberalis purœ que institutionis* !

Bien que la nature semble n'avoir caché l'anus que pour ne servir qu'à une fonction pour ainsi dire honteuse ; néanmoins on voit tous les jours dans les rues et dans d'autres endroits publics, non seulement des enfans, mais même des hommes affecter de pisser et chier sans gêne devant de jeunes filles et sages. Il faut dire aussi que de pareilles indécences et de semblables vilainies ne se voyent ni chez les Mahométans, ni parmi les

Juifs, ni même chez les Protestans ; il est vrai qu'il est dit dans la loi divine ; *habebis locum extra castra, ad quem egrediaris ad requisita naturæ* ; et dans le verset suivant *et egesta humo operies* : il faut espérer qu'un jour on prendra garde à ces versets du Deuteronome.

Gerçures fort douloureuses et enflammées de l'anus *formosi pueri a nefando coitu*. Il est très-important que la jeunesse soit sagement élevée, pour la préserver de l'erreur et du vice (1) : je ne vois rien de si satisfaisant pour un bon père que d'élever son fils, au sortir de soins de sa vertueuse mère !... En effet, quelle joie de le voir croître à l'éclat de ses vertus ! quelle douceur de le voir l'image de sa conduite ! *puer amabilis, integerque pudore*, étant à se promener, fut poliment abordé *reverito homine ; at ille præ gaudio elatus, eum venuste accepit : sed iste jam jamque amore incensus, in cellam sensim allexit, ibi nullus sermo nisi pius, ephebum interdum blandiens, sed cautè quia innoxium adhuc erat : adulta nocte, duplicatis utrimque blanditiis, simul cœnavere simul cubuere : tunc veterator amore ustus, refractis verecundiæ claustris, puero a culpa remoto vim intulit ; at ille attonitus concitatusque illicò cubile desiluit, et noctem in sella moleste pervigilavit. Diluculo*

---

(1) Voyez les effets des mauvaises études dans le savant Fleuri, dans Mariana, dans Quintilien, &c.

tandem, lœtè suspenso gradu exiit. Ce vertueux jeune homme disoit en pleine société, *id ego mente non capio, ab homine venerando!* Les femmes ne s'indignent pas si facilement. Une dame me fit connoître un homme qui dans sa jeunesse, *pulcherrimum fuerat et a gravissimo viro ad turpia impulsum;* ce qui lui fit perdre entièrement la confiance. — J'ai vu dans une société *formosissimum juvenem, optime eductum litteratum que,* qui néanmoins ne pouvoit s'empêcher *coxas natesque suas molliter blandiri.* Un jour on m'envoya chercher pour un jeune garçon, *cujus podex omnino fissus incensus que erat, a nefanda copulatione cum nautico,* &c. &c. &c. *Pro sœlus!* . . . . .

Relàchement considérable du sphincter de l'anus *lepidissimœ novœ nuptœ, ratione turpi, licet in cœnobio optime eductœ; sed tam insulsus fuit vir ejus, ut istud amico patefecerit, at ille omnium perfidissimus turpissimus que hoc cantilenâ in lucem protulit, adde quod eam nominavit:* on ne sauroit pousser plus loin la scélératesse; au moins *si non decorarum mulierum, at saltem honestatis ratio habenda est.* On diroit que les femmes se prémunissent d'avance contre le physique énervé des hommes d'aujourd'hui, dont le cœur blazé dès l'enfance, leur fait mal augurer du reste . . . . . . Une jeune dame des plus accomplies, vint me consulter sur quelques incommodités qu'elle avoit: après l'avoir visitée; pour me mettre mieux au fait de son état, elle me

fit sa confession générale, je vis que sa conduite
depuis son adolescence, avoit été celle d'une personne spirituelle, sensible, mais trop instruite (1)
et dont les effets avoient été pleins de ravissemens et de délices, qui l'attendrissoient encore ;
mais traînant une peine d'esprit, un resserrement
de cœur que j'eus de la peine à calmer : j'ai eu
lieu de m'assurer, par nombre d'exemples que
la femme a un sentiment plus énergique et plus
sensible que l'homme, et que conséquemment
son éducation doit être très prudemment dirigée :
mais le fait-on ? Tout cela me conduit nécessairement à des réflexions qui je crois ne seront
pas inutiles à l'homme de sens : *me pudet hœc
effari, tamen propter bonum incipiam* ! en effet ne
devons-nous pas rougir de voir jusqu'à quel de-
gré d'abrutissement l'homme est arrivé au-
dessous même de la bête : je dis l'homme seulement, parce qu'en cela la femme libre ne
s'écarte guère de la nature. Plaise au ciel qu'elle
soit toujours triomphante !

Je sais bien que ces excès datent de loin ;
que leur origine se perd dans l'obscurité des
tems ; qu'on en voit des traces dans les fragmens de l'histoire phénicienne et égyptienne ;
que les livres sacrés et surtout les prophètes en
font mention ; je sais aussi que la théologie
païenne ayant enfanté des divinités puériles,
voluptueuses, abominables, ouvrit la porte aux

---

(1) Ce qui n'arrive que trop souvent, surtout aux jolies filles.

vices les plus infâmes , *sedem te quoque habere refers ?.... dixit idem quoties lascivo juno tonanti.* On a peine à croire que des peuples aussi spirituels et aussi vertueux que les Grecs et les Romains aient soumis leurs adorations à des divinités aussi méprisables ! que dis-je? les législateurs les plus sages, les philosophes les plus éclairés n'ont pu s'en garantir : Solon , le sage Solon adopta ces délicatesses monstrueuses , ces bizarreries amoureuses (1) qui couvriront à jamais sa mémoire d'une opprobre éternel. Platon , ce beau génie , n'a-t-il pas sali ses écrits de son cher Agathon ? &c.

D'après de pareils exemples et de tant d'autres, faut-il s'étonner de voir un Alcée, un Straton , un Téocrite, un Anacréon, un Horace , un Martial, un Tibulle, un Virgile même , &c. (2) , chanter leurs amours infâmes! et doit-on être surpris si les femmes les plus chastes, telles que les Lucrèce, les Cornélie, les Julie, les Porcie, les Livie, *conjugibus suis cupidè indulgerent* (3) , jalouses de posséder leur cœur en entier !

----

(1) Il les défendit seulement au peuple et aux esclaves.

(2) On a remarqué que les vices vont du midi au nord, et jamais du nord au midi. Voyez Tacite , de Moribus Germanorum , et autres. Quand les Goths , sous Atilla, ravagèrent l'Europe , ils y répandirent bien la terreur , mais non le vice !

(3) Voyez Martial et autres.

Enfin, sous Domitien, ces détestables dissolutions furent à leur comble, César *habet noster
similes tibi ministros, tantaque sidereos vix capit
aula mares*, alors la dépravation n'eut plus de
bornes (1); on ne voyoit dans les bains, dans les
hôtelleries, dans les assemblées que des Cinœdi,
des Spadones, des Fellatrices, partout on ne rencontroit que ces beaux garçons à longue chevelure
frisée dont parle Saint-Ambroise, *Corpus primo
vulgare; et enim morbi podicis*, se multiplièrent
à l'infini, comme Juvénal, Perse, Martial nous
le certifient; eh! comment toutes ces dissolutions
ne seroient-elles pas arrivées puisque leur infâme religion les y portoit, et qui pis est, leur
en donnoit l'exemple?... Mais est-il possible
que leurs prêtres fussent de bonne foi? Non,
ils étoient trop éclairés pour cela, comme Lucien et autres nous l'apprennent; mais comment ont-ils pu annoncer gravement au peuple ce qu'ils ne croyoient pas eux-mêmes?
Par plusieurs raisons; d'abord parce que cette
croyance flattoit leur volupté, leur orgueil, leur
cupidité, leur avarice (2): mais comment l'ont-

---

(1) Quand j'entends élever jusqu'aux nues la conduite de
Virgile et d'Horace, et laisser celle de Properce et de Juvénal, il me semble voir l'honnêteté aux pieds de l'impudicité.

(2) J'aurois prouvé tous ces vices par des exemples si je
n'eusse crains d'être prolixe.

ils pu enseigner sans remords de conscience? Les uns parce qu'ils étoient athées (1), ainsi qu'une bonne partie des philosophes Grecs et du sénat Romain ; les autres parce qu'ils se persuadoient qu'il leur étoit beaucoup plus expédient de fixer les idées du peuple pour le contenir par le mensonge, l'impudicité, l'atrocité même (2), que par la vérité, la pudeur, la bienfaisance ; mais qui ne voit que ces passions étoient trop douces et trop honnêtes pour des hommes couverts de crimes et gangrénés de vices! Falloit-il bien alors qu'ils eussent recours au mensonge et à l'imposture pour cacher tant de saletés et tant d'absurdités, et non à la vérité qui les auroit fait

____

(1) Voyez le *Coran* dans le chapitre des *Abeilles*, &c. comme il les réfute.

(2) Il est des hommes que rien n'ébranle, le glaive même de la loi suspendu sur leur tête et n'ayant pas une minute à vivre! J'ai vu trois assassins aller au supplice avec cette audace féroce qui accompagnoit toutes leurs actions, crachant sur le peuple, qui vomissoit contre eux toutes les malédictions de la terre ; c'étoit pourtant des hommes qui avoient été élevés dans une religion redoutable aux méchans, qui ne connoissoient ni subtilités ni raffineries. Eh bien ! ce sont des hommes de cette malheureuse trempe qui servent de pivot aux autres pour commettre toute espèce de crimes. Supposons maintenant que le hasard eut placé ces trois scélérats dans des places éminentes : (que Dieu nous en préserve) il est impossible de calculer le mal que de pareils monstres eussent faits avec tranquillité.

paroître au grand jour, et les auroit couverts de confusion et de mépris.

Nous savons que des libertins maladroits ont tiré de ces effets et de bien d'autres, l'affreux dessein de rejetter les religions, et qu'ils l'ont même publié (1); mais ils sont dans l'erreur la plus grossière et dans l'impiété la plus révoltante !... Qu'ils sachent que tant qu'il y aura de peuples sur la terre, il y aura des religions, par la raison qu'étant dans l'impossibilité de tirer le rideau qui nous cache l'avenir, la la crainte augmente à proportion de l'ignorance : de là vient que le peuple demande sans cesse la religion, où il trouve sa tranquillité et sa consolation ! et cela d'autant mieux qu'elle est mystérieuse et pompeuse ! Aussi la religion *Théophilantrope*, fondée uniquement sur la simple morale, sans rites et sans costume, ne sera jamais celle du peuple, qui aime à complaire à ses grands yeux sans y voir plus clair.

Je sais que l'homme de bien et éclairé porte la religion dans son ame, comme le sanctuaire le plus pur à la Divinité !.... Mais le peuple, qui est ignorant et toujours en haleine, a-t-il le tems d'apprendre par lui-même à être sage ? a-t-il le tems de redresser son esprit, courbé par les rites et rivés par les mystères ? a-t-il le tems de se dépêtrer des langes de la su-

______

(1) Il faut n'avoir ni vertu, ni génie, ni politique !

perstition ? a-t-il le tems de rectifier son moral pour le diriger vers la vertu , afin de la contempler , de l'aimer, d'y fonder son espérance ?... Sans doute il n'y a qu'elle qui soit vraiment aimable et consolante et qui puisse ramener la félicité dans ce monde! ...., Mais la vérité toute nue, sur laquelle elle est fondée , peut-elle se montrer aux yeux du peuple ?..... Non sans doute.

Que la religion vienne donc à son secours ! qu'elle fasse son bonheur! qu'elle arrache de son cœur la cruauté , le mensonge , la perfidie ! pour y placer la bonté , la reconnoissance et la vérité ! car après tout ne faut-il pas mourir ? Et de quoi sert maintenant aux prêtres païens d'avoir trompé le peuple, pour le détourner des voyes de la nature, afin de le plonger dans l'infamie et l'ordure , (car le mensonge est la clef qui ouvre la porte à tous les vices.) Certainement les grands crimes, comme les grandes vertus, ne font point changer la face du soleil ni l'ordre des tems; mais nous voyons constamment la nature nous montrer la vérité dans toutes ses opérations , et cela jusqu'à la mort ! Oui , je ne puis imaginer alors l'état affreux d'un imposteur aux pieds de l'Eternel !........ O Dieu ! source de bonté ! puissent toutes vos créatures se trouver sans tache à ce dernier moment de la vie ! puissent-elles avoir fait un bon usage de leur raison en n'annonçant que la vérité dont vous êtes la source !...... Revenons à nos païens.

Cependant l'abominable et imposteur paganisme levoit toujours sa tête altière et couvroit la terre d'infamies, lorsqu'enfin le christianisme, après avoir long-tems gémi dans l'obscurité et le mépris, éclatta au milieu de ce cloaque d'impuretés. Les premiers chrétiens, forts de la pureté de leurs mœurs, indignés de tant d'abominations autorisées et enhardies par les prêtres d'une infâme religion, résolurent de la renverser et de l'exterminer. Mais ce ne fut pas avec des subtiles et interminables controverses (1), qu'ils commencèrent leurs attaques (2) ; bientôt

---

(1) Voyez celles de MM. Bossuet et Claude, pour ne pas en citer d'autres.

(2) Tout ce que je viens de dire et tout ce que je vais dire encore, n'est pas hors de notre sujet, puisque c'est pour montrer que les maladies provenant des vices anti-physiques et autres tirent leur source, ou sont fomentées et propagées par les mauvaises institutions, telles que la païenne, dont nous parlons, celle des anciens Mexicains, des Péruviens, des Japonnais, &c. On dit que les Mahométans sont très-enclains à ce vice, et qu'ils y sont d'autant plus portés, ajoute un célèbre auteur du siècle dernier, que, selon eux, c'est un acte religieux ; mais il se trompe lourdemeut, car Mahomet, bien loin d'autoriser cette abomination, se sert au contraire

ils auroient été culbutés et anéantis par les sophismes captieux des prêtres païens , qui d'ailleurs jouissoient encore de toute la confiance du peuple ; mais ils payèrent de leur personne en se montrant chastes, doux, patiens, charitables même envers leurs ennemis , ce qui étonna singulièrement le peuple païen ; plongé alors dans la volupté la plus rafinée et dans l'atrocité, il loua hautement leur vertu, il en fut vivement touché, et plusieurs résolurent enfin de les imiter.

Ce fut alors qu'armés du glaive de la sagesse ils oserent attaquer ce Jupiter dont le seul froncement des sourcils faisoit trembler l'univers : ce fut alors dis-je que le peuple stupide reconnut son erreur; que ce Neptune, ce Bacchus, cette Junon, cette Vénus , &c. qu'ils avoient tant respectés ! tant adorés ! ne furent plus à leurs yeux que de méprisables divinités, des insignes débauchés, des infâmes prostituées ! enfin les

---

des exemples les plus frappans et des termes les plus terribles pour en détourner ses sectateurs. Voyez le chapitre *Hegr* et autres du *Coran*. Qu'on ne croye pas aussi que ce soit eux qui en ayent entachés les Chrétiens leurs voisins ; car pour s'en détromper , il n'y a qu'à voir les reproches sanglans que des auteurs respectables , tels que S. Epiphane , S. Clément Théodoret , &c. tous bien avant Mahomet , font aux fidelles touchant ce vice.

prêtres païens en rougirent et la religion tomba(1)! dès lors l'on courut détruire ces assemblées dissolues où tant de jeunes et vertueuses femmes venoient prostituer leurs charmes à des infâmes divinités sous des prêtres imposteurs! bientôt l'on purgea toutes les abominations qui se commettoient dans les mystères d'Isis, de Cibèle, d'Apis, d'Io, &c. On abolit les *Saturnales*, les *Panatées*, les *Lupercales* et toutes les cérémonies scandaleuses des nouvelles mariées. L'éducation de la jeunesse fut retirée des philosophes , presque tous célibataires, et confiée aux Chrétiens alors tous mariés; et dès lors l'on vit disparoître tous ces impudiques , et tous ces repaires d'abominations ! Enfin l'aimable pudeur reparut et les bonne mœurs furent rétablies: comme on le voit dans Théodoret, S. Epiphane, Eusèbe, S. Ciprien, Lactance, Tertulien, S. Clément, &c. Cependant, environ 300 ans après, le pape Sirice soit politique, soit pour donner plus de majesté et peut être plus de pureté au Sacerdoce, défendit le mariage des prêtres, ce qui ne réussit pas

____

(1) En fait de religion, bonne ou mauvaise, le peuple est purement zéro ; (voyez l'Histoire des Révolutions religieuses) aussi les législateurs religieux ne se sont-ils mis en peine que de trouver des zélés apologistes ; et pour cela ils n'ont vu que deux moyens ; l'attrait de la vertu, ou celui des passions ; le premier nous vient de Dieu , et le second des hommes !

complettement, et ce ne fut guères qu'au concile de Tours, sous Charibert, que plusieurs Evêques commencèrent à vivre en continence avec leurs épouses (1) ; mais quelque tems après, un habile théologien dit expressément : *ordo clericalis plurimum erat corruptus et carnis voluptatibus plus æquo deditus, etc.* Il faillit en couter la vie à S. Dunstan, archevêque de Cantorbéri, pour avoir voulu faire garder scrupuleusement la continence aux ecclésiastiques ; car Grégoire VII avoit défendu de nouveau le mariage des prêtres et le concubinage ; puis le concile de Tolède ; enfin, le concile de Troyes acheva de dégager le clergé des loix de l'hymen (2).

Il falloit néanmoins que le célibat fût un

______

(1) *Episcopus conjugem ut sororem habeat.* Les écrits de ces tems-là attestent la vénération et les privileges exclusifs dont les épouses des évêques jouissoient, et combien elles devoient être chéries de leurs époux ! Voyez pour cela les 12 et 13e. articles de ce concile ; les suivans regardent spécialement la chasteté des prêtres et des moines ; *nullus sacerdotum ac monachorum, colligere alium in lectuto suo præsumat, etc* Conc. Turo. II.

(1) L'on sait que les femmes sont pleines de défauts, sur-tout dans certains pays ; mais trouvez un autre moyen pour la propagation ? et pour satisfaire honnêtement aux besoins de l'homme sensible ? car certainement tous ne sont pas continens par vertu)

joug bien pesant aux ecclésiastiques de ce tems-là, puisque Athon, évêque de Verceil, déclamoit encore sur la fin du douzième siècle contre les prêtres mariés ; enfin, au quatorzième siècle il n'en fut plus question, après avoir été mariés pendant plus de mille ans.... Ceux qui ont dit que le célibat rendit les mœurs du clergé beaucoup plus régulières, semblent n'avoir pas lu les ouvrages d'Adalberon, de Richard d'Armach, de Robert Capito, de Nicolas Oresme, de Savaravole, du cardinal Zabarella et autres ; mais il parut alors des évêques dignes des tems apostoliques, qui s'élevèrent avec zèle contre les vices des ecclésiastiques. Néanmoins le peuple vécut toujours dans la simplicité et l'innocence, et les mœurs publiques furent toujours respectées, même des militaires (1), parce que tout se faisoit sous le voile du mystère.

Cependant, comme les ecclésiastiques ont une influence extraordinaire sur l'esprit du peuple, beaucoup de laïques à leur exemple, vécurent dans le célibat, mais d'une manière bien différente : car les premiers, occupés à leurs fonctions sacerdotales et aux prières canoniques, n'avoient guères de loisirs ; au

____

(1) Voyez l'histoire des croisades, le sire de Joinville, Jehan de Scintré, etc.

lieu que les laïques célibataires, n'ayant ni soins domestiques, ni fonctions, ni devoirs assidus à remplir, tombèrent dans les vices de l'oisiveté ; de-là vient que dès le septième siècle *morbi podicis* devinrent fréquentes, ce qui donna lieu de fonder des hospices pour retirer ces sortes de malades. S. Fiacre fut un des premiers à les secourir.

L'oisiveté inspira encore le désir de s'instruire, et jetta quelques étincelles de génie dans ces siècles grossiers, qui bientôt embrâsèrent les beaux-esprits, ouvrirent les yeux et répandirent les vices, par leur pernicieux écrits ; ainsi parurent successivement ceux de Bocace, de Pogge, de Valla, de Sigée, de Case, d'Arétin, de Capiluppi, de Marot, de Reynier, de Rabelais, etc. etc. sans parler de ces ouvrages fugitifs, qui feroient rougir le dieu même de Lamsaque.

Le vice devenant si contagieux, les casuistes alors tonnèrent de toutes parts et bientôt l'on vit paroître les décisions de sainte Peuve, de Pontas, de Bauni, de Delamet, de Fromageau, de Semelier, etc. où les foiblesses, ou plutôt les misères humaines sont assez prolixement dites ; mais qui n'ont pu malheureusement empêcher le débordement des ordures, et qui peut-être ont contribué à en infecter tous les ordres de la société ;

car je ne cesserai de dire qu'il n'est pas bon que l'homme sache tout (1).

Personne que je sache n'a mieux dépeint la vertu que Platon ; mais personne aussi n'a peut-être plus contribué à corrompre la jeunesse que sa conduite.... Ceux qui ont dit que c'etoit une galanterie reçue chez les Grecs, ne me paroissent pas avoir bien connu les mœurs de cette nation : voyez Plutarque, Xénophon , Ménandre , Lucien , Isocrate , Aristophane même ; voyez comme le sage Dapneus turlupine ouvertement le péderaste Protogène ; voyez les sanglans reproches que l'on fit à Aristenete , parce qu'il aimoit le jeune Clinias ; voyez la précaution dont usa le précepteur de l'écolier de Pergame, pour qu'on ne découvrit point sa turpitude ? quelles insultes ne fit-on pas *Philebo et aliis sacerdotibus deœ syriœ* , surpris en flagrant délit, quelle confusion pour ces jeunes gens qui servoient à leurs plaisirs ; tout chez ces petits libertins , inspiroit la mollesse et la volupté ; leurs yeux, leurs démarches, leurs ajustemens, leurs longs cheveux bouclés et élégamment

______

(1) J'aspire à dire la vérité, mais non pas à tout dire ; aussi ai-je élagué beaucoup de choses, qui néanmoins auroient jeté un grand jour sur la manière dont les vices s'insinuent, et sur les moyens de les arrêter ou de les empêcher d'éclore ; mais il faut souvent sacrifier au silence , pour bien des raisons.

noués sur le derrière de la tête , leur donnoit un air efféminé, qui leur attiroit des
embrassemens et des caresses même en public ; *nullus comatus nisi cinœdus* , dit S.
Ambroise : sans parler des reproches qu'en
ont fait les pères grecs, sur-tout S. Epiphane,
Théodoret, S. Justin, Origène , S. Clément,
etc.... et quand même j'eusse ignoré toutes
ces autorités , ne sais-je pas que la nature
parle à tous les hommes, et qu'il n'y a que
les libertins qui se bouchent les oreilles !...
Ainsi, qu'on vante tant qu'on voudra le génie
de Platon, qu'on pousse l'impiété jusqu'à l'ap-
peler divin , qu'on admire son éloquence et
toutes les finesses de sa logique ! plus heureux
mille fois s'il eût imité son maître ! Socrate
ne laissa aucun écrit . et quoique dévoré
peut-être par les flammes de cet amour illi-
cite , loin d'en faire étalage comme son disciple , il sut si bien le cacher qu'il fallut
toute l'habileté d'un excellent phisionomiste
pour le deviner : oui, lui dit-il, j'avoue que
j'ai eu du penchant pour ce vice ; mais sache
aussi que j'ai su m'en garantir par la raison...
aveu admirable, mérite infini ; grands hommes, grands défauts ! mais si la sublime vertu
consiste à les réprimer, Socrate n'a point à
craindre de rivaux !... (1).

____

(1) Il est surprenant que cet illustre philosophe
ait été la victime de ses concitoyens, lui qui n'étoit
occupé que de leur gloire et de leur bonheur !

Et toi, bon père de famille, si tu ne peux avoir l'avantage d'être le précepteur de ton fils, prends garde à ton choix, car delà dépend sa destinée ; aie du moins la vigilance de Cicéron : ce grand homme apprenant que son fils, étudiant alors à Athènes, avoit un excellent grammairien, mais très-libertin, lui manda de le renvoyer sur le champ. Ce qu'il fit…. Que j'aime à voir la soumission de ce cher fils !… que j'ai de la satisfaction à lui entendre dire, écrivant à Tiron : *erat quidem Gorgias in quotidiana declamatione utilis, sed omnia post posui, dum modo præceptis patris parerem.* Que cela est ravissant et bien digne du fils de l'incomparable orateur Romain !

J'ai remarqué que les instituteurs de bonnes mœurs, étoient ordinairement sevères et même capricieux. Il y en avoit pourtant un qui joignoit à une grande douceur et à des mœurs pures, une certaine onction dans ses discours qui alloit jusqu'à l'âme, aussi faisoit-il des conversions sincères beaucoup mieux qu'avec toutes les malédictions d'Ezéchiel et d'Habacuc. Que de biens ne fait pas un bon instituteur, sur-tout par le bon exemple (1) : c'est par-là aussi que Charlier,

---

(1) Le goût naturel des enfants est de vouloir imiter. Si malheureusement ils voyent commettre

Drelincourt, Sterne et tant d'autres, se sont rendus si recommandables ! La douceur des Chinois et le bon sens des Indiens, sont des monumens éternels de la sagesse des mandarins et des bramines (1).

Il est aussi de la plus grande importance pour la bonne éducation de la jeunesse, que les instituteurs et institutrices soient prudens et sages, et qu'ils ne montrent le vice que pour en inspirer l'horreur ! Il y a quelque tems qu'un gentilhomme Anglais m'assuroit que le vice contre nature étoit extrêmement rare en Angleterre et puni très-sévérement : il me raconta qu'un capitaine Anglais, pressé par le besoin, en allant à la Jamaïque, corrompit un mousse, il fut surpris et condamné à être fusillé : comme il débarquoit, une personne de confiance se présente, en lui offrant un canot, pour le transporter dans une autre île, et le soustraire ainsi à la mort ; non, non,

---

le crime par ceux qui devroient pratiquer la vertu, ils sont perdus ; car ils deviennent alors vicieux par principes !

(1) Il est à remarquer que ces prêtres-là sont très-voluptueux ; mais comme la volupté n'est point un crime selon eux, aussi lorsqu'ils veulent s'y plonger, ils n'ont pas besoin de recourir à la fourberie ni au mensonge, qui rendent l'homme si vicieux et si dangereux !

dit-il alors, je l'ai méritée, je veux servir d'exemple, et il fut effectivement fusillé : il est à croire que la chaleur du climat avoit aigri le tempérament de cet honnête homme.

Les papiers publics ont fait mention d'une troupe de jeunes militaires qui furent surpris et forcés cruellement et impunément par une horde d'arabes, dont ils moururent tous, excepté un seul, qui m'a fourni toutes les circonstances du fait. Ceux qui ont voulu excuser ces peuples, ont dit qu'ils étoient moins sensibles aux plaisirs des femmes, à cause du relâchement des parties, provenant de la chaleur du climat. Raison bien frivole, puisqu'en général les nègres détestent ce vice ; mais, attribuons-le plutôt à l'excessive volupté des arabes, fruit en partie de leur oisiveté, car la vie pastorale, quoique tant vantée, n'est pas exempte de vices monstrueux, non plus que la vie vagabonde (1).

---

(1) Un de mes amis passant un jour par un carrefour d'une ville du levant, vit un cercle de femmes ; il s'avance et voit un *santon* tout déguenillé, avec une longue barbe ; *qui micantibus oculis, sedem lauberet permulceret que* d'une jolie femme ou fille, *fortasse ad pædicandum :* car ils respectent, dit-on, la virginité !...

Quoique tous les instans de la vie de ces vagabonds soient souillés par la volupté la plus ordurière,

Il faut à l'homme de l'occupation et même du souci pour le préserver du vice : les laboureurs ne sont guère vicieux parce qu'ils sont penseurs et presque toujours en haleine.

L'oisiveté isolée fait naître des passions singulieres et bizarres ; on en voit des exemples dans toutes les professions oiseuses ; car l'imagination fermente bien plus dans une chambre qu'au milieu d'un marché. — Un seigneur Anglais désirant que son fils, doué d'une rare beauté, vît l'Europe, le confia à un sage précepteur en le lui recommandant très-expressément, arrivés dans une grande ville, le précepteur, selon sa coutume s'empressa de faire voir à son disciple tout ce qu'il y avoit de plus curieux et de plus utile. Tandis qu'il lui faisoit considérer l'architecture du portail d'une Eglise, un de ses anciens amis l'aborde : ravi de le voir dans un pays si éloigné, l'embrasse avec étreinte, puis desirant lui parler en particulier, le mène dans un café voisin, alors le précepteur dit à son disciple de l'attendre dehors ; mais notre jeune homme profite de ce moment pour entrer dans le cloître, ayant vu par la porte

---

néanmoins le peuple est si ignorant et si superstitieux, qu'il les regarde comme des bien heureux, et se plaît à les satisfaire. Au reste l'on pense bien que mon ami ne fit que jetter un coup d'œil, car si le *Santon* l'eût apperçu, il étoit perdu, mais heureusement qu'il étoit très-occupé à son miroir de toilette.

qu'il étoit orné de tableaux. Tandis qu'il les contemple, un frère l'aborde humblement en lui disant que s'il étoit amateur de tableaux, il lui en feroit voir de plus beaux : notre jeune garçon accepte avec joie la proposition ; il le mene aussitôt dans la cellule d'un religieux qui , charmé de ses agrémens , s'empresse de lui faire voir d'abord quelques petits tableaux et prend de là l'occasion de lui faire quelques amitiés d'autant plus sensibles au jeune homme qu'il n'en avoit jamais éprouvé de pareilles. Mais comme ce religieux étoit très-honnête, il ne s'attacha spécialement qu'à contempler les détails de sa beauté. Laissons-les dans ces extases ! et revenau précepteur. Il est impossible de décrire l'état affreux de ce malheureux, lorsque sortant du café il ne voit plus son disciple ; ah quel terrible moment ! envain jette-t-il ses regards par tout et ne voit rien ; mille funestes idées se présentent en foule à sa mémoire ; sa jeunesse, sa beauté, son innocence, son digne père, sa tendre mère, l'espoir d'une illustre famille ! ah ciel ! quels regrets ! tout le tourmente, tout le bourrele ; il va par-tout, il s'informe dans le voisinage ; rien, rien !..... Enfin il entre dans l'église, il la parcourt comme un égaré ; rien, rien encore. On est scandalisé, on le croit possédé ; on ne sait ce que c'est : il en sort le désespoir dans l'ame et prêt à se poignarder, lorsque tout-à-coup il voit sortir du cloître son cher disciple, fort étonné de voir son maître hors de lui-même, il court, il l'embrasse aussitôt pour le consoler; mais il est muet, la joie lui a serré le cœur; il étouffe, il verse des larmes, il l'embrasse à son tour en jettant de profonds soupirs qui ne lui annoncent que trop l'horrible inquiétude où son absence l'avoit jetté. Ce premier moment passé, ils essuient leurs larmes et se disposent à partir pour le logis. — Avis aux précepteurs et aux disciples.

Il est bon de savoir que les jeunes garçons sont bien moins avisés et moins difficiles que les jeunes filles. Il y avoit un matelot qui rodoit sans cesse autour des collèges et des écoles, et quoique plus gueux qu'un rat d'église, il trouvoit néanmoins le moyen *pulcherrimos irretire pueros*: il falloit voir l'air doucereux avec lequel ce coquin leur parloit, et les manières insinuantes qu'il employoit pour les séduire. Que l'amour est ingénieux! avec quel art il charme tout ce qu'il aime!

Quoique les femmes aient les mêmes facultés que les hommes, *hanc nefandam libidinem explere*; néanmoins elles ne sont pas si *inquisitæ*; aussi Lot offre-t-il ses deux filles *libidinosis et abutimini eis sicut vobis placuerit*, leur dit-il *immaniter* „ de préférence à deux jeunes étrangers; aussi le Lévite d'Ephraïm eut-il l'atrocité de livrer sa femme à des scélérats de préférence à son valet. Quel bien après sa mort d'en faire une horrible boucherie ? Qu'est-il besoin de s'écrier alors : « Enfans de Ge-» mini, souffrirez-vous que la fille d'Israël soit morte impunément par l'ignominie ?.... » pour faire massacrer, égorger une multitude épouvantable d'hommes, de vieillards, de femmes et d'enfans ! O Providence ! quand cesserons-nous de voir tant d'horreurs et d'infamies ?....

Tous les goûts ne sont-ils pas dans la nature ? me disoit un jour un particulier. Et qu'importe poursuivit-il, de satisfaire tel penchant que ce soit, pourvu que le public n'en soit point scandalisé ? ignorez-vous que les vices les plus honteux ayent été le partage des plus grands génies ? &c. Quand il eut fini sa pitoyable kyrielle, Oui, lui répondis-je, tous les goûts sont dans la nature comme la lumière et les ténèbres. Quant à vos grands génies, j'en ai de bien plus sublimes à vous citer, et pris seulement parmi les modernes français et qui n'ont connu que la simple et belle nature, tels que Montaigne, Tiraqueau, Pibrac, Montesquieu, Daguesseau, Buffon, Diderot &c. en voulez-vous dans la classe des poëtes ? d'abord je ne crois pas que vous puissiez suspecter de tricheries, ni Molière, ni Racine, ni Lafontaine, ni J. B. Rousseau non plus que Voltaire; eh ! qui doute que l'abbé de Chaulieu ne fut l'un des plus beaux génies et des plus honnêtes de son siècle, aussi ses poésies ne respirent-elles que l'enjouement, les graces, les fleurs et cette délicatesse qui a toujours de nouveaux charmes pour les ames bien nées ! l'abbé de Grécourt lui-même ne fut-il pas l'un des hommes les plus spirituels et des plus galans de son siècle ? orateur, poëte, bel esprit orné de tout ce que les sciences avoient produits jusqu'à son tems ; néanmoins il paroît constant qu'il n'a pas donné dans le pot-au-noir, quoiqu'il ait fait l'éloge du postérieur. Voyez l'auteur de sa vie privée, ses chansons et ses autres ouvrages, vous y verrez au contraire comme il raille finement l'amour antiphysique, &c. &c. Ainsi croyez moi, lui dis-je alors, défendez toujours la bonne cause, celle de la raison et de l'honnêteté, ou bien gémissez en silence sur ces personnes que la nature semble avoir oublié...... Détestons le vice et plaignons les vicieux.

Voulez-vous faire disparoître toutes ces turpitudes qui affligent et outragent si fort la nature ? Remontez à leur source ? sondez le cœur de la jeunesse et vous choisirez alors des personnes de bien plutôt que des hommes d'esprit (1), le bon

---

(1) Avant la révolution, plusieurs auteurs célébres s'étoient déjà élevés contre plusieurs vices favoris qui infectoient certaines maisons, les uns par zèle et les autres par libertinage ; mais scandaleusement (*in coercendo semper ad hibenda est considerantia*) ; ce qui a fait que depuis quelque tems le vice a éclatté et s'est montré aux yeux du peuple d'une manière très-allarmante.

exemple plutôt que les brillans préceptes; vous choisirez, dis-je, des Gersons, des Clarkes, des Rolins, des Lockes, des Condillacs, des Wolastons (1), mais je doute qu'aucun philosophe ait mieux connu le mal et le remède que l'illustre Crouzas.

Disons un mot maintenant touchant les moyens qu'on peut employer pour guérir les maladies ordinaires et accidentelles de l'anus et celles dépendantes *a venere nefanda*.

Comme l'anus est l'égoût du corps, son traitement est d'autant plus lent et plus pénible qu'il faut changer plus fréquemment l'appareil et les remèdes. Les hémorroïdes, les gerçures, et l'inflammation sont les maladies qui attaquent le plus fréquemment l'anus : les hémorroïdes dépendent presque toujours d'un sang épais qui circule difficilement dans les veines hémorroïdales les personnes qui y sont sujettes doivent faire de l'exercice, se dissiper, se tenir le ventre libre par un régime doux et humectant et surtout par les végétaux. Lorque les hémorroïdes sont très-gonflées et douloureuses, on peut les adoucir avec un liniment composé d'huile d'olive et du saindoux, ou du lait tiède, de l'onguent populeum,

---

On peut voir aussi une supplique en latin de Bénoît, curé de S. Eustache, à Paris.

de l'onguent rosat, de la pommade de limaçon,
celle de pied de mouton, l'huile d'œuf &c.

A l'égard des autres maladies de l'anus provenant de la dissolution des mœurs, il ne paroît
pas que les anciens médecins se soient appliqués
à les guérir ; il semble plutôt qu'ils les avoient
abandonnées à la colère de Dieu ! Cependant
l'on présume que vers le milieu du 7me siècle,
le christianisme fonda quelques hospices pour
ces misérables qui en étoient infectés et où ils
ne recevoient guère que des secours spirituels :
mais il est très-sûr que depuis long-tems il y a
Rome un hôpital pour ces sortes de malades, où
selon Dionis, on les traite sans merci par le fer
et par le feu : nous voyons dans Morgagni quelques cures de ces maladies ; Lieutand en parle
aussi dans son Synopsis ; Desault propose quelques
moyens, dans son journal de chirurgie. Depuis
que ces maladies sont souvent compliquées du
virus vénérien, on les traite librement, par des
tentes, des bourdonnets, des tempons enduits de
quelqu'onguent ou du beaume ou par des lavemens, par la ligature, par les caustiques, les
escarotiques, par le fer et même par le feu.

Tels sont les moyens généraux que l'on employe pour la guérison de ces sortes de maladies ; mais ne vaudroit-il pas mieux les prévenir
par la honte ou l'effroi ? On a reproché avec
raison aux anciens législateurs d'avoir ordonné

non seulement que les jeunes garçons dansassent tous nuds avec les filles à certaines fêtes solennelles, mais encore qu'ils s'exerçassent ainsi aux jeux gymnastiques; mais on ne voit pas qu'outre la force et l'adresse qu'ils acquéroient par ces exercices, il falloit aussi qu'ils fussent sains, car les attitudes nombreuses qu'ils étoient obligés de prendre, surtout à la Lutte, au Pancrace et au Pugilat, mettoient au grand jour les parties les plus cachées de leur corps et devant un peuple qui s'y connoissoit ? et quelle honte alors pour celui qui auroit été corrompu; car, quoiqu'exempts du virus vénérien, ils ne l'étoient pas pour cela des fics, des crêtes, des rhagades &c. (1) ainsi toutes ces considérations portoient la jeunesse à être très-réservée et à ne pas s'abandonner au vice, pour avoir le délicieux plaisir, de se voir combler de louanges et de faire l'admiration des spectateurs (2) ! Voilà, si je ne me trompe, l'esprit de la loi; de plus tous les dix jours la jeunesse étoit soumise à paroître toute nue devant les Ephores pour examiner si les belles proportions du corps ne s'altéroient pas (3).

C'est ainsi que les anciens conservoient à leurs enfans la santé, la force, la fraîcheur, et même

---

(1) Voyez les anciens auteurs Grecs et Latins.

(2) Voyez Pindare, Plutarque , &c.

(3) De là vient peut-être les belles formes que nous admirons encore dans les statues antiqnes des deux sexes.

la beauté du corps et le bon sens n'y perdoit rien *mens sana in corpore sano.* Qu'on ne croye pourtant pas que je veuille les donner pour modèles aux Français? Chaque nation à son génie.

Mais il est à desirer que les instituteurs et les institutrices de la jeunesse aient des mœurs trèspures et irréprochables ; sans quoi les jeunes personnes deviendront vicieuses sans y penser ! *circumdederunt me improbi et congregati sunt circa me impudici! multa vidi, multa tacui, multos meo quodam mœrore sanavi quia pessimè eductos fuisse.*

Objets concernant les Maladies des Parties de la génération, sans virus vénérien.

Vrai sarcocèle très-volumineux, pesant huit livres et trois onces , opéré par le C. Desault.

Autre sarcocèle, pesant six livres , étant bien dégorgé de sang.

Autre sarcocèle occasionné par un coup de pied donné par une méchante femme, guéri néanmoins par les seuls résolutifs ordonnés par le C. Desault qui devoit l'opérer.

Hydro-sarcocèle opéré avec succès par le C. du Donjon , officier de santé.

Sarcocèle extraordinairement volumineux que j'ai dessiné et modelé d'après nature, après l'avoir bien examiné et même touché, du C. Charles la Croix, opéré avec le plus grand succès, par le C. Imbert qui a eu la bonté de m'expli-

quer les particularités de cette étonnante et efficace opération.

Paraphimosis bénin arrivé à un jardinier nouvellement marié, par sa trop vive pétulance à
faire brèche à la virginité de sa nouvelle épouse,
qui étoit entre les bras de sa mère, fondant en
larmes, des mauvais propos que son mari lui
avoit tenu croyant qu'elle lui avoit donné la vérole ; je les rassurai aussitôt, après avoir reconnu
la cause, et depuis lors ils vécurent dans la meil-
lieure intelligence.

Un particulier d'une sagesse exemplaire, qui
avoit un phimosis naturel, se maria à l'âge de
vingt ans ; il m'assura qu'il resta plus de trois semaines sans pouvoir jouir de sa femme, *ita an-
gustissima erat*, qu'enfin il n'en vint à bout
qu'avec des efforts extrêmement douloureux,
et avec un terrible paraphimosis qui arriva
et qu'on ne put réduire qu'avec la plus grande
difficulté.

Le paraphimosis arrive aussi *à nefanda venere*.

Verge d'un nouveau marié, dont le gland étoit
tuméfié et très-enflammé, provenant d'une pression considérable qu'il éprouva, *in primo coitu
cum sponsa sua, at ambo, canum ritu, vincti
fuere ; donec vir, viribus feré exhaustis, do-
loribusque cruciatus, validè eam vellicavit ;
tandem dolore victa, virum dimisit anima defi-
ciente !*

Verge amputée, avec oblitération de l'urètre, les urines sortant par le scrotum.

Amputation de la verge d'un jeune homme, faite par lui-même, dans un délire amoureux, ne pouvant satisfaire une jeune femme ; il guérit néanmoins, quoiqu'il n'eut pris aucune précaution Ces exemples ne sont pas rares (1).

Amputation des testicules d'un particulier faite par lui-même, (furienx de n'a voir pu satisfaire complettement une jeune femme) en disant, » Ah mes drôles ! puisque vous m'avez manqué, » ma foi, je ne vous manquerai pas » ; *et illicò eos truncavit.* Quelle folie ! cependant le fait est certain.

Verge d'un jeune garçon très - sage, tellement rentrée dans le ventre, qu'à peine voyoiton l'extrémité du gland : il mourut martyr de sa chasteté.....

Priapisme très-douloureux, *absque seminis emissione, cujusdam virtute præditi,* malgré les fréquentes occasions qu'il avoit de connoître le vice !...

---

(1) Les sensibles célibataires laïques qui se persuadent complaisamment que l'amputation de la verge est mortelle, sont dans l'erreur et pèchent contre le but de la nature, qui veut le mariage ; car la verge n'a pas d'autre destination légitime !..... puisque, sans elle, l'homme n'est plus propre à la génération, quoique les autres fonctions du corps continuent de s'exécuter librement.

Hydrocèle survenu à un jeune homme pour avoir mis des cataplasmes rafraîchissans à dessein de réprimer son ardeur pour les femmes!

Clerici testium amputatio (*strenuè suis solemnibus votis perciti*) faite par lui-même pour prévenir, à l'exemple d'Origène, ses désirs charnels et le scandale!..... Quoiqu'il n'eut pris aucune précaution pour cette cruelle opération , il guérit néanmoins. Il faut être bien imbu de toute la pureté de ce ministère et y être réellement appelé , pour se porter à une pareille extrémité ; apparamment qu'il ne se sentoit pas cette grace nécessaire que Dieu seul accorde, selon S. Augustin.

Tension et gonflement très-douloureux des testicules et du scrotum, provenant d'une imagination fortement exaltée , sans jouissance physique.

Sarco - varicocèle survenu *castissimo monacho* , n'ayant pas voulu violer son vœu de continence , *et quia nulla seminis emissio sponté esset* !...

J'ai été consulté plusieurs fois *sacerdotibus* , *confessariis muliebribus* , *juvenibus ac vetulis* ; dont quelques uns s'étoient trouvés dans de cruelles situations (1), et à qui j'ai donné les

---

(1) Ce qui n'arrive point aux officiers de santé (quoiqu'ils entendent les aveux les plus délicats) parce que l'habitude de voir et de toucher le physique calme singulièrement le moral !

avis qui m'ont paru les plus salutaires.... En effet je ne sais pas de positions plus pénibles pour une ame sensible et vertueuse ; j'en plaindrois mon ennemi mortel !....

Que l'officier de santé se représente alors la structure des parties affectées, l'agitation des esprits, le spasme convulsif de l'économie animale, l'éréthisme des solides, l'engorgement des fluides, &c. &c. s'étonnera-t-il de voir, sinon subitement du moins peu de tems après, des catalepsies, des émiplégies, des épilepsies, des apoplexies même; des sarcocèles, des varicocèles, des cirsocèles et même des hydrocèles, &c. &c. *sed dum emissio fit*, alors les peines physiques se dissipent, mais les morales restent ; comme elles ne sont pas de mon ressort, je ne m'y arrêterai pas, je dirai seulement que d'après ces consideration et d'après d'autres non moins importantes, plusieurs célèbres casuistes ont jugé à propos de modifier certains points; *et enim verò mulieres hominibus salacriores sunt*; aussi doivent-elles être beaucoup plus ménagées, car nous ne sommes plus du tems d'Hincmar, ni au Xme siècle; nos organes sont devenus plus sensibles et nos sens plus irritables, nous devons donc, *fanda infandaque leniter convolvere, ne angores cruciatus que intactissimis sint. Erat autem bonus curio* qui peinoit à concevoir que son état de langueur et de tristesse n'étoit que l'effet de *la continence* qu'il gardoit scrupuleusement. C'est dans le calme effectivement que le pilote conduit sagement le navire dans le port et non dans la tempête.

Les savans peuvent consulter les pères Semelier, Escobar, Diana, l'abbé de S. Cyran, le bon curé Sanlecque, MM. Pictet, Beausobre, Rivet, &c. — Paisibles laboureurs, que ton ignorance est digne d'envie !....

Il y a aussi des célibataires laïques d'une grande pureté, *quibus, nisi in somniis, nulla emissio fit* ! c'est pourquoi ils doivent éviter scrupuleusement de se coucher sur le dos, d'avoir les pieds froids et la tête basse, &c. (1) Mais j'en ai connu aussi qui, sous le voile d'une feinte piété, cachoient tous les vices d'un franc débauché ! et il y en a de si adroits et de si subtils, qui, trompant tout à la fois et la continence et le mariage, parviennent jusqu'à la source *libidinum incantatarum*, &c. mais qui les jettent

---

(1) Ces sortes de personnes sont en général tristes, mélancoliques, bizarres, outrées ; elles ont besoin des règles de la tempérance, de se dissiper, de respirer l'air champêtre, de s'amuser aux travaux rustiques, de converser avec les paysans toujours pleins de bon sens, de s'asseoir quelquefois à leur table frugale, de participer à leurs joyeuses fêtes, animées par des chastes baisers, aussi doux que l'amitié ! au son du chalumeau, du tambourin, du fifre, du flageolet &c. Cette musique rustique porte dans l'ame un je ne sais quoi de gai et de consolant, bien mieux que celle d'Heyden, de Grétri &c.

aussi dans des dispositons si déchirantes qu'elles leur font desirer et craindre la mort en même tems !....

Hydatides aux ovaires d'une jeune fille très-réservée, morte de langueur. J'ai connu beaucoup de filles mortes ainsi et dans des angoisses inexprimables, qui surpassent de beaucoup les incommodités de la grossesse et les douleurs de l'accouchement. Les veuves y sont aussi sujettes et a des accès hystériques très - allarmsns ; le mariage est le meilleur remède. — Saint Jérôme rapporte qu'une femme eut successivement vingt maris , et que le dernier qui l'enterra avoit eu dix-huit femmes...... C'est que dans ce tems là le mariage étoit sanctifié par le pur amour, et conséquemment préféré à la prostitution et aux petits manèges , &c. L'on convoloit en seconde , troisième, quatrième noces et même davantage, mais toujours honorablement , et non scandaleusement, au son de nos harmonieux charivaris , accompagnés de cris, de huées, d'élans tumultueux qui peut-être divertissent beaucoup les paisibles et honnêtes voisins , et amusent infiniment les pauvres malades du quartier. Dignes fruits de nos sages institutions et de nos usages édifians!......

Chûte de Matrice, prolapsus uteri, *dont l'orifice est à la vulve.*

Il arrive quelquefois des descentes incom-

plettes de matrices aux femmes à tempérament *quæ valdè ac omnino haud expletæ sunt.*
Une jenne dame, dont le mari étoit absent, vint
me consulter sur des incommodités qu'elle avoit
ante et retrò; je reconnu en la visitant que l'orifice
étoit très-près de la vulve; *tunc mihi occultè
confitetur se fidum prudentemque amatorium
haberet, cui retrò et a nefanda venere indulgeret;*
je lui donnai quelques conseils salutaires, *virum
spectando, nam semine virili ardebat uterus: reipsa, reverso viro suo,* comme elle étoit pleine
de charmes, *confestim gravidavit et postea mi-
rum in modum valuit!..... Me consuluit de-
aliquibus alia pulcherrima mulier, cujus vetu-
lus vir, nequitia perditus,* ne la connoissoit *tan-
tùm nefando coitu;* et qui malgré cela *eum
amatorio, probo, fervido que anteponebat!* et
cela par pur scrupule (1). A la beauté d'une Laïs
et à la passion d'une Sapho, elle joignoit encore
la vertu d'une Cornélie; elle brûloit de faire des
enfans, *sed justos :* jamais femme ne fut plus
spirituellement amoureuse!

Parties naturelles mal conformées *flagrantissi-
mæ puellæ a nefandis titillationibus :* charmantes paysannes, bénissez sans cesse le beau jour
qui couronna vos chastes amours; puisse votre

____

(1) *Sunt, sunt, adhuc mulieres probatæ! licet in-
solitissimæ.*

aimable simplicité enchaîner à jamais les vices de nos cités !

Parties naturelles d'une fille fort sage , mais couvertes de boutous ulcérés et de sanie par la malpropreté, guérie par de simples lotions de fleur de sureau et d'aigremoine. Ceux qui considèrent les religions du côté politique, doivent s'étonner de ce que la Chrétienne n'ait pas fait de la propreté un dogme spécial ; il est vrai que l'église Grecque ne cesse de la recommander aux fideles, et nous voyons même que le célebre Théodoret, évêque de Cyr, fit bâtir à ses frais des bains publics. On ne sauroit croire la quantité de maladies populaires occasionnées par la malpropreté et par le défaut du lavage.

Je passe sous silence quantité de difformités et de maladies *ex innumeris inquinamentis* : Si tout le monde faisoit ainsi, l'innocence des jeunes filles et la chasteté des jeunes femmes seroient beaucoup plus à l'abri ; mais c'est cette malheu-reuse curiosité de tout savoir, qui pousse l'homme à des extrémités très-dangereuses et le font mentir au S. Esprit ! . . . . . .

Je n'entrerai point ici dans le détail des maladies particulères aux filles vertueuses, aux religieuses et aux veuves, car il faudroit un volume : plusieurs auteurs recommandables en ont parlé, sur-tout Ramazini , médecin Italien.

En jettant rapidement un coup d'œil sur tout ce que nous venons de dire touchant la continence et ses effets. L'on voit clairement qu'elle n'entre point dans les vues générales de la nature, et combien l'on doit être très-circonspect en la conseillant, si l'on ne veut pas faire un nombre infini de victimes et couvrir la terre d'infamies et d'ordures ! J'ai connu particulièrement trois vieillards célibataires, le premier, que je nommerois volontiers si c'étoit mon principe, étoit un exemple de vertu, de sagesse et de douceur (1), sans être sauvage ni grossier ; il étoit si modeste avec les femmes que je suis sûr qu'il n'a jamais fait sortir de leur cœur une étincelle d'amour !.... Quoique prêtre séculier, il vivoit en saint hermite, occupé à la prière, à ses devoirs sacerdotaux, sans avoir charge d'ames, à des recréations innocentes (2), aussi mourut-il avec toute la tranquillité de l'homme de bien. Le second, âgé de soixante et dix ans, et sous un extérieur grave et vénérable, avoit pris depuis long-tems son parti ; *et cum lepidissimis puellis mulieribus que in omni flagitiorum genere volutabatur !* à son âge il les excitoient encore, non à cette molle langueur ni à ces délicieuses extases qui les enchantent ! mais plutôt à cette

---

(1) Quoique Rousseau n'aimât pas les prêtres, comme il le dit, je crois pourtant qu'il auroit bien aimé celui-là.

(2) Il savoit bien dessiner.

ardeur, à cette fureur passionnée qui leur fait tout oublier, tout tenter, tout risquer. Le troisième étoit un avocat d'un air sec et modeste, aimant les femmes sans en être aimé ; néanconsidéré et même recherché dans les bonnes sociétés : réduit enfin au lit de la mort, il envoya chercher sa belle sœur, et, après avoir fait l'éloge de sa conduite et de sa famille, il lui avoua le regret qu'il avoit de mourir dans le célibat! Surprise (1), comment, mon frère, lui dit-elle alors, vous devriez au contraire bénir le Ciel de ne point laisser de suite ? — Eh! ma bonne sœur, reprit-il d'une voix mourante, c'est là précisément ma peine; c'est ici le moment où toutes les illusions se dissipent et où la conscience s'élève; ah! si vous saviez... puis jettant un profond soupir, il expira!.....

On dit que le fameux Cardinal d'Amboise déploroit au lit de la mort toutes les grandeurs humaines; et que le Cardinal de Richelieu eut une agonie très-agitée. Un de mes confrères m'assura qu'un certain Curé Ma...., réduit au lit de la mort, faisoit trembler les assistans ; il sembloit désespéré! Quoique le ministère d'un Curé soit très-honorable, néanmoins il y a tant de vertus attachées, tant de charges à porter, et tant de faiblesses en nous, qu'on n'est guère

____

(1) Tel est l'effet de notre opinion.

tenté d'y prétendre. Si l'on veut savoir les effets des opinions religieuses à la mort, voyez celle du duc de Montmorenci et de M. de Thou, avec celle du comte de Strafort et de Barneveld.

Beaux jours des Patriarches, qu'êtes vous denus? heureux Jacob! combien de fois ton tendre cœur n'a t-il pas palpité au milieu de ta nombreuse famille?.... quel bonheur pour tes chers enfans de recevoir ta sainte bénédiction? quelle consolation pour toi d'expirer dans leur bras!..... O belle vie! ô douce mort!...

De l'Onanisme, ou Masturbation (Mastupratio.)

S'il est un crime que l'Éternel ait puni d'une manière éclatante, ce fut celui d'Onan, fils de Juda ; *id circò percussit Onam Dominus , quod rem detestabilem faceret.* Par cet exemple Moïse a voulu nous donner une idée de la sévérité de Dieu contre ce vice détestable! les médecins Grecs, tels qu'Hypocrate, Arétée, Galien , &c. en font le tableau le plus hideux, et il paroît que chez eux c'étoit le plus souvent des excès dans les plaisirs de l'amour entre les deux conjoints, et très-peu à la manière du disciple d'Antisthene que le prince de nos poëtes érotiques desigue ainsi *Mais voyons ce brave Cinique etc.* Les médecins latins tels que Celse, n'ont rien oublié pour nous en inspirer toute l'horreur; *Cavendum ne insecunda valetudine , etc.* Parmi nous, le célebre Tissot, en marchant sur les traces de Lomnius, l'a exposé dans tout son jour d'une manière hideuse, mais triomphante. Quant à nous, nous l'avons représenté d'une telle façon à en inspirer aux jeunes gens toute l'horreur, et avec plus d'efficacité; car nous avons parlé aux yeux, qui frappent mieux que les autres sens. Ainsi nous avons représenté premièrement :

Un Jeune homme réduit à l'agonie et dans le dernier dégré de maigreur par la masturbation. On ne sauroit croire les sensations salutaires que cette figure a faites sur l'esprit des jeunes gens. Plusieurs, qui n'étoient pas tout-à-fait corrompus, m'ont fait l'aveu de leur sincère conversion !

2°. Un Jeune homme d'une figure intéressante, jouissant d'une parfaite santé.

3°. Le même, devenu hideux par la masturbation.

4°. Une demoiselle d'une grande beauté, jouissant d'une parfaite santé.

5°. La même, six mois après, devenue très-laide, maigre et exténuée, pour s'être livrée aux vices solitaires, dont elle eut le bonheur de se corriger par le mariage.

Paraphymosis arrivé à un écolier, *depravando se* (1) *nam phymosim naturalem haberet.*

____

(1) Les anciens, plus sages que nous, mettoient au prépuce de leurs enfans un anneau de métal pour les empêcher de se corrompre et d'user des femmes, et ne l'ôtoient que lorsque leur crue étoit faite : c'étoit l'infibulation.

Verge très - volumineuse d'un jeune enfant *a nutrice fellebre ; sunt equidem ancillæ, mulieres , puellæque , hircis salaciores ; unde sæpe utriusque sexus masturbationes nascentur.* Pères et mères veillez sans cesse sur les personnes qui entourent vos enfans.

Ulcères dans le vagin d'une jeune fille occasionnés *fœdissimo ac insanabili frictu* ; elle mourut dans un état épouvantable , après avoir fait les délices des sociétés les plus brillantes ; *quid mihi tum furenti maxime poscam fieri etc. Sappho : canticum ad venerem.*

Cancer du museau de la matrice , provenant *turpissimis titillationibus , et aliis rebus. Proh inversi mores!*

Réflexions sur la Masturbation.

De tous les vices destructeurs de l'espèce humaine , le pire est sans contredit la masturbation, par des raisons qu'il est inutile de rapporter ; *Nam mores dudum deterriores increbescunt.*

Il est étonnant la quantité de jeunes personnes éprises de cette malheureuse passion : et ce qu'il y a de plus déplorable , c'est qu'elles y sont souvent précipitées par celles mêmes qui dévroient les en écarter.... Que dis-je, nous en sommes au point que plusieurs personnes m'ont dit avec gravité que, *ad optimè valendum , pro viribus oportet uti.* Voila jusqu'à quel dégré d'immoralité les libertins sont arrivés !

Je sais que très-souvent cette funeste passion est le fruit de la saciété des plaisirs, de l'ennui, de la répugnance, de l'incohérence même des idées. — Un homme très-opulent, après avoir goûté de tout et sacrifié à tout, se réduisit enfin à faire toilette *ante sedem juvenum personarum* ; et comme il faisoit grace du minois, il en avoit à volonté : il en est aussi à qui il en faut plusieurs par jour, et toujours de nouveaux aspects, et toujours de nouveaux visages, et toujours de nouvelles tournures. Quelles dissolutions ! quelle propagation ! et l'on est tranquille !.... Je sais des choses bien plus extraordinaires encore, mais que l'on doit ensévelir dans le plus profond silence, et dire seulement en déplorant l'humanité, que lorsqu'on est monté jusqu'à ce dégré d'exaltation, il est presqu'impossible que la belle nature puisse se faire entendre !.....

Ce n'est guère dans la cabane du pauvre, ni sous le toît du vigilant fermier, non plus que dans la boutique du laborieux artisan, que ces dépravations germent ; mais plutôt dans la poussière des écoles, sous des lambris magnifiques ; dans les soigneux tête-à-tête, dans les entretiens secrets, dans la solitude du cabinet, dans les lectures érotiques ; c'est là surtout que l'imagination se promenant d'illusions en chimères, s'embrâse d'autant plus facilement qu'on est sans gêne et sans témoin : que faire pour empêcher ou déraciner ces détestables habitudes qui tourmentent si agréablement mais qui tuent si misérablement tant de personnes? Je voudrois que l'on sentît combien le mariage, le travail assidu, les exercices corporels sont efficaces contre ces vices infâmes ! Mais c'est peine perdue !

Quoique l'on ait blâmé avec raison, les exercices à corps nus de la jeunesse des anciens Grecs, qui ne voit que l'un des buts de cette politique, c'étoit, comme nous l'avons déja dit, de veiller à sa pureté même ! En effet, comment un jeune garçon, corrompu *ante*, auroit-il osé se présenter tout nu dans l'arêne devant ses parens et au milieu d'un peuple immense, s'il n'eût été vierge? en vain auroit-il fait éclatter la fraîcheur de son teint; envain auroit-il déployé toute la force de ses membres ; envain auroit-il montré toutes les belles proportions de son corps ! Ouï, certes, ce même peuple, qui auroit tant aimé à le considérer, reconnoissant qu'il étoit souillé, ne l'auroit plus vu qu'avec indifférence et mépris (1) : aussi la jeunesse avoit-elle grand soin de se montrer pure, *saltem ante.* Ainsi ces sortes d'exercices, si opposés aux nôtres, avoient donc une utilité réelle, celle d'empêcher au moins que la jeunesse ne succombât sous le poids de la corruption ! aussi

____

(1) Voyez les auteurs Grecs, sur-tout les moralistes.

les Romains ne balancèrent pas de les adopter,' et nous en voyons des heureux effets ; car quoiqu'enragés dans leurs amours, ils avoient néanmois le plus grand respect pour la virginité des garçons; et Giton lui-mème, quoique déjà souillé par d'infâmes débauches, étoit encore vierge lorsquil' connut pour la première fois la détestable Quartilla, qui le corrompit *et pertracto vasculo tam rudi*, &c.

Au reste, je ne prétends point insinuer par là qu'on doive adopter en France ces sortes d'exercices Grecs ; je connois trop bien le génie des Français pour oser seulement y penser : le blanc et le noir ne sont pas plus opposés que l'esprit de ces deux nations! mais j'ai voulu dire seulement par là qu'il convient de tenir la jeunesse toujours en haleine, sur-tout par des exercices corporels afin de n'avoir pas le loisir d'être tentée!..... Un jeune garçon d'un moral gai et d'un physique agréable, après avoir été corrompu dans son enfance *ab ancilla*, &c. fut aimé par une personne opulente, qui le combla de bien de faveurs; l'ayant perdue, il en fut si chagrin qu'il se renferma dans sa chambre, uniquement occupé de sa douleur; mais le démon qui toujours veille, vint l'y tenter et lui fit prendre du goût pour les vices solitaires, et il s'y abandonna jour et nuit, contre les sages remontrances d'un officier de santé; *sed penitentiâ doluit*! au point qu'au bout de quelque tems , étant devenu d'une maigreur affreuse et réduit à l'extremité (1) , il fut saisi des plus cruels remords, mais il n'étoit plus tems : son hôte fit venir son officier de santé qui ne le reconnut pas tant il étoit défait d'abord , puis il tâcha de le consoler , et lui fit quelques questions , auxquelles il ne put répondre, tellement il avoit le cœur serré; il lui prit alors une si grande foiblesse qu'il crut qu'il alloit expirer et lui fit donner un bouillon avec un peu de vin dedans , ce qui le remit ; mais ce ne fut pas pour long-tems ; déja couvert de la sueur dela mort , son visage, jadis si agréable , étoit hideux, le teint pâle et plombé, les yeux éteints, caves et fixes, le nez rétréci, la bouche ouverte, les lèvres violettes, les joues creuses et terreuses: tel étoit l'aspect affreux de ce pauvre garçon qui, se sentant mourir tourna sa tête vers l'officier de santé pour lui dire , c'en est fait , monsieur, je vais mourir, je vais paroître devant Dieu, je sens mon ame troublée sortir à regret de mon corps embrâsé........ L'officier de santé tâcha de le consoler de son mieux , en lui représentant la

---

(1) Ces exemples ne sont pas rares malheureusement. Un écolier mourut de la masturbation dans l'université de Louvaiu ; l'on en fit l'ouverture : le cerveau étoit beaucoup diminué, et encore plus la moële épinière.

bonté infinie de Dieu, et sa miséricorde, surtout quand le repentir est sincère ! Il ouvrit alors ses yeux mourans, le regarda en soupirant, et expira en frémissant !.....

Ainsi finit l'un des plus aimables garçons et des mieux faits, cruel à la société, mais plus cruel à lui-même par sa misanthropie cynique.

Un homme de sens me disoit, après avoir vu mon Muséum, j'ai un fils âgé de douze ans, dès qu'il en aura quatorze, si je m'apperçois qu'il ait la moindre disposition au vice solitaire, je l'emmenerai ici pour en voir les cruels effets, et si après cela il continue, je lui choisirai une femme saine jusqu'à ce qu'il soit en âge de le marier.

Il est sûr que la masturbation n'est guère connue chez les peuples où le mariage est en bénédiction et où l'on marie les enfans de bonne heure ; mais comme la plupart des nations européennes n'adoptent point ce systême, il est donc de la plus grande importance que l'éducation des jeunes gens (je ne saurois trop le répéter) ne soit confiée qu'à des hommes d'une probité bien reconnue, pour ne point allumer le foyer des passions ; que l'on sache aussi que le bon exemple de leurs supérieurs leur sera encore plus salutaire que les conseils ; car sans lui il n'y a point de bien à espérer ; l'on ne fera que des fourbes, des hypocrites, des imbéciles, et jamais des hommes de probité. Souvenez-vous bien, cher lecteur, que le vice n'est point dans la jeunesse, mais qu'il s'y insinue par les vicieux ; qu'une sage éducation est le nerf de l'état, comme l'argent est celui de la guerre !

I est encore très-important de savoir que la vertu et la dépravation s'insinuent et s'établissent d'autant plus facilement et plus solidement dans le cœur de la jeunesse, qu'elles sont annoncées et pratiquées par des hommes graves et de poids. De là vient que les ministres des religions opèrent tant de changemens, et bien mieux que le reste des hommes. En effet que n'ont-ils pas faits dans tous les temps ! Citons en quelques exemples pour prouver qu'il n'est rien, pour ainsi dire, dans l'esprit humain qu'ils ne puissent changer lorsqu'ils en sont bien pénétrés, et qu'ils pourroient tout de même arracher la masturbation du cœur de la jeunesse déjà corrompue.

Un jeune homme nommé Mundus d'une illustre famille devient éperdument amoureux de la belle et vertueuse Pauline; il employe tous les moyens imaginables pour s'en faire aimer ; agrémens, soins, complaisances, soumissions, magnifiques présens, somme prodigieuse, tout fut inutile, elle rejetta tout, méprisa tout, s'indigna de tout ! Mundus au désespoir, veut mourir; mais une femme nommée Idé, le rassure, en lui conseillant d'avoir recours aux Prêtres de la Déesse Isis à la quelle Pauline avoit beaucoup de dévotion

et se chargea elle même de la commission, moyennant une rétribution. Mundus acquiesce à tout.
Idé va trouver les Prêtres, et fait si bien que le
plus vénérable d'entre eux vient chez la vertueuse
Pauline pour lui annoncer que le Dieu Anubis a
conçu de l'amour pour elle ; la jeune dame s'en
sentit extrêmement honorée, s'en venta à ses amies
et même à son mari (1), et fut aussitôt au temple
où elle eut commerce avec Mundus sans le reconnoître (2) ; mais peu de tems après ayant appris
la fourberie par Mundus lui même, elle en fut si
outrée qu'elle déchira aussitôt ses habits et s'abandonna à la douleur la plus amère, s'en plaignit à
son mari, qui en instruisit incontinent l'empereur
Tibère, &c.

Encore un autre exemple non moins merveilleux. Les habitans de Crotone veulent peindre une
Hélène, pour en faire une offrande à Junon ! Ils
s'adressent à Zeuxis : cet excellent peintre consent
à les satisfaire, à condition qu'il choisiroit parmi
les plus belles filles de la ville celles qui lui paroî-
troient les plus parfaites. On crut la chose impossible ; les préceptes du sage Pithagore avoient

---

(1) Homme, reconnois la force des opinions religieuses !

(2) Cela n'est pas absolument étonnant, si l'on considère la maniere dont les dames Romaines accordoient la
dernière faveur, comme nous l'avons déjà dit.

inspiré tant de pudeur au sexe, qu'une fille se
se seroit crue déshonorée de découvrir seulement
sa jambe!...... comment se montrer toute nue
devant un artiste? comment se soumettre ainsi à
ss regards avides, minutieux, comtemplatifs ?...
non la mort même n'auroit pu la déterminer!
mais la religion y est intéressée, les prêtres s'en
mêlent, ils parlent, ils agissent, et voilà que
toutes les filles s'empressent avec joie d'être du
nombre des élues, et Zeuxis en fit le choix à
son gré : je défie à tout autre moyen d'en faire
autant !

Si les Prêtres d'une religion aussi absurde que
la païenne, ont eu tant de pouvoir sur l'esprit
public(1), que ne doit-on pas espérer de ceux
d'une religion aussi édifiante que la chrétienne!

---

(1) Un auteur célèbre a dit que les princes n'ont jamais été
dupes des prêtres païens ou idolâtres, &c. il *se* trompe. En
effet, peut-on trouver une foi plus vive que celle du Roi de
Babylonne envers les prêtres de Bel, *exclamavit voce magna
Rex : magnus es Bel, et non est apud te dolus quisquam* &c.
Il n'y avoit qu'un Daniel qui pût le détromper...... Auguste
voyageant de nuit, étant en Espagne, fut surpris par un orage ;
la foudre tombe sur l'esclave qui portoit le flambeau et le tue ;
il fut si éffrayé de cet accident, qu'à peine arrivé à Rome il fit
assembler le collège des prêtres pour qu'ils décidassent des
hommages qu'il devoit rendre à Jupiter, en actions de grace!
Sont-ce là les procédés d'un incrédule? Des exemples de cette
espèce ne sont pas rares, mais en voilà assez pour prouver
que l'auteur s'est lourdement trompé.

En effet , combien de fois a-t-on été obligé d'avoir
recours à eux pour obtenir de plein gré ce qu'on
n'auroit jamais pu avoir par tout autre moyen
même par la force (1)! Un homme avoit un panaris si sensible et si douloureux, qu'il ne souffroit
pas que personne, pas même les officiers de santé
y touchassent : ne cessant de jetter nuit et jour des
cris lamentables, tellement que tous ses voisins
en étoient consternés; cependant le mal allant
en augmentant, sa femme désolée ne sachant plus
que faire, s'avisa de consulter un bon et sage prêtre
qui vint parler au malade : ne voilà-t-il pas que ce
martyr de l'opiniâtreté demanda aussitôt que l'on
fît une consultation des personnes de l'art, qui
décidèrent qu'il falloit ouvrir au plutôt les gaines
des tendons, du *sublime* et du *profond*, d'inciser l'aponévrose palmaire et le ligament annu-

---

(1) Quoique la dignité de prêtre soit d'un grand poids
et comblée de privilèges exclusifs , néanmoins elle est si
délicate , elle tient à tant de devoirs, à tant de charges,
qu'elle a effrayé pour ainsi dire plusieurs digne ecclésiastiques, dont les uns se sont tenus à la simple tonsure et
d'autres au modeste rang des diacres , tels que le pape Cé-
lestin, S. Ephren, S. François d'Assise, le savant Pierre de
Blois, le fameux Nicole, l'abbé Mably, l'abbé Blanchet,
&c. &. Les personnes instruites savent la réponse que ce
dernier fit à son évêque et à ses amis lorsqu'ils le pressèrent
vivement de se faire prêtre. Voyez aussi les conciles de La-
tran, de Saumur, et sur-tout cette phrase qui commence
ainsi, *Vidimus in ecclesia Romana*, &c.

laire, tant le mal avoit fait de progrès !... L'appareil étant prêt, notre intrépide malade tend lui-même sa main à l'opérateur sans permettre qu'on la lui tienne, en lui disant d'agir sans crainte ? Il souffrit, hélas ! toutes ces incisions si douloureuses avec une constance qui fit trembler tous les spectateurs !......

Maintenant, vous auteurs célèbres, qui vous plaisez *fidem catholicam apertè nugari insectarique*; qui prenez à tâche de dire *hanc verecundia, castimonia, multiplicationique nocentem; res mirandas peperisse eam, æque ac alias, saltem confiteamini ?*.......

Une jolie paysanne avoit été séduite par un protestant sous promesse de mariage; mais elle fut bientôt onbliée, ce qui la jetta dans un chagrin mortel d'autant plus qu'elle étoit grosse, et la détermina à aller avec ses parens en instruire un *ministre* protestant, qui fut aussitôt le trouver dans une assemblée très-nombreuse, et lui parla avec tant de force et d'onction, que, pénétré du plus vif repentir, il se mit aussitôt à genoux en présence d'une grande multitude de personnes, en demandant pardon à Dieu de sa faute, et satisfit à toutes les demandes raisonnables qui lui furent faites....... — Je pourrois citer d'autres exemples pour prouver le grand pouvoir que les prêtres ont sur l'esprit humain ; mais en voilà assez.

Ainsi dans toutes les maladies où le moral est
plus attaqué que le physique, comme dans la
masturbation &c. employez toujours les ministres
de la religion, mais d'une conduite irréprochable
et d'une sagesse exemplaire! car autrement vous
produiriez un effet contraire et le mal deviendroit
incurable!. . . . .

Il reste encore un moyen pour préserver la
jeunesse de la corruption; c'est de lui rendre son
cours d'éducation aussi agréable qu'utile, et conséquemment de ne pas le borner, comme autrefois, à l'étude des langues mortes, qui ne lui
offre en général que peu d'attraits et beaucoup
d'aspérités, de dégoûts et d'ennuis, source fé-
conde du vice; mais assaisonnez le de beaucoup
de physique expérimentale, d'un peu d'anatomie,
de mathématiques, et joignez-y surtout beaucoup
d'exercices de corps; c'est alors que, captivant
entièrement et agréablement son attention, vous
le détournerez adroitement des passions secrettes
qui germent si facilement dans les collèges et dans
les autres maisons d'institutions, &c., car les enfans, si on n'y prend garde, sont comme les pommes qui se gâtent lorsqu'elles sont en tas.

En jettant un coup d'œil sur la théologie
païenne, l'on voit avec quel raffinement voluptueux elle conduisoit à tous les vices, ce qui
n'a pas peu contribué à sa destruction!. . . .
en effet, sitôt qu'un amant avoit reçut quelques

refus de sa maîtresse, ou qu'il étoit ennuyé de ses rigueurs, il s'enfonçoit dans un bois, et là il se plaisoit à croire qu'une jeune et aimable Dryade le contemploit, et que, sensible à son malheur, elle lui accordoit la dernière faveur qu'il payoit aussitôt d'une abondante libation à la face des arbres et en dépit du gazon. Ces souillures étoient à la vérité très-rares, parceque sitôt que les parens s'appercevoient que le tempérament parloit à leurs fils, ils cherchoient à les marier au plutôt : outre que la jeunesse Grecque et Romaine étoit extrêmement dissipée par les exercices corporels : c'est par là aussi (1), qu'avant la brillante et funeste époque de la renaissance des lettres en Europe, la pureté de la jeunesse chrétienne étoit conservée ; les tournois, les combats particuliers, la chasse, &c. faisoient toute l'ambition des jeunes gens et évaporoient leurs désirs amoureux !

---

(1) Et même par les devoirs religieux ; car la jeunesse chrétienne étoit autrefois long-tems détenue dans les églises paroissiales, par l'autorité des curés, qui étoit alors très-grande ; ils pouvoient même user du glaive de l'excommunication contre tous ceux qui osoient attaquer leurs droits : Voyez les conciles de Limoges, de Tours ; ceux de Londres, d'Excester en Angleterre (c'est là surtout où l'autorité du clergé étoit pour ainsi dire sans bornes.) Enfin nous voyons qu'un curé, sous le pape Alexandre III, avoit excommunié des écoliers qui s'étoient permis de censurer ses récréations un peu trop libres, *Cons. tom.* 10.

sitôt qu'un jeune gentilhomme savoit se tenir à cheval et dresser un faucon, le voilà savant, c'étoit le but de ses études! mais s'ils étoient foibles et simples d'esprit, ils étoient sains et vigoureux de corps : un seul d'entre eux, avec ses poings fermés, vous eut terrassé dix de nos muscadins..... c'est ainsi que notre esprit s'éclaire et se fortifie aux dépens de notre corps!

Il arrive quelquefois, sur tout aux personnes sensibles, *seminis emissiones*, *absque voluntate sed tantum amœno visu*. Cet accident arriva, entre autres, à un jeune homme vif et ardent, en considérant seulement sa maîtresse aussi modeste qu'aimable ! Nous devons à la religion chrétienne d'avoir réprimé ces avances licencieuses que les filles faisoient autrefois aux garçons pour les provoquer à l'amour (1); et si l'aimable Chariclée eût vécu dans ce siècle, elle n'auroit certainement pas eu l'affront de recevoir un soufflet de son amant pour avoir voulu le baiser!..... Un coëffeur de femme disoit qu'il n'étoit pas à l'abri des mauvaises pensées ni de leurs mauvais effets en voyant le sein de ses pratiques; et l'on se doute bien de l'état où devoient être

____

(1) Voyez les anciens auteurs Grecs et Latins, vous verrez que ce sont toujours les filles qui excitent les garçons à l'amour.

les juges Athéniens en appercevant celui de Phryné.

La nature a doué les femmes de tant de charmes, qu'il n'y pas de parties de leur corps, même les plus ignobles et les plus ridicules, qu'elles n'ayent excité les sensations les plus vives; il y avoit un docteur qui se passionnoit beaucoup en voyant les pieds d'une femme, il prenoit un plaisir extrême à les baiser ! Le célèbre Malherbe avoit à peu près la même fureur; *sunt qui , cum lepidissimis puellis mulieribusque , fædissmis osculis cum maxima lœtitia utrinque se inquinant ! erat autem annosus barbiger, qui hac ce squalidissima libidine quotidie delectaretur.* Je sais encore des choses plus extraordinaires, et très-vraies , tant la rage d'amour de certaines personnes est grande, mais enfouissons - les plutôt dans les entrailles de la terre : car il n'est pas bon que l'homme sache tout.

Que la dépravation humaine est grande , ô mon Dieu !.... vous savez tout , et le crime hélas subsiste ! et le voluptueux continue de corrompre ! et le fourbe ne cesse de mentir ! et le méchant va toujours en détruisant.

Puisse le creuset de la pénitence , où les vices doivent se purifier, n'être jamais un moyen pour les inspirer et les propager ?....

Quoique l'ouie soit un sens moins rapide que

la vue, les effets n'en sont pas moins dangereux *in mente et super genitabilia* : car sans parler des passions que la musique des anciens excitoit, il est arrivé quelquefois, même en société, que de simples chansons et même des conversations un peu libres et sur tout des intretiens lascifs, ont jetté des personnes dans des états très-pénibles ; *quod etiam non nunquam conscientiæ rectoribus castissimis accidit*, et je puis certifier que c'est alors un vrai martyre pour eux ! nous en avons déjà montré certains effets.

On ne sauroit donc trop éloigner la jeunesse des discours corrompus ; les oreilles des jeunes gens sont comme des égoûts par où les immondices de la volupté entrent dans le corps pour corrompre l'ame !

Pollutions nocturnes.

« Tant que je veille, disoit S. Augustin, mes
» honteuses passions ne peuvent rien sur moi,
» mais lorsque je dors et que je rêve, c'est alors
» qu'elles agissent. ». Tel est aussi le fruit d'une vie licencieuse et des entretiens lascifs qui laissent durant le sommeil des empreintes assez fraîches et assez vives pour exiter des sensations agréables et lascives aux personnes même les plus vertueuses et les portent machinalement à ce qu'elles auroient horreur de faire durant la veille. Il est

donc de la plus grande importance que les jeunes gens soient maintenus purs durant la veille; de les éloigner des conversations obscènes, des lectures érotiques, des objets scandaleux pour qu'ils ne viennent pas les surprendre durant le sommeil. J'ai été singulièrement touché de l'innocence de certaines jeunesses dont les oreilles, l'esprit et le cœur n'avoient jamais été souillés par l'explosion de la concupiscence, qui selon l'apôtre S. Jean, occupe néanmoins tout cet univers *quoniam omne quod est in mundo concupiscentia carnis est.* J'ai vu dans plusieurs monastères et ailleurs des peintures et des sculptures très - obscènes, faites pourtant dans des siècles où les mœurs étoient encore simples; apparemment qu'elles n'excitoient aucune sensation impure sur les pieux cénobites qui y étoient renfermés, ou peut être servoient-ils à ce genre de mortification du vertueux Robert d'Arbrissel; mais aujourd'hui il n'en faudroit pas davantage pour souiller les belles nuits de la jeunesse isolée, à faire bondir le cœur des lavandières; tant son imagination est montée! que faire pour la calmer? Ce que nous avons déja dit et ce que nous ne saurions trop dire, de ne la confier qu'à des personnes prudentes et sages : car autrement il vaudroit mieux l'abandonner à elle même que d'être livrée a des hypocrites d'une conduite suspecte qui insensiblement enflâment leur esprit et troublent leur cœur.

Réflexions sur la Masturbation chez les personnes du sexe

L'antiquité ne nous présente aucun exemple de ce vice détestable chez le sexe, pas même le paganisme, (quoique les femmes et même les filles assistassent à des cérémonies religieuses qui feroient rougir l'impudicité même) à moins qu'on ne veuille dire que la fureur des filles de Prœtus et celle des Argiennes, n'étoit autre chose que l'effet de l'excès de la masturbation, ce qui ne paroît guère vraisemblable ; quoi qu'il en soit, il est certain que depuis environ deux cents ans que cette malheureuse passion à gagné le sexe Européen, elle va toujous en augmentant, et nous en sommes à un point qui fait frémir : essayons pourtant de proposer quelques moyens pour au moins en modérer le cours, si nous ne pouvons l'arrêter !...

L'amour, ce bienfait céleste, cette rosée du Ciel qui éléve notre ame, qui la réjouit et la console, qui embellit et fortifie même le corps lorsqu'il est pur, devient la source d'une infinité de maux tant physiques que moraux lorsqu'il est corrompu !

Chez les peuples où le mariage est regardé comme l'action la plus sainte, la masturbation est peu ou point connue parce qu'on a soin de marier de bonne heure les enfans des deux sexes !…Que nos opinions sont différentes et dans quel tems sommes-nous, où l'adultère ainsi que les amours les plus dissolus sont devenus à la mode? Devons nous être étonné de voir tant de célibataires, de tout état, de toute condition ? devons nous être surpris, dis-je, que tant de jeunes gens aient de la répugnance pour le mariage à voir la facilité qu'ils ont de se satisfaire au gré de leurs désirs ? de là tant de filles charmantes végétent inutilement pour la propagation! de là tant d'aimables demoiselles, devorées par l'amour , et consumées par la masturbation, qui auroient été pourtant de bonnes mères de famille, si nos opinions ridicules et la corruption n'eussent pas mis tant d'entraves au plus saint des devoirs!

La masturbation est aujourd'hui un vice très-meurtrier aux deux sexes, mais l'on remarque que chez les femmes il affecte plus particulière-ment le genre nerveux, parce qu'elles l'ont en effet plus sensible et plus irritable que les hommes , raisons qui doivent porter les personnes qui les dirigent ou qui les entourent d'être extrêmement réservées ; c'est pourtant ce qu'on ne fait pas toujours. J'ai vu des jeunes gens, que dis-je, des hommes faits affecter des attitudes indécentes et des signes lascifs; tenir des propos dissolus, chan-ter des chansons les plus infâmes, devant des filles très-vertueuses !

Défiez-vous aussi de ces personnes prévenantes dont les discours spécieux sont d'autant plus propres à corrompre une jeune fille, qu'ils sont sous des apparences de convenance.... il y a même de certaines femmes qui, sous le voile de la dévotion, cachent une infâme turpitude; elles recherchent avidement les jeunes filles pour embrâser leur imagination, et les livrer ensuite à la volupté la plus raffinée et finir par les désespérer *fœdissimis titillationibus.*

Ne souffrez jamais qu'une fille accepte des présens, même sous des formes pieuses, à moins que ce ne soit des personnes d'une probité reconnue, car alors la bienséance et le respect l'ordonnent !

On ne fait pas assez d'attention aux familiarités et aux liaisons secrettes que les jeunes filles ont avec leurs domestiques, quoique du même sexe.

Multi scriptores plurimos abusus indecoré memorarunt : sed si puellæ catholicæ sint ? tunc castissimum conscientiæ moderatorem cauté seligere oportet, qui ait pour base cet excellent avis que **S.** Thomas lui donne, art. 6, *cum magna cautela , inquit, et prudentia verbo rumque delectu.* &c. Alors vous serez assuré que son imagination ne sera point alumée.

Mais lorsqu'une fille amoureuse manque de bons conseils, elle est sans doute bien à plaindre, ayant perdu de vue le flambeau de la sagesse; bientôt celui de la raison ne l'éclairant que foiblement, elle s'égare et tombe infailliblement dans un abîme de maux, si elle n'a recours alors à la lecture des bons livres de morale; c'est pourquoi je voudrois qu'on accoutumât de bonne heure les jeunes filles à les lire pour les faire penser sensément!... Mais ayez grand soin sur tout de leur dérober tous les ouvrages érotiques, heureuses si elles ne les connoissent jamais!... Je viens au devant d'une objection naturelle : Si une jeune fille, me dira-t-on, n'aime pas la lecture, à quoi passera-t-elle son temps utilement ? car il faut de toute nécessité qu'elle s'occupe, pour éviter les embûches du démon ; exercera-t-elle les œuvres de miséricorde ? ira-t-elle dans les hôpitaux, séjour de la misère, de la honte, du repentir et de la souffrance, pour soigner et consoler les pauvres malades ? accoutumera-t-elle ses yeux à ces objets de pitié?.... pourra-t-elle apprivoiser ses oreilles aux cris des fouffrans et aux gémissemens des mourans ?..... ira-t-elle enfin pleurer sur ces objets de douleurs ?...... quoique ces exercices soient dignes de louanges, ils ne conviennent cependant pas à une jeune fille (1); mais qu'elle s'occupe plutôt à aider ses

______

(1) Je suis toujours plus surpris de voir dans les hôpitaux, séjour de toutes les impuretés, les malades des deux sexes soignés indistinctement par des vierges ! elles qui ne devroient

parens, à les soulager, à les consoler !.. qu'elle
entre dans les détails du ménage, qu'elle ait l'ordre
et la propreté de sa maison , qu'elle en soit l'œil
et le bras ! .... oui, j'ose avancer que tant qu'une
fille respectera ces devoirs sacrés , jamais , non
jamais le démon de l'impureté n'osera l'attaquer;
elle sera toujours vierge , toujours chère et toujours aimable.

Mais que ferons-nous de tant de riches
demoiselles, qui vivent dans une pompeuse abondance, qui, entourées de laquais et de gouvernantes, n'ont pas même le plaisir de desirer?... qui
minaudent au seul nom de ménage ?...... de
celles qu'une extrême propreté détourne de la
culture innocente des fleurs ?... de celles à qui
la broderie, le dessin, la lecture des bons livres,
donne des vapeurs ? &c. &c. Eh bien ! qu'elles
s'occupent de leur parure; mais de celle qui,
sans blesser la pudeur, sait faire naître le
desir !.... Oui, je préfère qu'une jeune demoiselle passe des heures entières à orner elle-
même sa tête de fleurs, de rubans, de perles,
de pompons, à faire badiner cent fois une boucle
de cheveux autour de son cou, relever élégam-

---

contempler que la pureté des anges , et ne chanter que les
louanges de Dieu ! et cela au mépris de tant de pauvres et
honnêtes veuves , de tant de respectables mères de famille
qui rempliroient bien mieux tous ces exercices bienfaisans ;
car si la femme est foible, la fille l'est bien davantage !

ment son chignon, à le faire bien renfler, à lui donner un petit air piquant en le faisant retomber en boucle(1), oui, j'aime mieux qu'elle s'amuse à tous ces petits agrémens que d'être étendue nonchalamment sur une bergere à niaiser, à bâiller aux mouches, à frédonner une ariette, ou à se contempler devant un miroir, &c.

J'ai assez connu les jeunes filles pour savoir qu'elles ont quelquefois des fantaisies qu'elles ne savent pas définir elles-mêmes; on les voit rêveuses, distraites, boudeuses, bizarres; il faut alors les veiller de très-près, les épier même, et surtout ne pas les laisser seules, ne pas souffrir qu'elles fassent *pernoctare in lectulis canes, feles*; mais leur procurer la société des personnes aimables, gaies, décentes! et les dissiper par tous les moyens honnêtes. Une demoiselle de qualité aimoit passionnément la retraite; on crut qu'elle avoit la vocation à être religieuse; on consulta un bénédictin qui avoit le rare talent de discerner l'inclination des jeunes personnes, qui reconnut, quoique modeste, et malgré ses honteuses inquiétudes, que ce n'étoit que pour mieux *laxè contaminare se* (2) : on l'épia de près, et l'on reconnut

---

(1) Je ne sais pas pourquoi le bon ton a fait disparoître cette mode : elle me paroissoit très-élégante.

(2) Il n'y a pas long-tems qu'une demoiselle laissa tomber *acus etheca in vaginam vitiandosc*, dont elle failli mourir.

effectivement que le religieux ne s'étoit pas trompé ; on la maria, et elle devint une grande dame
de société.

Il est important pour ramener les filles à la
sagesse, de leur parler d'abord gravement si vous
voulez qu'elles vous écoutent, puis souffrez quelques familiarités sans enfantillages pourtant, mais
prudemment, si vous voulez qu'elles suivent vos
conseils, sans contrister leur jeune cœur! d'ailleurs j'ai remarqué que souvent trop d'austérité
les rebute et les rend indociles ; elles surtout qui
aiment tant à avoir le rire sur les lèvres.

Mais, dira-t-on, sur quoi doit rouler la conversation des jeunes demoiselles; sera-ce sur la morale,
sur la religion, sur la politique? ou plutôt sur la
coquetterie, sur l'amour, sur la galanterie? rien
de tout cela, mais qu'elles s'entretiennent spécialement de la propreté, de la dédence, de l'honnêteté, de l'économie; les filles devant être un jour
femmes; ne sait-on pas que ce sont elles qui font
et défont les maisons! ainsi il faut accoutumer de
bonne heure les filles à voir marchander le
comestible de la maison, et à économiser sans
lésine, et que le superflu serve à la subsistance du
pauvre.

Soyez attentif qu'une demoiselle bien née ne
fréquente que des jeunes gens biens élevés, et
toujours sous des argus. Je sais bien qu'il faut
qu'elle joue son personnage, qu'elle doit se livrer

à la joye, aux plaisirs honnêtes, qu'elle doit se plaire aux fêtes, aux brillantes assemblées, aux spectacles, &c. mais je voudrois aussi qu'elle fût sûre d'elle-même, qu'elle eût un grand fond de sagesse et de modestie, car autrement il y a beaucoup à craindre pour elle, et souvent elles n'en sortent qu'avec une dose de soupirs qu'elles calment *tantum vitiando.* Une jolie fille sans bien, mais rusée, (jamais confidente ne fut plus adroite) se jetta dans le grand monde pour changer son destin; elle ne se trompa pas; mais y ayant puisé tous les vices de son sexe, et s'en étant enfin dégoutée, elle s'abandonna entièrement au vice solitaire et mourut dans une maigreur hideuse après avoir témoigné un vif repentir de ses déréglemens; elle étoit si désséchée que sa peau sembloit un parchemin colé sur ses os. Une autre fille sans fortune, et sans beauté, mais excellente musicienne, après avoir fait les délices des bonnes sociétés, se voyant négligée, se plongea si avant dans la masturbation *et cum propentione tanta, ut eam haberet omnibus. Legitimis potiorem;* enfin elle mourut insensée.

Mais si une fille vertueuse doit fuir, comme un serpent, la société des hommes suspects, elle ne doit pas moins éviter celle de certaines femmes qui font honte à leur sexe, et qui, avec leur patelinage, séduisent les plus aimables filles, et finissent par les déshonorer et les désespérer!

Il n'est pas indifférent que les exercices corporels des jeunes filles soient modérés et décens, (ne devant être ni baladières , ni raghouaras), par là les passions sont ramenées dans l'ordre, point de mouvemens odieux ni impudiques qui disposent beaucoup à la masturbation; ainsi il importe beaucoup que le choix d'un maître à danser soit bienfait. C'est dommage que les femmes n'apprennent pas à danser, ou qu'elles ne soient pas au moins maîtresses des graces, je suis persuadé qu'elles en donneroient beaucoup aux jeunes demoiselles et sans inconvénient; car je plains bien un honnête homme chargé de ces fonctions agréables auprès d'une jolie demoiselle en jupon court et à sein découvert.

Je désirerois bien que nos jeunes et aimables Françaises dansassent des contredanses , mais sans gambades, sans pirouettemens, sans valser; pourquoi ne plus danser la serabande ou le rigodon, c'étoient des danses vives et légères, elles donnoient beaucoup d'exercice, excitoient la gaieté sans inspirer la volupté?..... Après tout je ne vois rien qui donne au corps des attitudes plus agréables et qui déploye mieux les graces que le menuet, genre d'exercice aussi salutaire que charmant et décent, et par quelle fatalité est-il presqu'oublié?

Nous gardons le silence sur la musique pour laquelle les jeunes demoiselles sont avec raison si passionnées! comme le génie ne connoît point de bornes, la musique ne connoît pas non plus de passion qu'elle ne puisse exciter : reine de l'empire du monde, elle est de toutes les nations et de tous les âges : elle porte partout, jusque dans les cœurs les plus insensibles, la douce ivresse de l'amour. Hélas! si le conduit de l'oreille porte à notre ame enchantée tant de ravissemens, n'est-il pas aussi l'égoût par où l'ordure se glisse pour le corrompre. Ainsi soyez circonspect sur la musique et encore plus sur le musicien.

Il reste encore un moyen capital pour conserver l'innocence d'une jeune fille, c'est la pudeur qu'il faut savoir distinguer de la modestie, car j'ai connu des filles modestes et impudiques! au lieu que la pudeur, quoique fille de l'opinion, tient au cœur et à l'esprit et néglige quelquefois les apparences, rien n'est plus capable de ménager la pudeur d'une jeune fille qu'une vie simple et surtout l'éducation maternelle! rien ne la fait plutôt perdre que les discours lascifs.

O qu'une belle vierge est un objet ravissant! elle est capable d'embrâser les anges même; *videntes filii Dei, filiias hominum quod essent pulchræ acceperunt sibi uxores*! il faut voir comme le docteur Angélique explique ce passage; il est tout à fait interessant!...... quels hommages l'antiquité n'a-t-elle pas rendue aux vestales! Je ne finirois plus si je rapportois les effets prodigieux qu'ont produit les jeunes vierges (1) et combien doivent-elles être jalouses de conserver leur vertu ! Saint Irenée nous apprend qu'elles ont donné lieu aux anges prévaricateurs ; tellement la beauté, jointe à la sagesse, ont d'attraits !

Mais si les filles aimables et vertueuses peuvent s'honorer de tant de pouvoir, combien ne doivent elles pas avoir en horreur la masturbation, qui les rend si hideuses et si méprisables ! *sunt equidem viduæ mulieresque hoc flagitio inquinatæ*; et il n'y a guère qu'un mariage de convenance qui puisse leur convenir.

Au reste si ce que nous venons de dire n'est pas capable de détourner les libertines, elles doivent s'attendre à une mort horrible et à l'indignation publique !

Tels sont en général les moyens moraux pour préserver ou pour corriger les deux sexes de la masturbation : s'ils sont insuffisans, il ne faut guère compter sur les moyens physiques ; cependant il ne faut pas les négliger.

Moyens physiques contre la Masturbation des deux sexes.

Ces moyens sont les boissons rafraîchissantes, les bains, les lavemens, rarement les vomitifs ou

---

(1) *S.* Cyprien se recommanda à leurs prières.

émétiques , quelquefois les purgatifs ; jamais les drastiques ni la saignée , mais employez plutôt les restaurans, les gelées &c. sans oublier la tempérance , car les vices entrent souvent dans le corps avec les alimens : rien ne seroit plus capable d'inspirer cette belle vertu que le pédagogue de S. Clément, s'il n'y avoit beaucoup de choses que le vulgaire doit ignorer.

Quoique je diffère beaucoup aux usages des anciens, je n'approuve pourtant pas qu'ils fissent du souper leur meilleur repas; car c'étoit bien rare quand ils déjeûnoient ou dînoient, encore ne mangoient-ils le plus souvent que du pain sec et quelques fruits, des figues &c. *prandium apud veteres rarum , idque parcum et plerum que panis cum caricis etc.* Sénèque. mais je conseille au contraire aux personnes qui veulent se préserver du vice de la masturbation, des pollutions nocturnes &c. de déjeûner et de dîner modérément ; de ne pas souper, excepté toute fois les jeunes personnes d'un tempérament chaud, bileux; alors elles peuvent étourdir leur faim, comme les anciens faisoient à déjeûner; je leur conseille aussi de boire de l'eau pure mieux que du vin, se coucher de bonne heure non sur le dos, mais sur le côté ; sur de la paille, mieux que sur le duvet ou la laine, se lever à l'aurore, respirer si l'on peut la rosée vierge de la campagne, en se promenant lentement jusqu'à l'apparition du soleil où le calme le plus admirable n'est interrompu que par le doux gazouillement des oiseaux ! Toutes ces contemplations ravissantes répandent une sorte de vie et de gaieté sur les personnes énervées par les dépravations solitaires, et leur sont très-salutaires.

Ces moyens, sagement employés, peuvent opérer de grands biens. Cependant s'ils ne réussissent pas, plusieurs auteurs recommandables, tels que Cœlius, Rhases, Œginnette, Meibomius, Boheraave, Bartholin, Bienville et autres, conseillent en derniere ressource, la correction manuelle, ainsi que dans toutes les affections nerveuses, et elle a souvent opéré des guérisons.

Autrefois l'on renfermoit la jeunesse libertine dans des couvens de religieux, où elle étoit fustigée d'importance ; ce qui opéroit souvent des changemens efficaces ; voyez aussi Pierre le Vénérable et autres. La flagellation, comme nous l'avons déja dit, a été long-tems en usage dans l'église *in pœna piaculari* (1) et dans d'autres cas ; voyez la bulle du pape Adrien ; aussi Pascal ne l'a pas laissée échapper pour mordre ses adversaires ; rien n'est dit plus finement ni plus

______

(1) Ce devoit être un vrai martyre pour un sage prêtre ! *reipsa istum expendimus pone pulcherrimam puellam vel mulierem, usque ad lumbos denudatam, flagellis eam cœdentem post confessionem suam :* y a-t-il un état plus pénible pour une ame sensible et vertueuse ?.....

malignement : une fille charmante qui avoit été corrompue par sa nourrice, avoit conservé, jusqu'à l'âge de quinze ans, des attitudes et des mouvemens si lascifs qu'elle en tomboit foible ; elle en fut heureusement guérie *ab scutica*. On a vu des veuves, des jeunes femmes livrées à la plus furieuse masturbation en être délivrées par ce genre de correction.

Les personnes instruites savent que les anciens employoient souvent la fustigation dans leurs cérémonies religieuses, dans leurs fêtes, surtout dans les lupercales , dans les mystères de Cibele, d'Isis &c. ils l'employoient aussi dans les maladies de l'ame , et les vierges même n'en étoient pas exemptes, *cæsa est flagro vestalis*, dit un ancien : peut-être se servoient-ils de ce moyen pour mieux conserver toute leur pureté ; ce qu'il y a de certain, c'est qu'aucun médecin, avant le quatorzième siècle, n'a parlé clairement de la masturbation chez les personnes du sexe, et Bernard Gordon lui même qui, dans son *lilium* entre dans tant de détails, n'en dit pas un mot ; ce qui prouve qu'elle étoit ignorée ou empêchée par la correction manuelle ; car on sait qu'elle étoit très-en usage de son tems.

Au reste avant d'employer ce genre de correction, qui est toujours un moyen désagréable et presqu'impossible de mettre en usage aujourd'hui, je ne cesse d'exhorter les personnes graves et qui sont en bonne odeur de ne point refuser leurs sages conseils à la jeunesse libertine ; car si son jugement est facile à s'égarer et à s'altérer, la verge de la morale parvient assez souvent à le diriger et à l'épurer.

Trois aimables demoiselles et amies, se rendoient mutuellement des petits services, lorsqu'elles trouvèrent enfin l'occasion d'un jeune homme qui se joignit à un autre de ses amis et furent tous les cinq dans une guinguette isolée : les arrangemens misterieux qu'ils prirent avec l'aubergiste les rendit suspects ; cependant voilà nos jeunes étourdis dans une chambre bien fermée, grande chère et encore plus grande joye ; sans penser que Dieu les voyoit et que l'hôte les écoutoit ; déjà ils se regardoient, ils se consideroient, déjà le sein des filles s'élevoit ! lorsque tout à coup, *sensibus eversis corporibus que nudatis omni licentiá, omni libidine, flagrantibus oculis, se inquinarunt ; tandem sic adhuc saltarunt in orbem molliter cantando* ! lorsqu'un commissaire arrive avec la garde, ordonne d'ouvrir la porte ou sinon de l'enfoncer : la peur s'empare aussitôt de nos jeunes libertins et d'autant plus qu'on frappoit à la porte à grands coups de de crosse de fusils : chacun saisit en tremblant ce qui se trouve sous sa main, *ad tegendum se* : on ouvre. Le commissaire ne put garder sa gravité en voyant la plus singulière mascarade : il falloit en voir un surtout, affublé d'un jupon autour de son

cou, avec un soulier de femme à talon haut, marchant clopin clopan , &c. La garde, l'aubergiste
et ses gens étouffoient de rire , tandis que nos
jeunes débauché, couverts de honte auroient voulu être à cent pieds sous terre , *decorè vestitis* ;
le commissaire reparut mais avec un air terrible;
et après leur avoir foit sentir très-énergiquement
toute l'énormité de leur faute, il reprit sa modération et parla de la pudeur , mais avec tant de
dignité , d'onction et de sagesse , que nos jeunes
libertins , attérrés de douleur , tombèrent à ses
pieds , fondant en larmes, en le suppliant de vouloir bien leur pardonner et de ne point ébruiter
cet écart de jeunesse , en l'assurant de leur sincère repentir. Le commissaire se laissa attendrir ,
les releva et prenant un ton paternel, les rassura
paisiblement et les fit prudemment accompagner
chez leurs parens.Quelque tems après , deux des
demoiselles se marièrent avantageusement et furent heureuses ; la troisième vécut dans la retraite
s'occupant à des œuvres de miséricorde (1).Quant
aux garcons, le premier , qui étoit doué de brillantes qualités, se maria avec une demoiselle bien
famée et vécut dans une honnête médiocrité ;
l'autre quitta son pays, il fut employé dans des

---

(1) Si l'on savoit combien la vie exercée et vertueuse a de
charmes, certainement l'on plaindroit ceux et celles qui la
passent dans l'oisiveté et la débauche!.....

états pénibles et désagréables;et quoiqu'il eut des occasions fréquentes d'attiser ses désirs,il fut néanmoins toujours honnête. Tel est le fruit des sages préceptes inculqués dans un bon esprit!

J'ai connu un jeune débauché, un querelleur sans fin, se livrant à toutes les folies de son âge se plongeant dans tous les vices de l'impureté; lorsque tout à coup il fut converti par un homme de bien, et ce libertin, ce monstre de volupté et d'inhumanité qui, l'épée à la main, avoit peut-être étendu plus de vingt hommes, devint un exemple de douceur et de vertu! j'en parlai un jour a sa fille avec la plus grande satisfaction.

Hommes vraiment droits et exemplaires , ne cessez donc de prêcher le bien et les dangers affreux des affections solitaires à la jeunesse libertine, et vous opérerez souvent des changemens salutaires? souvenez-vous que le sage Xénocrate avec son esprit lourd, fit néanmoins des conversions admirables, tandis que le voluptueux Platon avec tout son génie ne put reformer la cour de Denis? L'exemple l'exemple! encore une fois, quelle conviction !

Des personnes de considération m'ont souvent demandé si le coït épuisoit moins ou plus que la masturbation? j'ai toujours répondu sans balancer que la nature a constamment attaché un plus grand danger aux actions vicieuses qu'aux autres et qu'ainsi le coït est bien moins nuisible que la masturbation; d'ailleurs dans le coït la perte est dédommagée en quelque sorte par une jouissance réelle qui récrée l'ame et soulage le corps en facilitant les fonctions et aussi par l'absorption d'une rosée invisible qui s'échappe en abondance des pores de l'objet aimé. Au lieu que le masturbateur dépense en pure perte et avec d'autant plus de prodigalité que l'imagination va bien plus loin que la réalité. Un jeune garçon s'étoit tellement masturbé qu'il tomba dans une parfaite nullité, ne sachant plus faire aucun usage de ses sens, il étoit au dessous de la bête même. Mais finissons des détails aussi déplorables.

Tels sont en général les objets concernant la masturbation, et les reflexions qu'elles ont amenées.

Objets concernant les maladies vénériennes.

Comme la chaîne des idées morales m'a constamment prouvé que dans les fortes passions de la jeunesse on peut plutôt la contenir par le tableau terrible de la maladie que par l'image agréable de la santé; en conséquence j'ai fait plusieurs figures entières avec tous les symptômes du virus vénérien., fléau d'autant plus affligeant qu'il attaque l'homme dans son principe et dans son essence!

La première figure représente un jeune homme d'environ dix-huit ans, attaqué des accidens qui caractérisent la vérole: son moral est digne de pitié; il exprime la douleur et le repentir dans toute l'amertume de son ame. Depuis près de vingt ans que cette figure est faite et **exposée** au public et qui a fait tant de sensations salutaires, surtout à la jeunesse ! Il est étonnant qu'on ne se soit pas encore avisé d'en faire faire de pareilles, même en Italie !

La seconde est une jolie fille avec tous les attraits de la jeunesse et de la santé, ayant néanmoins la gonorrhée virulente. C'est un avertissement salutaire aux jeunes gens qui ne se laissent que trop souvent séduire par des apparences agréables, mais trompeuses, qui leur font souvent répandre des larmes d'amertume !

La troisième est la même fille, quatre ans après, mais dans un état déplorable ; ayant méprisé les sages conseils de ses parens ; son moral annonce tous les caractères de la réprobation, son physique est affreux et n'inspire que de l'horreur.

La quatrième, c'est un jeune homme, porteur des fruits d'un libertinage autrefois inconnu *in borealibus*, mais qui malheureusement s'est glissé aujourd'hui jusques dans le lit nuptial, &c. Il y a encore d'autres figures de grandeur naturelle, avec d'autres symptômes vénériens : dignes fruits de la débauche !

C'est ainsi que le peuple à force de voir de mauvais exemples, à force de voir tant de libertins, tant de vicieux célibataires, essaye aussi d'en prendre toutes les habitudes.

44

Pour mettre en évidence les symptômes véroliques et les dangers incalculables de la vérole, nous avons représenté premièrement :

Cancer du visage avec perte du nez, arrivé à une demoiselle fort jolie, mais d'un tempérament voluptueux ; sa mère qui étoit une digne femme et qui l'observoit de très-près, voyant un jour qu'elle se contemploit passionnément devant un miroir, lui dit, Dieu veuille, ma fille, que ce visage que vous idolâtrez ne soit pas pour vous un objet de douleur !.... Ce que craignoit cette vertueuse mère arriva, car après sa mort, s'étant abandonnée à des libertins, elle fut bientôt couverte de honte et de maux ; elle guérit néanmoins par les anti-vénériens, mais sans nez, comme on le voit dans la figure.

Boutons survenus subitement à une jeune fille après s'être malheureusement essuyé le visage avec un linge qui servoit à son frère infecté de la vérole.

Exostoses aux bosses coronales et pustules au visage d'un insigne débauché. La dépravation est si grande depuis quelque tems, que j'ai vu des personnes se vanter en société d'avoir gagné tous les symptômes vénériens. J'ai connu un homme d'un état respectable dont l'ami de cœur se vantoit d'avoir gagné dix ou douze gonorrhées virulentes ; voilà bien la honte de nos maux : il est vrai aussi que j'ai connu des hommes dont la conversation étoit si honnête et si aimable qu'une vierge auroit pu les entendre sans rougir.

Dartres, exostoses et ophtalmie survenus à une aimable et vertueuse dame par les débauches de son mari. Tous les jours j'entends dire que les femmes sont la cause de la vérole dans les familles; mais soyons justes et disons qu'il y a encore plus de maris libertins et étourdis que de femmes inattentives; conséquemment je crois que la vérole héréditaire tient en général plus de l'homme que de la femme.

Alopécie et tophus arrivés à un jeune homme devenu chauve un mois après s'être fait guérir en apparence d'un chancre par un charlatan.

Rhagades, fics, condylomes et crêtes à l'anus et aux environs d'une infâme prostituée *a nefanda venere; erat olim virgo virginum!* On ne sauroit croire la quantité de corrupteurs et de corruptrices qui parcourent les campagnes et les villages pour séduire les pauvres filles, sous le spécieux prétexte de les rendre plus heureuses! il y tant de célibataires à approvisionner, tant de vieux pénards à amuser, qu'il faut bien que les campagnes en fournissent puisque les villes sont toutes infectées.

Mamelle et mamelon ulcéré, d'une nourrice très-saine pour avoir allaité un enfant vérolé. Cet exemple et mille autres devroient bien guérir certaines nourrices de la démangeaison de donner à téter au premier enfant: je sais que le plaisir d'étaler un beau sein n'est pas mince pour une jeune femme !...... mais ce qui est punissable devant Dieu et devant les hommes, c'est l'inhumanité de donner un enfant vérolé à une nourrice saine !

Suppression d'une gonorrhée arrivée par des injections astringentes, d'où il arriva inflammation, tension et courbure de la verge, gonflement du scrotum et des testicules ; c'est vulgairement la chaude-pisse cordée et tombée dans les bourses, qui conduit très-souvent à la vérole.

Méat urinaire artificiel, par où les urines sortoient entièrement, provenant d'un chancre au frein, mal guéri, arrivé à un jeune homme, fils unique qui me consulta la larme à l'œil pour savoir s'il étoit encore capable de génération.

Chancres, porreaux sur la langue et dans la bouche, avec perforation du palais, d'une jeune femme, par la mauvaise habitude de porter la cuiller à sa bouche en faisant manger la boullie à un enfant vérolé.

On ne sauroit trop avertir le peuple toutes les fois que sa constitution physique est en danger ; car il est d'autant moins docile qu'il est plus borné ; on en voit un exemple frappant dans mon Muséum.

Verge d'un vieux pénard dont le gland étoit rongé en partie par un formidable chancre. Dès qu'il fut bien guéri, ne voulant plus être victime de la vérole, il se maria avec une jeune et vertueuse demoiselle dont il fit la fortune, et morut en paix dans la décrépitude.... Un riche octogénaire, d'une conduite peu régulière, sentant approcher sa fin, se maria avec une jeune demoiselle, mais il passa bientôt du lit nuptial dans celui de la mort : sa veuve fut obligée de prendre des remdes anti-vénériens, à cause des incommodités qui lui étoient survenues; traîna depuis lors une vie languissante et mourut peu de tems après dans un état affreux.

Chancres, crêtes et phymosis survenus à un jeune homme qui ayant déjà une gonorrhée, fut voir néanmoins une fille publique. Il fut obligé de subir un traitement complet qui le réduisit à l'extrémité et qui lui fait encore traîner des jours malheureux, quoiqu'il soit dans l'opulence.

Pustules, chancres, crêtes à la langue d'une infâme prostituée, *sunt equidem lascivæ puellæ, ancillæ, mulieres que libidinosissimæ, hircis salatiores! sunt etiam nutrices quæ infantum penem sitienter sugunt ut longiorem evadat.* Pères et mères, soyez très-scrupuleux sur les mœurs des domestiques, des nourrices, et des personnes qui entourent vos enfans, de crainte d'avoir la cruelle douleur de voir flétrir la fleur de leur jeunesse et de les voir mourir dans une affreuse consomption.

Fausse route d'une bougie dans le tissu spongieux de l'urèthre d'un riche particulier, introduite par un charlatan ; d'où il arriva disurie, puis suppression totale des urines , enfin la mort.

Panaris très-douloureux arrivé à une sage-femme pour avoir visité une femme vérolée après s'être arrachée une envie ; elle fut obligée de passer par les grands remedes. Des faits bien constatés ont prouvés que le virus vénérien peut s'insinuer par les pores de la peau ; en voici quelques uns des plus véridiques.

Une demoiselle très-saine et fort aimable voulant dans le carnaval, se déguiser en berger, mit une culotte de son frère, ignorant qu'il eut la vérole ; elle gagna des chancres, des boutons , et une inflammation considérable à la vulve et à l'anus. Un chasseur vérolé, étant très-fatigué et tout en nage , entre dans la cabane d'un pauvre paysan pour se reposer, et lui demande une chemise blanche pour se changer ; ce malheureux lui donne la meilleure qu'il avoit, et qui ne valoit pas grand chose ; se la met et lui donne la sienne qui étoit très-fine : à peine est-il sorti , que ce misérable, tout joyeux d'avoir un si beau bien , se la passe , et gagne ainsi la vérole. On peut aussi gagner du mal à l'anus par une canule mal propre ; inattention qui regne assez dans les hôpitaux, comme je l'ai vu y étant élève.

Inflammation aux paupières, boutons et pustules aux lèvres et à la langue d'un enfant par sa nourrice, qui avoit pourtant bon air, quoiqu'elle eut des chancres à la vulve et des rhagades à l'anus : regrets éternels pour sa mère qui auroit pu le nourrir !

Ulcère arrivé à la plante du pied d'un infirmier d'un hôpital vénérien, pour avoir marché pieds-nuds sur des crachats de vérolés qui salivoient ; je présume qu'il y avoit déjà quelqu'écorchure.

Canal de l'urèthre ouvert, d'un insigne débauché mort rongé de vers. Il avoit depuis long-tems une gonorrhée, des bubons &c. il étoit si hideux qu'on ne pouvoit le regarder sans frémir d'horreur !

Gonorrhée arrivée à une demoiselle pour s'être abandonnée une seule fois à son amant, qui l'avoit séduite, sous le spécieux prétexte de l'épouser bientôt, disoit-il, quoique cet infâme eut la vérole. Il est arrivé que des praticiens consommés ont pris des gonorrhées virulentes pour des fleurs blanches ; l'aveu même le plus sincère ne met pas toujours à l'abri de l'erreur !..... Il est aussi arrivé que de simples fleurs blanches ont été prises pour des gonorrhées virulentes : il faut dire aussi que la soif du gain de certaines personnes, n'alarme que trop souvent et injustement des femmes très honnêtes, ce qui est execrable !

Gonorrhée arrivée à un homme de beaucoup d'esprit, pour avoir connu une femme *a nefanda venere*, croyant bêtement éviter parlà la vérole.

Pustules et chancres survenus aux lèvres et au nez d'un voluptueux , par des baisers lascifs donné nuitamment *super genitabilia, anum quoque*, &c. d'une jeune femme vérolée.

Verge amputée d'un jeune villageois, pour arrêter les progrès d'un formidable chancre vénérien qu'il avoit gagné en perdant son pucelage avec une fille publique... Séduit par les apparences pompeuses de cette coquine, ce pauvre garçon croyoit avoir fait la conquête d'Hélène, et il s'y livra de tout son cœur!

Je crois qu'il seroit à propos, lorsqu'un jeune homme sort tout neuf de son village, de l'instruire prudemment des dangers que l'on court dans les villes. Un homme de sens, mais dans la misère, ayant eu l'occasion dans sa jeunesse de voir les tristes effets du libertinage, en conçut une telle horreur, qu'il résista constamment à toutes les sollicitations qui lui furent faites par des femmes qui auroient pu améliorer son sort: il mourut enfin aussi pauvre que le savetier Miscyle, mais pur et sans tache comme lui!..... Je sais bien que les moralistes veulent qu'on éloigne les enfans de tout ce qui sent la corruption : cela est très-bon chez les peuples simples et ingénus, comme encore dans la plupart des villages de la Suisse. En effet c'est un spectacle risible et admirable tout à la fois, de voir de grands garçons, forts et vigoureux , jouer , folâtrer innocemment avec des filles de la même trempe sans le moindre inconvénient !

Laissons , laissons dormir ces heureux enfans dans le doux sommeil de l'innocence et gardons nous de les éveiller par des préceptes ou par des représentations trop marquées. Mais en France , où depuis environ un siècle , les enfans sucent pour ainsi dire le vice avec le lait, faut-il bien leur montrer le mal avec toute sa laideur, pour qu'ils puissent s'en éloigner ou s'en corriger !....

Cancer du museau de la matrice , provenant du virus vénérien *et a nimia penis longitudine.*

Verge cancereuse d'un célibataire , quoi-qu'homme du peuple, mais très-dissolu, (les gens de cette classe sont toujours extrêmes.) Un porteur d'eau très-vigoureux , me consulta pour quelques incommodités ; que ne vous mariez vous , lui dis-je, c'est le devoir d'un honnête homme ?.... Vous badinez , me dit-il , je serois bien bête, dès que j'ai des femmes plus que je n'en veux ; qu'y a-t-il de plus agréable que de vi-vre sur le commun ? Penses à la mort, lui dis-je , malheureux ! mais il sourit et s'en fut ; cependant peu de tems après je le vis tout couvert de pustules et fort triste. Un jour je vis sur le quai un fort de la halle qui se disputoit avec un vieux homme, lui reprochant d'être cocu, en présence de sa femme : oui, disoit-il en lui mettant le poing sur le nez , pour moi je ne le serai jamais , car je ne suis pas marié, ni envie de l'être, tant que j'aurai les femmes de mes voisins &c. Ce que craignoient les Grecs et les Romains est enfin arrivé parmi nous. (je veux dire le célibat aimé du peuple) *nam populus* dit Tacte, *est officina gentium.* Aussi voyez les sages loix qu'ils avoient publiées pour empêcher que le peuple ne restât dans le célibat.

Réflexions sur la Vérole.

La vérole est sans contredit le fléau le plus affligeant pour l'espèce humaine, puis qu'il la corrompt et la détruit dès son origine même.

Lorsque le peuple témoigne ouvertement de la répugnance pour le mariage, la population est dans le plus grand danger, surtout aujourd'hui qu'il est presque le seul fabricateur du genre humain ! il est de fait que moins il y a de mariage, plus il y a de corruption, plus il y a de vérole, plus les lieux de débauches se multiplient, plus les occasions de séduire les femmes honnêtes sont fréquentes, et l'on s'étourdit sur tous ces malheurs ! parce que l'apathie règne dans tous les cœurs, parce qu'on n'a d'amour que pour soi, parce qu'on n'est pas assez éclairé pour en sentir les funestes conséquences ; parce que les mauvais exemples et les mauvais conseils nous assiégent de toutes parts. Quand j'entends dire tous les jours que la vérole diminue, quelle erreur! je conviens que les méthodes pour la traiter sont plus simples, peut-être aussi plus éfficaces; mais le virus n'a rien perdu pour cela de son activité, et de plus il s'est tellement propagé qu'il a pénétré jusque dans les harem des princes de l'Asie; Schab-Abbas, roi de Perse, mourut de la maladie vénérienne!

Je sais des endroits, séjour autrefois de la pudeur et de la vertu, être aujourd'hui le repaire de la volupté, de la corruption, de la vérole, et de la plus noire ordure: on ne peut y penser sans frémir! *et enim verò quis probus perpeti possit meretrices pellices que, pueris adolescentibusque sine metu insidiari videndo?..... quid dicam, at nunc ibi omnes prostibulæ, omnes corruptores, omnes cinædi sedatè congregati sunt!.. at meher-cle! sunt sunt equidem et gravissimi et undique, qui istos esse ferendos placidè asseverant!...... Proh scelus!.....* Faut-il donc s'étonner si la vérole fait partout des progrès si alarmans; aussi a-t-elle défiguré, pour ainsi dire, l'espèce humaine; car vous ne voyez que des constitutions foibles, usées ou valétudinaires, au lieu d'avoir la force et la beauté de nos premiers pères, si naïve-ment décrites par Jacques de Vitry, Jean de Seintre, le Sire de Joinville et autres: voici celle de nos voisins *legationem angelorum misisti nobis, amice, potius quam hirsutos Britan-nos;* écrivoit Grégoire-le-Grand à Saint-

Augustin de Cantorbery ! Telle étoit l'espèce humaine dans nos contrées, dans le sein de l'innocence du 6me siècle !

Avant l'époque de la vérole le peuple et même les preux chevaliers étoient à la vérité d'une ignorance crasse, d'une superstition ridicule; mais un sang pur couloit dans leurs veines! la simplicité de leurs mœurs les rendoit d'une beauté, d'une taille, d'une force, d'une adresse surprenante!

Combien n'avons-nous pas à regretter ces heureux tems, où la brillante jeunesse, rassemblée dans le champ de l'honneur et de la gloire, fière de sa vigoureuse santé, faisoit voltiger comme des *badines*, des lances de vingt pieds de longs. Brave Renaud! Ronceveau (1) nous conserve le monument authentique de ta force étonnante! et toi, aimable Armide, que ne dirois-tu point de son infatigable vigueur ? . . . . .

Rien ne prouve mieux la dégradation de l'espèce humaine, depuis à peu-près l'époque de la vérole que la grandeur et le poids énorme des anciennes armures de nos guerriers, que l'on voit encore dans certains arsenaux; mais ce qui le confirme sans replique, c'est un fait que voici : un particulier, très-spirituel me disoit qu'il avoit à sa

______

(1) Où il périt en faisant des prodiges de valeur et de force pour défendre l'arrière-garde de l'armée de Charlemagne.

campagne, et au milieu d'un vaste champ, un monceau de pierre : il en fit faire la fouille et l'on trouva une quantité prodigieuse d'ossemens humain, tous d'une grandeur étonnante; les plus petits fémurs étoient beaucoup plus longs que ceux des hommes de la plus haute taille du village; et il jugea avec raison que les plus petits hommes de ce tems-là, qu'il croit être du 10me siècle, devoient avoir au moins six pieds : qu'on juge d'après cela des autres?

Il est donc très-certain que la constitution humaine a dégénéré depuis l'époque de la vérole, et que cette dégradation ira toujours en augmentant; que faire pour arrêter un si grand malheur?.... ce que les vrais amis de l'humanité et de la raison vous crient de loin; ce que mon cœur n'a cessé de vous dire avec cette naïve loyauté qui me fait aimer ma patrie et désirer le bonheur de mes semblables; oui, je dis que le seul moyen, en France, pour diminuer la propagation affligeante de la vérole, c'est de favoriser le mariage par tous les moyens possibles ! et vous couperez la trame de la séduction et de l'impudicité, et vous ferez regner l'honneur et la sagesse (1). Je connois

____

(1) L'on peut, avec une police bien réglée, obtenir l'ordre; mais si elle ne tient au cœur, vous n'aurez que des hypocrites ! Comment donc faire pour avoir des hommes de probité ? car il n'y a qu'eux qui puissent faire aller la machine avec sûreté, durée et tranquillité ! c'est de ne faire envisager que la vertu, et de la faire goûter par la vérité !

assez le physique et le moral de l'homme et de la femme pour m'être assuré que le célibat est la source la plus abondante de la corruption et de la dépopulation : on a beau faire des établissemens pour renfermer le vice, pour le dompter, pour l'extirper ; on n'y réussira jamais, tant que le lien conjugal ne sera pas la raison de tout citoyen honnête et sensible.

On a beau dire que les soulagemens naturels arrivent aux chastes célibataires ; je soutiens au contraire qu'ils sont très-rares, pourvu qu'ils se maintiennent toujours dans le cercle de la décence et que leurs conversations soient toujours honnêtes ! Je sais que le célibataire vertueux est l'homme par exellence ! que sa tranquillité est ravissante ! que son état est celui des anges ! . . . . mais un tel bonheur est-il celui de la multitude ? . . est-il celui de la reproduction ? . . . . .

Je le répète, si vous voulez le bien général, favorisez le mariage, par - là l'homme rentrera dans son devoir, il n'infectera plus la couche nuptiale, il s'attachera nécessairement à sa femme et à ses enfans, il aura conséquemment beaucoup moins d'occasions de débaucher les filles et plus de scrupule de séduire les femmes ! . . . . par-là tant de malheureuses prostituées seront forcées d'abandonner leur infâme métier et s'adonneront au travail ! par-là vous empêcherez tant de corrupteurs et de corruptrices de séduire tant d'innocentes et aimables filles, sous prétexe de les rendre plus heureuses!.....Le cœur m'a saigné plus d'une fois de voir des filles charmantes être le jouet, que dis-je, être cruellement battues et même blessées par des libertins, des scélérats, après avoir assouvi sur elles leurs infâmes desirs ! par-là, dis-je, vous corrigerez les abus qui se commettent dans certaines soci.t s ; ca ma profession m'a fait conn ître qu'il y en plus qu'on ne pense, et qu'il semble que l'espèce humaine soit dirigée par la colère du tems.

Mais après tout, l'Éternel n'a-t il pas dit qu'il n'est pas bon que l'homme soit seul ? Il est étonnant que des hommes qui se piquent de sagesse et de vertu feignent d'oublier un pareil précepte auquel on ne peut manquer sans offenser Dieu et la société. Remplissons-nous bien de cette idée et nous ne pécherons plus, et nous verrons la nature s'empresser à nous combler de bienfaits par le lien le plus doux! Que l'homme sensible et vertueux choisisse donc une compagne digne de lui! *nam mulier fortis oblectat virum suum et annos vitæ illius in pace implebit*; et que sa chaste épouse s'écrie de joie, *virum Domine, cum timore tuo , non cum libidine consensi suscipere* (1), et soyons assurés que de pareils

-----

(1) En considérant la conformation des parties de la génération des deux sexes, et leur tendance naturelle à s'unir,

exemples entraîneront le reste (1). C'est alors
que le vice fera vraiment place à la vertu! bientôt
les couches nuptiales seront pures, et nos neveux
auront la douce consolation de voir renaître la
force et la beauté de nos premiers pères. . . . Mais
si l'on néglige ces moyens salutaires, la vérole
se propagera toujours de plus en plus ; il y aura
toujours moins de mariages, plus de désordre,
plus de dissolution, *quia fallimur ratione boni*;
et les hommes de sens , ainsi que les vrais
amis de l'humanité, voient bien où tout cela
aboutit.

---

joinres au commandement exprès de Dieu, comment concevoir alors que des célibataires, non libertins, mais vertueux, sensibles et éclairés , puissent être en sûreté de
conscience ?...

(1) Il est certain que les bonnes opinions religieuses
sont seules capable d'empêcher une infinité de maux. Quand
dans la révolution les athées et les libertins eurent renversés
la religion , les zélés catholiques se crurent perdus (ne
pouvant imaginer qu'ils laisseroient l'état sans culte, et sachant en outre de quelle manière l'esprit du peuple étoit
monté au point qu'il auroit alors embrassé toute autre re-
religion); mais lorsqu'ils eurent publiés que chacun devoit
être son prêtre, alors ils se réjouirent ; jugeant bien avec
raison que le troupeau ne pouvant être sans pasteur, il reviendroit dans son premier bercail, Ce qui est arrivé. Ainsi,
l'on peut dire que l'athéisme qui a fait les plus grands efforts pour détruire la religion en France, est précisément
celui qui l'a le mieux rétablie! c'est ainsi que les ignorans
et les impies, pour vouloir tout, n'ont rien !.....

Il paroît que l'époque de la vérole, dans l'ancien continent, date à peu près depuis la découverte de l'Amérique ; c'est le sentiment d'un grand nombre de savans médecins, entre autres de Boerhaave, d'Astruc, etc. En effet, en venant à l'appui de ces grands hommes, et en considérant le silence des médecins depuis Hippocrate, jusqu'à la surprise de ceux du quatorzième siècle, lors de l'apparition des symptômes vénériens dans l'armée Française, sous Charles VIII ; dont les uns s'imaginèrent qu'ils dépendoient du défaut de régime ou de l'intempérie de l'air, et non du commerce des deux sexes ; d'autres les regardèrent tout simplement comme un fléau de Dieu ! d'autres enfin, en accusèrent l'influence maligne des astres ! tous ces faits semblent prouver sans replique que la vérole étoit alors une maladie nouvelle, puisqu'avant cette malheureuse époque, il y avoit un grand nombre de courtisannes qui étoient tout aussi bien caressées que les Laïs et les Phrigné, et qui certainement en étoient exemptes comme elles.

Malgré cela, j'ai vu des auteurs d'un grand poids qui assûrent que la vérole est aussi ancienne que la débauche, et ils se fondent sur plusieurs faits, tirés sur-tout de l'histoire sacrée : ils disent en effet que la maladie de

David, d'Hérode et de Job, n'étoit autre chose que la vérole ! Faisons maintenant quelques petites réflexions sur cette opinion ; commençons par David.

Ce roi prophête nous dit bien : » La cor-» ruption s'est formée dans mes plaies, à cause » de mon égarement «. *Putruerunt et corruptæ sunt cicatrices meæ, à facie insipientiæ meæ.* » Je suis dans l'affliction, je » marche tout courbé, avec un visage triste » et abattu «. *Miser factus sum et curvatus sum*, *etc.* Je pourrois bien décrire ses autres maux physiques et moraux, qu'il a si énergiquement dépeint, sur-tout dans le Psaume 37, mais à quoi bon, dès qu'on n'y voit point les symptômes caractéristiques de la vérole ; mais plutôt ceux de la lèpre, du scorbut, et encore mieux ceux de l'appauvrissement du sang et de l'épuisement ; car il ne faut pas croire qu'il se soit toujours amusé à pincer de la harpe et à danser ! sur-tout ayant à sa charge neuf femmes légitimes , sans compter celles du second rang , dont il eut un grand nombre d'enfants, tous forts et sains, ainsi que leur mère ! preuves sans replique que sa maladie n'étoit point la vérole , mais plutôt, comme nous l'avons déjà dit, l'appauvrissement du sang, joint à l'épuisement : aussi parvenu jusqu'à la vieillesse, rien ne pouvoit le réchauffer, quoiqu'il fût bien couvert ! Israël en fut alarmé ! et trouva enfin l'aimable et pure Abisag, qui, par ses charmes et son doux regard, réchauffa et consola son cœur !

La maladie d'Hérode n'est pas plus vénérienne que celle de David ; en effet l'historien Joseph, qui la rapporte, ne dit point que ce fut le fruit de ses débauches avec les femmes, mais un visible châtiment de Dieu ! à cause de ses impiétés et de ses cruautés : en effet, à peine eut-il fait mourir, sur de faux soupçons, la belle et vertueuse Marianne, qu'il aimoit éperdument, que le désespoir s'empara de lui ; il devint frénétique et l'appeloit sans cesse, comme si elle eût été en vie. Depuis lors, il traîna une existence malheureuse, et mourut rongé de vers !

Quant à la maladie de Job, il ne sera pas plus difficile de prouver qu'elle n'a pas le moindre rapport avec la vérole : car, Dieu lui-même fait l'éloge de ce saint patriarche ! » Nul sur la terre, dit-il, n'est comparable » à mon serviteur Job, et par sa simplicité, » et par sa droiture, et par l'innocence de » ses mœurs, etc. « *Num quid considerasti servum meum Job : quod non sit ei similis in terra, vir simplex et rectus, etc.*

Ce seul verset auroit dû faire rougir ceux qui ont osé soupçonner de vérole ce saint homme : il est dit un peu plus bas qu'il eut encore la cruelle douleur d'être insulté et excité par sa femme, à s'élever contre le Seigneur ; mais il n'est pas dit que ce fut à cause de ses débauches avec d'autres femmes, et l'on sait combien une femme épie celles de son mari. Les reproches même du plus outré de ses amis, ne portent point sur ses débauches avec les femmes ; mais sur son injustice et ses impiétés. Enfin, Job couvert de maux, d'opprobres et d'ignominies, et ne pouvant tirer aucune consolation humaine, s'adresse à Dieu même pour tâcher de le fléchir, en lui représentant sa chasteté et son innocence, etc. en se soumettant à sa malédiction s'il en est autrement. *Si deceptum est cor meum super muliere, etc.* Que ses calomniateurs sur-tout fassent attention à tout cela, et ils rougiront sans doute d'avoir osé attaquer la chasteté du plus vertueux des hommes !

Ainsi, il n'est pas plus vrai que la maladie de David, d'Hérode et de Job, soit la vérole, qu'il soit possible de voir l'arc en-ciel à midi !.. Je passe sous silence beaucoup d'autres raisons pour prouver que la vérole est une maladie nouvelle, qu'elle étoit ignorée dans l'ancien continent, et qu'elle nous a été communiquée depuis la découverte de l'Amérique. C'est ainsi que l'insensée opiniâtreté de Colomb a empoisonné la source de la vie et du plaisir ! puisse une heureuse influence, en prévenir au moins les funestes effets de sa propagation !...

En général, le traitement de la vérole n'est pas heureux (quoi qu'on ait employé une infinité de traitemens et de méthodes, pour administrer les remèdes anti-vénériens, soit par la bouche, par l'anus, par les pores de la peau, etc.), parce qu'il y a trop d'ignorans qui s'en mêlent ; parce qu'on néglige les préparatifs et le régime ; parce qu'on emploie souvent la même préparation pour tous les symptômes ; parce qu'on tarde à attaquer le vice local, qui souvent sert de foyer à la maladie ; parce que souvent on administre les remèdes sans distinction d'âge, de sexe, du climat, de la saison, etc. etc.

Pour remédier à tant de causes infructueuses, qui achèvent de dévorer le reste des misérables victimes de la vérole ; il faudroit essentiellement que le public cessât d'être opprimé par ce déluge d'avanturiers et de charlatans, et que le gouvernement daignât fixer son attention sur cette branche de l'art de guérir, devenue aujourd'hui l'une des plus importantes ; afin que les bons et véritables praticiens se réunissent, pour multiplier les lumières, et les répandre salutairement sur le pauvre peuple, toujours victime du mensonge audacieux et de l'erreur apprivoisée !

Au reste, la débauche des anciens n'étoit pas, à beaucoup près, aussi pernicieuse à l'espèce humaine, que celle qui existe parmi nous ; parce qu'elle n'étoit pas compliquée du virus vénérien, qui détruit l'homme dès son principe, en corrompant la source de la vie et du plaisir le plus doux et le plus naturel ! conséquemment, s'il est un tems où le lien conjugal doive être spécialement protégé et même privilégié ; c'est certainement celui-ci où il y a tant de causes de dépopulation et de corruption !

Le mal vénérien est encore aujourd'hui une des causes les plus fréquentes du divorce, et il la deviendra de plus en plus, en raison de la corruption des mœurs : car les maris inconstans, et qui néanmoins ont des égards pour leurs épouses, ont beau prendre des précautions pour ne voir que des femmes saines : ils y seront pincés à coup sûr, et voilà le trouble dans le ménage et souvent la dissolution (1) !... Que les femmes capricieuses

------

(1) *Conjux matrimonii officio deesse haud debet ; sed dum auditione uxorem existimatione damnatam accepit, tunc eam dimittere debet : nam multis esse offensioni maximum incommodum !*

et volages ne se croyent pas plus à l'abri ; en effet, je leur annonce qu'elles ne doivent point se fier à qui que ce soit, pas même aux plus prudens ni aux plus discrets ; sans parler de tous ces vils débauchés, qui infectent tout ce qu'ils touchent ; car j'ose avancer qu'il n'y en a pas un qui n'ait été ou ne soit attaqué du virus vénérien, et qui ne corrompe sans scrupule la fille ou la femme la plus saine !...

D'après ces principes, fondés sur l'observation, j'exhorte les mariés à vivre en bonne intelligence, à s'aimer, à se respecter et à ne se fier qu'à eux-mêmes ! voilà les seuls moyens de vivre heureux et sains, et conséquemment de fuir le divorce, qui est toujours répugnant pour des âmes sensibles et honnêtes ; mais qui devient nécessaire dans la corruption du cœur et de l'esprit, pour éviter de plus grands malheurs, que je passe sous silence ; car il n'est pas bon que l'homme sache le mal, ni de quelle manière il arrive, parce que le méchant en abuse toujours !...

J'ai remarqué que jusqu'à présent l'on ne s'est occupé sérieusement qu'à guérir le mal vénérien, et non à le prévenir ; et voilà le grand mal ! ce n'est pas assez de rendre l'eau un peu potable, mais il faut aussi la rendre saine, pour entretenir et rétablir la santé. Il faut donc aller courageusement au-devant de la vérole, et porter à cet hydre de l'espèce humaine, les coups les plus mortels; non en séquestrant le sexe, car ce seroit prêcher dans l'Arabie déserte, sur-tout en France où les femmes jouissent à plein du plus grand empire! mais par d'autres moyens aussi salutaires et plus pacifiques, dont nous avons déjà parlé, pour empêcher au moins sa propagation, et insensiblement sa destruction arriveroit (1), et l'on cesseroit de voir cet effroyable tat de malheureux et malheureuses porter la flétrissure de leur débauche, comme l'écueil où les flots de leurs passions insensées se sont brisés! et l'on auroit, dis-je, la vive satisfaction de voir renaître à notre efféminée jeunesse, l'empreinte auguste de la virilité, pour s'acquitter en suite avec dignité de tous les devoirs du mariage et de la société civile, sous un gouvernement aussi sage qu'éclairé.

---

(1) Car la nature tend d'elle-même à se purifier, il n'y a que les méchans qui s'y opposent, en la souillant sans cesse, sous l'attrait de la prévention. Point de vertus sans vérité! point de vices sans hipocrisie.

OBJETS CONCERNANT LES MALADIES DES EXTRÉMITÉS.

Maladies des extrémités supérieures.

Artère branchiale ouverte d'un coup d'épée dans un duel, excité par l'arrogance d'une petite maîtresse : on fut obligé de faire l'amputation du bras, après avoir tenté envain l'opération de l'anévrisme.

Engelures ulcérées et très-cuisantes aux mains d'une demoiselle, étant néanmoins saine. L'eau-de-vie camphrée avec de l'eau de sureau, l'urine saine, le frottement des mains et les préserver de l'humidité et de la gelée, &c. sont les meilleurs remèdes.

Gale très-opiniâtre aux mains d'une demoiselle, qu'elle avoit attrapée en dansant.

Autre gale opiniâtre arrivée à un particulier, pour avoir couché en route dans des draps sales... Un officier militaire m'assura qu'un de ses amis avoit pris le parti de faire son *cas* dans ses draps de lit, la dernière fois qu'il couchoit à l'auberge, et cela, disoit-il, par humanité, pour que son successeur les eût au moins propres! Quoique la gale puisse arriver indistinctement à toute personne, néanmoins elle n'attaque guere que le peuple, à cause de sa malpropreté et aussi par son intem-pérance, par la mauvaise qualité des alimens dont il est forcé de se nourrir, par la méchanceté des hommes, à laquelle on ne prend pas garde : rien n'est plus funeste que la gale rentrée; elle tue quelquefois subitement; néanmoins je vois tous les jours vendre publiqnement des remèdes pour la faire passer ou plutôt rentrer ; l'on souffre aussi que des ignorans donnent des or-donnances , ou plutôt des arrêts de mort pour la guérir radicalement et en très-peu de tems, disent-ils effrontément : tandis qu'il n'y a rien de si délicat que de la bien traiter et avec le tems convenable!

Panaris très-douloureux arrivé au pouce d'une jeune demoiselle par la piqûre d'une aiguille en cousant quelque chose contre la volonté de sa mère , ce qui fut regardé comme une punition visible de Dieu!

Morsure d'un chien enragé, au pouce d'un particulier , devenu bientôt enragé lui-même ayant sucé malheureusement et par inadvertance la plaie.

Doigt indicateur emporté d'un coup de fusil chargé à bale qui partit de lui-même.

Doigts de la main droite d'un fameux chasseur emportés par la crevasse de son fusil.

La fureur qu'ont certaines personnes pour la chasse va quelquefois jusqu'au délire. J'ai connu des chasseurs qui n'alloient à la chasse que pour le plaisir de tuer; si bien qu'ils donnoient gratuitement leur gibier. Un jour, me promenant avec un chasseur, dans un jardin bien ombragé, nous entendîmes chanter le rossignol : mon homme, épris de joie, lève la tête et l'apperçoit ; aussitôt il vous le couche en joue avec sa canne, en s'écriant mordienne que n'es-tu un fusil! comme je le débusquerois! Comment, lui dis-je alors tout étonné, oseriez-vous tuer ce pauvre petit animal qui nous enchante par son chant si mélodieux? quel mal vous a-t-il donc fait? Bah! répliqua-t-il encore tout ému de colère, voilà bien de quoi?... Les bras me tombèrent. Se peut-il que l'homme trouve sa félicité dans la destruction même de ce qui lui fait plaisir?..... Les anciens avoient bien raison de faire Diane sévère et ennemie de l'amour, la source de la vie et de la joie!

Playe à l'avant bras d'une jeune femme, faite d'un coup de couteau perçant de part en part, par un excès de jalousie ; elle guérit néanmoins promptement, étant d'ailleurs très-saine...... Quoique le christianisme tende à apprivoiser la jalousie; néanmoins on en voit de tems en tems de terribles exemples; témoins cette dame de qualité qui, après avoir coupé la tête à sa rivale, fut la montrer toute sanglante à son mari, en pleine société!.....puis elle fut se jetter dans un couvent où elle mourut. En voici un autre encore plus atroce par Remon de Sehilan ; sa femme étoit une rare beauté, aimée de Guillaume Cabestan, jeune homme doué des plus brillantes qualités; son mari, transporté de la plus noire jalousie, apprenant que Cabestan étoit dans un bois à soupirer ses tendres amours, y fut, le surprit et le tua, lui coupe la tête, lui arrache le cœur, le fait assaisonner et le fait manger à sa femme; après quoi il lui dit avec un sourire malin, comment avez-vous trouvé ce ragoût, madame?..... délicieux! mon ami, de ma vie je n'ai rien mangé de si exquis!... certes je le crois bien replique Rémon, d'un ton furieux, car sachez madame, que je l'ai arraché des entrailles de votre amant, et à l'instant il tire de dessous son manteau la tête de Cabestan et la lui montre suspendue par les cheveux!...... Saisie d'horreur, elle recule, frissonne et tombe évanouie!.....Revenue à elle, Rémon, dit-elle d'un air fier et d'un ton héroïqne, le mets que vous m'avez fait servir est si bon, que je fais serment de n'en plus manger d'autres, et à l'instant saisissant un couteau, se l'enfonça dans le sein, et expira.

Tout le monde sait la fin de Raoul de Coucy et de Gabrielle son amante.

Il faut convenir que de pareils exemples de jalousie sont excessivement rares en France : en effet la nation hospitalière seroit-elle jalouse et cruelle? Non sans doute : le grand mobile des Français, c'est la table !

Maladies des extrémités inférieures.

Varices très-considérables à la jambe d'un particulier : les bas de peau de chien sont d'un bon usage dans ce cas.

Ulcère sordide à la partie antérieure de la jambe d'un débauché, occasionné par une simple égratignure. Il fallut l'amputer. On voit par là combien il est important que la masse du sang soit pure, par une sage conduite !

Jambe amputée le deux floréal l'an deuxieme à la suite d'une playe d'arme à feu, dégénérée en ulcère sordide, par négligence.

Anévrisme de l'artère poplitée et de la tibiale postérieure d'un porteur de chaise. Il n'est pas douteux que son état n'eut beaucoup contribué à cette maladie par les fortes contractions et reitérées des muscles de la cuisse et de la jambe.

Dartres héréditaires et périodiques à la jambe d'un enfant adultérin : ce qui me console, *diceret mihi mater*, c'est que *fide optima est meus conjux !* et *amator meus lue venerea immunis.* Il est très-sûr que *proclivitas mulierum ad stuprum*, &c. dépend en grande partie, de l'éducation babillarde et instructive que l'on donne aux jeunes filles ; *et si multò minus stupra, adulteria, sint in Anglia, Batavia*, &c. *quam in Gallia*, &c. c'est que *in his primis regionibus, puellarum ins-*

titutio moralis, ne roule guere que sur les devoirs d'un bon ménage, tirés avec prudence de l'écriture sainte (1), et sont très-ignorentes du reste; d'ailleurs modestes, timides et d'une simplicité de de mœurs charmantes !....., *Contra verò cognovi helvetiam catholicam , pulcherrimam , sed adulteram* (2); *quæ lœtè cavillarétur in conspectu amicarum ; at nos, inquiebat, jocando; cum marem habere furemus ad barbigeros , et filiolam ad abrasos confugimus !* Mais elle vous disoit cela d'un certain air inimitable et avec tant de délicatesse, qu'elle plaisoit à toute l'assemblée.

Pied d'un gouteux riche et crapuleux, qui dans les accés souffroit horriblement, mais non pas aussi patiemment que Possidonius, qui étant dans le même cas, disoit tranquillement *o dolor quamvis sis molestus nunquam te esse confitebor malum.* Comme je sais que nos goutteux ne le prendront pas pour modéle ; je leur conseille le bain de pied tiéde : les cataplames anodins avec du lait ; la moutarde, &c. mais sur-tout l'exercice et la temperence ! le vrai Musulman ne connoit guere la goute, la gravelle, ni la pierre, ni la plupartt des infirmités qui nous dévorent.

---

(1) La lecture de la Bible demande beaucoup de discernement et de sagesse ; aussi sa traduction en langue vulgaire est - elle très - expressément défendue dans certains pays. Voyez aussi Bede le vénérable et autres.

(2) *Ejus amatorius arcanus potens erat.*

Que de maux le fils d'Abdalla n'a-t-il pas détourné par la sobriété, les sables de la mer ne suffiroient pas pour les nombrer!

Ulcère arrivé au talon d'un particulier par l'enfoncement d'un clou en marchant pieds nuds dans un appartement : rien aussi n'est plns nuisible à la digestion : Galien remarque que les prêtres qui marchoient nu-pieds sur le parvis du temple en allant immoler la victime , étoient forts sujets aux coliques!

Morsure d'un petit chien enragé au gros orteil d'une jeune personne, qui avoit la folle habitude de le faire coucher avec elle : on fut dans l'horrible nécéssité de l'étouffer ; après avoir été soignée avec toute l'attention possible. On ne sauroit trop repeter que le chien enragé mord son maître comme les autres et que quantité en ont été les victimes..... un auteur recommandable dit que deux personnes moururent enragées pour avoir bu du lait d'une vache enragée. Plusieurs faits incontestables prouvent que quantité de personnes sont devenues enragées pour avoir mangé de la chair des animaux attaqués de la rage.

Il n'y a pas de maladies plus horrible et de mort plus à craindre que celle des enragés et contre la quelle l'on se précautionne moins, vu la quantité énorme de chiens que l'on voit de tout côté : mais le Français es tsi léger qu'il ne voit que le présent;

le passé et l'avenir ne sont rien pour lui; il est bien difficile alors qu'il soit prudent et sage! mais au moins est-il corrigible?......

Fracture des os de la jambe d'une femme, arrivée en marchant ayant un virus scorbutique avec carie au tibia.

Fracture de l'os de la cuisse, arrivée à un amant en sautant par une fenêtre, pour éviter la vue et le ressentiment d'un jaloux qui n'entendoit pas raillerie ; (1) il fut obligé de passer toute la nuit dans une cour exposé aux injures du tems, souffrant comme un malheureux jusqu'à ce que son amante eut trouvé le moyen de le faire transporter sans bruit et en sureté.... O! qu'une femme passionnée est ingenieuse! rien ne l'arrête elle surmonte tous les obstacles avec un génie étonnant! si son honneur, sa vie, ou ses interêts la forcent à prendre des précautions, avec quel art aussi sait-elle ménager à un amant embarassé et timide les momens d'une facheuse surprise! avec quelle finesse elle le dispose! avec quelle adresse elle le détermine! Quelle constance dans les refus, quelle persévérence pour en venir à ses fins! Non, rien n'est comparable à elle!....

____

(1) J'ai failli plusieurs fois, dans ma jeunesse, perdre la vie très - innocemment par des jaloux étrangers. C'est un avertissement que je donne à ceux qni sont attaqués de cette fureur pour n'aller pas si vîte dans leurs expéditions ; car très-certainement je n'y avois pas donné lieu.

O femme, femme! être charmant et redoutable! heureux qui te connoît, malheureux qui
t'ignore!

Rupture de la corde d'Hyppocrate formée par
la réunion des muscles solaires et jumeaux; on
la nomme aussi tendon d'Achille , à cause,
dit-on, que ce fut là où ce féroce et fier (1) héros
fut blessé à mort par Pâris au siége de Troyes...

Cette rupture arrive plus fréquemment qu'on
ne pense, surtout en sautant et même en dansant :
je ne prétends pas dégoûter par là les danseurs;
au contraire, je regarde la danse comme l'amusement du bel âge, et comme l'un des exercices
les plus agréables et les plus salutaires à la
santé; mais je ne voudrois pas qu'on la prolon-
geât bien avant dans la nuit, à moins qu'on ne
veuille inquietter les honnétes citoyens, irriter
l'oreille des chastes rigoristes (2), et favoriser
la bourse des officiers de santé!

Inflammation gangreneuse avec gonflement
considérable aux orteils et au pied d'une jeune
personne pour avoir voulu couper un cor trop
près de sa racine.

---

(1) Quoiqu'il fût lui-même le cuisinier des ambassadeurs
d'Agamemnon! rien n'est si pitoyable ni si impie que les
princes et les héros d'Homère.

(2) *Sunt aliquæ confessiones , quæ angores , cruciatus-
que quibusdam bonis , interdum que malis efficiunt.*

Il est à remarquer que les cors n'arrivent point aux personnes qui n'usent que des sandales. Mais les femmes qui veulent avoir les pieds mignons et les petits maîtres qui veulent les imiter (malgré les douleurs vives qu'ils éprouvent), y sont très-sujets, sur-tout avec leurs souliers pointus.... Les anciens ne connoissoient point les cors : leurs chaussures aisées et découvertes les en préservoient et ne défiguroient point la forme naturelle des pieds, et peut-être les rendoient-ils moins sensibles ; car je ne crois pas que non-seulement nos précieuses, nos élégantes, mais même nos femmes ordinaires, pussent, avec la meilleure volonté, aller nuds pieds sur les collines consacrées à la dévotion, pour obtenir de la pluie ; comme faisoient autrefois les dames Romaines : *stolatæ ibant nudis pedibus in clivum.......* dit Pétronne, *jovem aquam exorabant ; itaque,* ajoute bonnement l'auteur, *statim urceatim pluebat* (1).

Il falloit donc que leurs pieds fussent et moins sensibles et plus faits à résister à l'impression des inégalités des corps durs, sans quoi ils eussent été déchirés et ensanglantés ; ce qui n'arrivoit pas, car les auteurs en auroient fait mention : il seroit

____

(1) Homme, reconnois les effets des préjugés Religieux, et ne t'étonne pas si gratuitement de la stupidité populaire !

donc à souhaiter que les anciens nous servissent de modèle, au moins quant à leur chaussure, et je crois même que la propreté y gagneroit. Un jeune homme ayant pris le parti de se marier, jetta les yeux sur une demoiselle très-riche; mais ayant vu par hasard ses pieds nuds et sales, il s'en dégoûta tellement qu'il rompit aussitôt avec elle, quoique leur mariage fut sur le point d'être publié.

L'extrême propreté chez l'homme dégénère souvent en molesse; mais chez la femme elle fait son attrait principal; d'ailleurs la propreté préserve d'un grand nombre de maladies.

Pour achever l'article des pieds, nous dirons que quoique la propreté exige de rogner les ongles, il faut pourtant le faire de manière à ne pas les couper trop court, à cause de leur adhérence avec les houppes nerveuses de la peau. Je me souviens d'avoir vu le gros orteil d'un Turc dans un très-mauvais état par cette cause; il guérit néanmoins, après avoir beaucoup souffert.

Enfin l'on doit s'appliquer à tenir chaudement les pieds des agonisans, et quoiqu'ils soient froids et même roides, il ne faut pas juger par-là que le malade soit mort; car il n'y a qu'un certain tems, même assez considérable, qui puisse le juger tel..... Un jeune homme avoit un abcès

dans le gosier si considérable et qui comprimoit
tellement le larinx qu'on le crut mort suffoqué,
au point que la *sœur noire* qui le gardoit fut consoler sa mère et ses parens de sa perte: au bout
de quatre heures étant revenue pour l'ensevelir,
et l'ayant pris assez inhumainement par les cheveux et traîné ainsi hors du lit la tête en bas;
tellement que, par cette violence, l'abcès creva,
d'où il sortit une matière d'une puanteur si
horrible, qu'elle s'en fut ne pouvant y tenir :
mais étant revenue avec d'autres personnes,
quelle fut leur surprise de voir le prétendu mort
donner des signes de vie!.... Je tiens ce fait de
la personne même qui en fait le sujet... Ainsi,
quoique les pieds et les autres extrémités soient
froids, quoique toutes les apparences de la mort
soient réunies ; ne délaissons pas néanmoins les
morts qu'au bout d'un certain tems et après avoir
fait toutes les épreuves que l'humanité et les connoissances exigent.

Tels sont en général les principaux objets qui
composent mon Muséum, et les réflexions que
j'ai cru devoir faire pour l'instruction et le bien
public.

*Des principaux moyens que l'Art de guérir em-
ploye pour le soulagement et la guérison des
maladies.*

CE n'est pas assez, hommes de bien, qui que
vous soyez (1), d'avoir exposé à vos yeux
l'effrayant mais véritable tableau des maladies qui
nous affligent, et le plus souvent méritées, portées
aujourd'hui sur les ailes de la cupide immoralité jusqu'aux confins de l'Univers; essayons encore de vous donner une idée des principaux
moyens que les amis de l'humanité souffrante
employent pour les guérir ou au moins pour les
adoucir; et cela de la manière la plus claire dont
nous sommes capables, pour ne point vous embarrasser dans le dédale de la médecine, et pour
vous empêcher de mal faire, quoiqu'innocemment : quant aux autres qui, animés de l'esprit
de Dieu, veulent acquérir des connoissances plus
profondes par le pur amour du prochain, qu'ils
aillent entendre les grands maîtres, qu'ils les consultent, qu'ils les suivent, qu'ils les lisent jours
et nuits, ils n'en seront que plus méritoires; et

____

(1) Le corps humain étant le même pour tous les individus de la terre, et les maladies l'attaquant sans distinction, depuis le Prince jusqu'au Berger, de même ce livre
leur est offert ; mais spécialément aux hommes de bien et
pouvant le faire.

j'ai tout lieu d'espérer qu'ils réussiront dans leurs louables entreprises.

Disons donc que les moyens que l'art de guérir employe pour arriver à son but, peuvent se réduire à trois articles ; à la diète, ou *victus ratio*, aux *médicamens* et aux *opérations manuelles*.

Le régime de vivre est si important dans les maladies , que je ne crains point d'avancer que lui seul peut au moins en guérir les trois quarts ! et sans lui il est presqu'impossible de réussir ! Il est hors de doute que quantité de personnes se sont délivrées des maladies internes les plus graves par la seule *diète* ou le régime. Les sauvages , et même les Orientaux , qui sont bien moins maladifs que nous (1), ne connoissent pas d'autres remèdes ; sans doute qu'ils ont puisé ce moyen salutaire dans la conduite des animaux (2).

Le régime ou la diète est donc un moyen de la plus grande importance pour la guérison des maladies, et je le regarde comme l'un des plus salutaires analeptiques : au reste, par le mot *diète*, je n'entends pas seulement le retranchement des alimens solides ; mais aussi tout ce qui peut être

-----

(1) Un Turc, après avoir vu tout mon Muséum, me dit, citoyen, sachez que nous ignorons les trois quarts de ces maladies, grace à notre maniere de vivre !

(2) Quand l'animal est malade, il boit de l'eau seulement, et se tient tranquille.

avantageux pour la guérison des maladies, le rétablissement et l'entretien de la santé; comme, par exemple, l'usage modéré des choses nommées mal à propos non naturelles, tels que l'air, les alimens, l'exercice, le repos, la veille, le sommeil (1), le maintient des secrétions, les passions de l'ame ; auxquelles j'ajoute l'usage modéré des femmes et réciproquement aux femmes l'usage modéré de l'homme : j'aurois une infinité de choses instructives à dire là-dessus, mais j'ai promis d'être concis.

Les *médicamens* sont des mixtes ou des substances qui, donnés intérieurement ou appliqués extérieurement, changent l'état morbifique de notre corps en un meilleur.

On divise les médicamens en simples et en composés. Les simples sont ceux qui nous sont présentés par la nature sans aucune préparation de l'art; les sauvages et les animaux n'en connoissent pas d'autres et ils sont les meilleurs; tels que les plantes, les eaux minérales, les baumes naturels, comme celui du Pérou, de la Mecque, du Canada, &c.

---

(1) Il y a des auteurs qui conseillent de réveiller les malades qui, selon eux, dorment trop ; quant à moi, je me garde bien de troubler leur sommeil, à moins qu'il ne soit l'effet des narcotiques donnés imprudemment (et je ne vois que très-peu de cas où il faille les donner) ou par d'autres moyens.

Les *médicamens composés* sont ceux qui sont le résultat de l'assemblage de plusieurs, préparés ordinairement par l'*art pharmaceutique*; tels que les *tisanes*, les *aposèmes*, les *potions*, les *juleps*, les *loochs*, les *pilules*, les *onguens*, les *emplâtres*, &c. , *art* qui demande de la part de celui qui l'exerce non seulement beaucoup d'expérience, de pratique, de sagacité et même de hardiesse, mais encore une sorte d'aisance et la plus grande probité! Je n'analyserai point tous ces objets, parce qu'ils me méneroient trop loin.

Il y a encore des médicamens qui nourrissent et qui guérisent en même tems; on les nomme *médicamens alimenteux*, comme le lait, certaines gelées, certains restaurans, &c.

On divise encore les *médicamens* en internes et en externes; les internes sont ceux qu'on donne intérieurement; ils demandent de la part de celui qui les administre, outre les connoissances préliminaires de l'art, un grand esprit observateur, juste et solide, et un grand fond de sagesse!

Les médicamens externes ou topiques sont ceux qu'on applique à l'extérieur du corps: les femmes et les charlatans y ont beaucoup de confiance et non à tort, quoiqu'ils n'en sachent point donner raison: en effet quand on considère la structure de la peau, les loix statiques et hydrauliques; quand on réfléchit, dis-je, sur les pénibles et ingénieuses observations de l'illustre Santorius, on

n'est point surpris de voir que les plus grands
médecins Grecs, Latins, Arabes, et même parmi nous, y mettre leur confiance, dans des cas
même désespérés! Ainsi, gens à la mode, ne vous
pressez pas tant de vous moquer de la bonne
femme, qui souvent avec de simples topiques a
stupéfié des savans médecins! La science consiste à savoir les appliquer à propos, et souvent
l'on en a retiré les succès les plus heureux.

Les médicamens ou remèdes sont tirés
des trois règnes, *végétal*, *animal*, et *minéral*.
Pour les administrer sagement et efficacement, il
faut avoir surtout une grande pratique du pouls.

Du Pouls.

C'est le battement des artères qui constitue le
pouls, non dans leur contraction ou *sistole*, mais
seulement dans leur dilatation ou *diastole*, qui est
leur état passif. Le battement des artères dépend
de l'impulsion du sang chassé dans l'aorte, par la
contraction du ventricule gauche du cœur, et de
là dans toutes ses branches et ramifications; ainsi
le pouls est dans toutes les artères; mais l'endroit
le plus commode et le plus sensible pour le tâter
est à l'artère radiale qui est au poignet.

Comme les différens états de la vie font changer le pouls, aussi a-t-on établi plusieurs différences de pouls, comme le pouls *égal* ou *inégal*,

le *grand* ou le *petit*, le *fort* ou le *foible*, le *dur* ou le *mollet*, le *fréquent* ou le *rare*, &c. Les anciens, plus minutieux et peut-être meilleurs observateurs, ont établi d'autres différences de pouls, telles que le pouls *myurus* ou diminutif, *l'intermittant* où les pulsations sont entrecoupées ; cette espèce de pouls a été subdivisée encore en *recurrant*, *dicrote*, *intercurrent*, *serratile*, *caprisant*, *ondoyant*, ou *vermiculaire*, &c. toutes ces différences se remarquent plus ou moins, surtout dans l'agonie : mais il n'y a que les bons praticiens qui puissent les distinguer ou les sentir mieux qu'on ne les exprime ; au reste le fébricitant est celui dont les pulsations sont plus fréquentes qu'à l'ordinaire.

Le pouls est comme l'on voit la boussole de l'officier de santé pour reconnoître l'état maladif, et peut-être qu'une personne qui s'exerceroit à le tâter dans l'état de santé, reconnoîtroit facilement les différentes passions ! &c.

Passons maintenant aux autres moyens que l'officier de santé employe pour la guérison ou le soulagement des maladies et qui demandent quelques explications : ces moyens sont les *vésicatoires*, les *ventouses*, le *cautère*, le *séton*, la *saignée*, les *sangsues*, les *scarifications* et autres que nous décrirons ci-après.

Ces moyens s'employent non seulement dans les maladies internes et externes, mais ils doivent ordinairement précéder les grandes opérations, parce qu'ils sont moins douloureux, moins effrayans, moins dangereux et souvent plus efficaces qu'elles.

Des Vésicatoires appelés par les anciens sina-pismes ou phœnigmes (1).

Les *vésicatoires* ou *épispatiques*, sont des médi-camens qui, étant appliqués sur la peau, l'irritent en la rongeant et attirent ainsi les humeurs : tels sont en général la moutarde, l'ail, la renoncule, le levain, la clémathile, l'oignon, le tithimale, l'ellébore, la potasse, le garou, le moxa et sur-tout les cantharides sous la forme d'emplâtre.

On applique ordinairement les vésicatoires der-rière les oreilles, à la nuque, aux tempes, entre les épaules, aux parties postérieures et latérales des cuisses, aux gras des jambes, &c.

Par l'action de ce remède les vaisseaux qui unissent l'épiderme à la peau se détruisent, les liqueurs s'y épanchent et forment ainsi des vessies que l'on ouvre pour laisser échapper la sérosité ; si l'on veut entretenir l'écoulement, on couvre une feuille de poirée ou de laitue de beurre frais, on y ajoute quelquefois un léger suppuratif et on l'applique dessus.

____

(1) Il est à remarquer que les sinapismes ou phœnigmes ne produisent point de vessies comme les vésicatoires, mais seu-lement une rougeur plus ou moins considérable.

On employe essentiellement ce remède dans l'apoplexie séreuse, dans les maladies soporeuses et limphatiques, dans les migraines opiniâtres, dans les ophtalmies, dans les fluxions rebelles, et généralement dans tous les cas où il faut détourner les humeurs.

Les anciens, tels qu'Eginette, Oribase &c. avoient grand soin de ne pas employer les vésicatoire dans les maladies aigues et inflammatoires, dans la phtisie, &c. mais ils l'employoient dans les douleurs de goutte en appliquant l'emplâtre à la jambe de même que dans l'hydropisie : cependant il est à craindre qu'il en résulte des ulcères incurables. Ils s'en servoient aussi dans les douleurs de dents, contre la morsure des serpens et la piqûre des araignées et autres bêtes venimeuses ; contre les dartres et autres maladies cutanées, &c.

Il est à remarquer que les parties volatiles des cantharides se portent quelquefois sur la vessie, et y occasionnent souvent des ardeurs d'urine, la *disurie*, la *strangurie*, et même la suppression totale des urines : on remédie à ces accidens par du lait, des émulsions, de l'orgeat, &c.

Il est encore très-important de savoir que l'usage intérieur des cantharides est très-nuisible ; une personne de considération qui en aimoit un autre qui lui étoit sevère, l'invita un jour à une partie de plaisir à dessein d'en jouir, et *ei dedit ad hoc dulciarios cantharidarum pas-*

tillos, et ejus reverà potitus est. Un jeune homme de qualité fut attiré dans une société par une dame qui l'aimoit éperduement; ayant bu imprudemment un bouillon *quò essent* qu'elle lui présenta, fit un effet contraire à ce qu'elle s'étoit proposé, car il fut aussitôt saisi d'un délire affreux; il tira son épée et en vouloit percer toutes les assistantes, lorsqu'heureusement il fut désarmé, lié, et transporté chez lui dans une chaise à porteur, où il mourut peu de tems après : *insciis monitum amatoribus.*

De la Ventouse.

La ventouse est un petit vase de verre, assez semblable au chapiteau d'une cucurbite mais sans bec, dans lequel on met de l'étoupe allumée ou des bougies qu'on applique sur la peau pour y attirer les humeurs. L'on sait que la partie de la peau qui est comprise dans la ventouse se soulève d'autant plus aisément que l'air y est moins dense. Quand la peau est suffisamment gonflée et qu'on juge que la ventouse a fait son effet, on appuye un doigt sur la peau pour y insinuer de l'air, et alors la ventouse se détache sans violence : si on veut y faire des scarifications, on se sert de la lancette, on rallume de l'étoupe, ou des bougies qu'on place sur l'endroit scarifié, et on applique par dessus la ventouse, et on entretient la chaleur en la couvrant avec des serviettes bien chaudes &c. Au reste dans un cas urgent on peut se servir d'un gobelet ordinaire et autres choses à peu-près semblables.

Les anciens faisoient un plus grand usage des ventouses que les modernes, ils en avoient de différentes matières, telles que d'argent, de cuivre, de corne, de bois, &c. Mais depuis que l'art de guérir a fait quelques progrès, surtout en chirurgie, leur usage est devenu bien moins fréquent, surtout en France, où la saignée est trop souvent pratiquée.

Il y a aussi une autre espèce de ventouses qu'on nomme cornets, parce qu'ils en ont la forme, excepté qu'ils ont un petit trou au haut par où on pompe l'air en retirant fortement l'haleine et la bouchant au moyen d'une petite boule de cire; ces sortes de ventouses s'appliquent, comme l'on voit, sans feu; on peut en employer plusieurs à la fois, selon qu'on le juge à propos.

On voit par ce que nous venons de dire, qu'il y a des ventouses avec ou sans scarifications. Les ventouses scarifiées et dont le sang sort abondamment, s'appliquent ordinairement à l'occiput, à la nuque, entre les deux épaules, aux cuisses, dans les affections comateuses, dans la suppression des hémorroïdes, des menstrues, &c. Les ventouses sèches s'appliquent quelquefois sur des tumeurs pour en accélérer la coction et dans d'autres cas.

Il est bon d'observer que lorsque l'on est

obligé d'appliquer les ventouses scarifiées sur les épaules, si c'est une fille ou une femme, il faut les poser très-basses pour qu'on ne puisse appercevoir les cicatrices qui en résultent ; ce qui ne les feroit pas rire, surtout lorsque la mode ordonne qu'elles soient décolletées.

Cautères et pyrotiques.

Le cautère est un remède qui brûle et consume la partie sur laquelle on l'applique pour corriger ce qui est contraire à la guérison des maladies, ou pour détourner une humeur nuisible.

On distingue deux sortes de cautères, l'actuel et le potentiel. Le cautère actuel est brûlant, c'est le feu lui-même, comme le bois allumé, les charbons ardens, le fer rougi au feu, &c. L'on s'en sert dans la carie, les exostoses, l'exfoliation des os, les chairs baveuses, les playes, les ulcères ; pour arrêter les hémorragies ; pour cautériser les playes faites par les morsures des bêtes enragées ou venimeuses, c'est le meilleur remède, &c.

Le cautère actuel est peut-être trop négligé des modernes.

Le cautère potentiel est une substance qui renferme du feu, mais qui ne se développe qu'insensiblement en formant une escarre plus ou moins considérable sur la partie de la peau où il est appliqué. Son action vive dépend du développement d'un sel âcre très-corrosif occasionné par l'humidité et l'air inné de la partie sur laquelle il est appliqué et produit le même effet que le feu sans flamme. On s'en sert pour détruire les callosités, les fistules, les chairs baveuses, les vieux ulcères et aussi pour détourner une humeur quelconque et la faire évacuer par l'ulcère qu'il a formé. Il est bon de savoir que pour accélérer la chûte de l'escarre, il faut y faire des scarifications; ou bien une incision cruciale et les couvrir d'onguent basilic; après quoi l'on entretient une ouverture à l'ulcère, avec un pois sec ou une petite boule de cire ou d'iris, et l'on couvre le tout d'un emplâtre ou d'une feuille de lière, qu'on a soin de bien laver et de bien essuyer de crainte que quelque substance nuisible ou quelque bête venimeuse n'y eût laissé du venin, qui s'insinueroit très-aisément dans la masse du sang, et produiroit des accidens très-fâcheux et même mortels, sans en savoir la cause.

Au reste on peut former un cautère avec l'instrument tranchant, lorsqu'il s'agit de l'établir promptement. Toutes les parties de la peau ne sont pas propres à établir des cautères. On préfère les endroits graisseux et éloignés des rameaux artériels et veineux, des nerfs, des tendons. On les établit principalement à la nuque, à la jambe, au dessus de l'insertion du muscle conturier, au bras, au dessous du tendon du deltoïde et non pas du biceps, comme fit un chirurgien ignorant à un ecclésiastique; ce qui attira une inflammation et un gonflement considérable au bras, tellement qu'il faillit le perdre. Les anciens, dans les hernies inguinales, cautérisoient très-souvent l'anneau dans la vue de le rétrécir et empêcher la sortie de l'intestin, et aussi pour éviter de tomber entre les mains de certains charlatans herniaires qu'ils appeloient *coupe-génitoires*, parce que dans les opérations qu'ils faisoient, ils emportoient très-souvent les testicules: et il paroît qu'il y avoit alors beaucoup de ces coupables ignorans qui ont enfin disparu aux lumières de la chirurgie moderne.

Le Séton.

Le séton est un égoût à deux issues qu'on fait à la nuque, spécialement dans les maladies de la tête: on peut le faire aussi dans tout autre endroit charnu; les anciens le pratiquoient très-souvent, mais les modernes l'ont pour ainsi dire abandonné, si ce n'est dans certaines playes pour entretenir deux ouvertures; on charge alors la meche de baume ou de tout autre remède convenable à la playe; on peut voir dans l'arsenal de *Scultet* la pince dont on se servoit pour faire le séton.

De la Saignée.

L'on entend par saignée l'ouverture d'un vaisseau sanguin pour en tirer du sang. L'ouverture des veines qui est la plus usitée se nomme phlebotomie, celle des artères, arteriotomie; celle-ci ne se pratique guère qu'aux artères temporals, et aux oriculaires et occipitales, encore très-rarement. A l'égard des veines, on ouvre principalement les jugulaires externes, les veines du pli du bras, savoir, la céphalique, la basilique, la mediane, et la cubitale; les veines du carpe, du métacarpe; au pied, les saphenes et ses ramifications sur le tarse le metatarse, c'est-à-dire sur le pied.

L'origine de la saignée est très-ancienne; elle remonte bien au-delà d'Hyppocrate : les prompts effets que la saignée procure, soit en diminuant la masse du sang et conséquemment en dégorgeant les parties, soit en rétablissant en quelque sorte leur ressort; d'autrefois en l'affoiblissant &c. Toutes ces considérations et beaucoup d'autres encore, ont fixé l'attention de plusieurs officiers de santé distingués qui en ont fait des traités particuliers, tels que M^{rs}. Silva, Lafaye et autres.

Les anciens, extrêmement attachés aux préjugés de l'art, quoique d'ailleurs bons observateurs, mais ignorant la circulation du sang, avoient une confiance étonnante dans les saignées locales, et croyoient scrupuleusement que chaque partie avoit sa veine particuliere qu'il falloit ouvrir en cas de maladie; Galien, quoique grand homme, paroît avoir été très-entiché de ces pratiques erronées (1) que l'expérience et la raison même démentent; aussi sont-elles totalement abandonnées aujourd'hui par tous les praticiens éclairés, par les lumières de la saine physique et par l'observation qui est la base de l'art de guérir.

Ainsi, sachant que toutes les veines communiquent de proche en proche avec le cœur et celui-ci avec tous les vaisseaux sanguins, il est clair qu'en ouvrant une veine pour en faire sortir du sang, la masse doit nécessairement être diminuée successivement dans toutes les parties du corps; ainsi quand on ne veut remplir que cet objet, peu importe d'ouvrir telle ou telle autre veine, &c. L'explication des effets de la saignée demanderoit un commentaire très-étendu, qui ne seroit d'aucune utilité pour les personnes qui ne sont point de l'art, et pour qui j'écris spécialement; c'est pourquoi je m'en abstiendrai;

____

(1) Il nous dit gravement, que se trouvant embarrassé dans une certaine maladie, Esculape lui apparut en songe et lui ordonna d'ouvrir le salvatelle; ce qu'il fit avec tout le succès possible.

mais je dois leur dire que la saignée est très-avantageuse aux personnes d'un tempérament sanguin et vigoureux et sujettes aux hémorragies ; dans la suppression des règles , des hémorroïdes ; à celles qui sont dans la mauvaise habitude de se faire saigner dans certains tems limités : la saignée est en général très-utile aux femmes enceintes et dans les cas inflammatoires : elle a même réussi dans certaines fièvres malignes pourprées , mais cela regarde les habiles praticiens.

La saignée , au contraire , est très-nuisible et souvent mortelle; aux vieillards; aux convalescens; dans la tendre jeunesse; après le repas; dans la canicule; dans la gelée; dans le frisson; dans la sueur; dans le tems des menstrues, dans certaines obstructions; dans les grandes évacuations; dans les grandes foiblesses; soit par les exercices immoderés, soit par l'excès des plaisirs; dans la pâleur; dans les bouffissures : la saignée est aussi très-nuisible aux personnes qui ont le pouls foible, rare, intermittent; à celles qui sont épuisées après une longue maladie, par les plaisirs solitaires; ou usées par les travaux d'esprit, par l'amour, par les veilles; à celles qui ont les extrémités ou les membres froids, &c. &c. Parce que dans toutes ces circonstances la force vitale qui conserve l'équilibre du corps, venant à être plus ou moins rompu par la saignée, il en résulte

une inertie des solides, qui est toujours propor-
tionnelle à la masse des fluides; de là la foiblesse
du cœur; celle du système vasculaire et nerveux
et des secrétions; delà, dis-je, l'atonie, la débilité, la langueur qui accélèrent la mort.

Au reste la saignée est moins favorable aux
campagnards qu'aux citadins; à la vie laborieuse
qu'à la sédentaire; aux pauvres qu'aux riches; et
cela par beaucoup de raisons, fondées sur l'économie animale et sur l'observation; qui m'ont
fait appercevoir qu'il y a une infinité de moyens
pour affoiblir le ressort de la vie, et si peu pour la
rétablir, que je ne sais s'il ne vaudroit pas mieux,
dans tous les cas, s'abandonner entièrement à la
nature et laisser là tous les remèdes! Cependant
il faut convenir que la saignée bien indiquée, est
un exellent remède, et que ses effets sont aussi
prompts que salutaires!

Les Sangsues.

La sangsue, est une espèce de ver aquatique
qui suce le sang des parties du corps sur lesquelles
elle est appliquée. Avant de poser les sangsues,
il faut les laisser dégorger pour qu'elles s'attachent
plus avidement à la partie et pompent plus de
sang. Pour bien réussir, il faut bassiner avec du
lait la partie sur laquelle l'on doit les appliquer;
après quoi l'on prend la sangsue par le corps, et
on la pose sur la partie; l'on en met en plus ou

moindre quantité relativement à l'effet qu'on se propose ; si l'on veut qu'elles dégorgent plus promptement et plus abondemment le sang, il faut, quand elles sont bien attachées, couper le bout de la queue ; mais alors elles ne peuvent plus servir de nouveau.

On applique les sangsues aux tempes dans les migraines opiniâtres et dans les maux de tête rebelles ; aux paupières dans le *chymosis* ou *chemosis*, espèce d'ophtalmie où la conjonctive déborde l'iris ; aux lèvres et même au nez dans le gonflement extraordinaire et rebelle de ces parties ; aux grandes lèvres et à l'anus chez les personnes du sexe, pour rappeler les règles et autres cas ; aux hémorroïdes, pour les dégorger lorsqu'elles sont trop tendues, &c.

Lorsque les sangsues ont fait l'effet qu'on s'est proposé et qu'on veut les détacher, on leur met un peu de sel sur la tête, et lorsqu'elles sont détachées, si l'on veut que les petites ouvertures qu'elles ont faites rendent encore beaucoup de sang , on les bassines avec un peu d'eau de guimauve tiede : il arrive quelquefois que la sangsue ne veut pas prendre , malgré les précautions possibles ; je me rappelle qu'une fois je ne pus en placer que deux à l'anus d'une jeune dame, quoiqu'elle fut très-propre et exempte de tout virus ; j'en essayai au moins une demi-douzaine ; il est vrai que les deux ouvertures qu'elles firent, procurèrent une évacuation abondante qui lui fut très-salutaire.

Il arrive quelquefois que l'anus s'ouvre spontanément, et il pourroit arriver alors qu'une sangsue s'y introduisît et s'attachât au rectum, ce qui pourroit alarmer et occasionner du danger; il faudroit alors faire une injection d'eau salée dans le rectum ; et de même dans le vagin si elle s'y étoit insinuée par la vulve. Il ne faut pas oublier qu'il y a un choix à faire dans les sangsues, car il y en a de venimeuses; ainsi il est toujours prudent de les prendre chez les apothicaires, qui qui savent les connoître.

Les sangsues sont devenues aujourd'hui d'un grand usage; elles suppléent souvent à la saignée: je desire qu'elles ne dégénèrent point en abus, comme on l'a déja insinué, car tout le monde s'en mêle, et tout le monde en veut; il suffit qu'elles soient à la mode.

Les Mouchetures et les Scarifications.

Les mouchetures sont de légères incisions que l'on fait avec la lancette ou le bistouri et qui ne passent pas le tissu de la peau; on en fait aussi de très-légères à la conjonctive, aux gencives, aux jambes œdémateuses et ailleurs. Lorsque les incisions sont plus profondes, on les nomme

(400)

scarifications. Il y a des scarifications qui pénètrent jusques dans les muscles.

On fait des scarifications dans les escarres, dans les gangrènes, dans le sphacèle, même dans les brûlures, dans l'érétisme des parties aponévrotiques, &c. Il est prudent aussi, avant l'ouverture d'un cadavre récent, et surtout dans l'opération césarienne sur la femme morte, de faire auparavant de fortes scarifications, ou plutôt des taillades à la plante des pieds , et même aux fesses pour s'assurer de la mort de la femme.

Les Clystères ou Lavemens.

On entend ordinairement par lavement une injection faite dans les intestins par l'anus, autrefois avec une vessie et depuis longtems avec une seringue; pour ramollir et évacuer les matières fécales; pour servir de bain intérieur et rafraîchir les entrailles; pour servir de purgatifs aux personnes qui ont une répugnance invincible à les prendre par la bouche; pour calmer les inflammations des viscères du bas-ventre; pour nourrir le corps (1), dans les blessures du pharinx ,

---

(1) Voyez Boerhaave , *Prælectiones Academicæ* , Glisson , Morgagni , de Haller et plusieurs autres qui ont prouvés clairement que les gros intestins surtout l'arc du colon avoient assez de veines lactées et assez apparentes remplies de chyle *nec in frequentes, nec obscuræ reperiuntur equidem lacteo succo oppulento refertæ.*

de l'œsophage, et de l'estomac, en les composant de bouillon; pour tuer les vers ; pour appaiser les coliques; les dissenteries ; les maux de tête et d'yeux ; pour remédier à la constipation ; et dans une infinité de cas: si bien que Galien (1) regarde le clystère comme un remède universel; *Avenzoar* en fait le plus grand cas, de même qu'Oribase, et en général la plupart des médecins de tous les âges: en effet la partie la plus fine de la liqueur, introduite dans les gros intestins par l'anus, est absorbée par les vaisseaux de toutes espèces et entraînée dans la circulation du sang, et de là répandue dans tout le corps. Aussi n'avons-nous pas de rémède plus propre à calmer promptement l'érétisme des parties (cause prochaine des maladies internes) que les lave-mens.

Lorsqu'on donne un lavement, il convient de faire coucher la personne sur le côté droit, pour que l'S romaine ne soit point comprimée; il y a des personnes qui reçoivent trois ou quatre lave-mens de suite sans les rendre; il seroit imprudent alors d'en donner davantage, il faut attendre au moins deux heures.

Il y a une sorte d'adresse pour bien donner un lavement; les femmes, qui en général sont très-

---

(1) *Comment. ad Apho.* 17 *lib.* 8.

adroites en tout, sont au contraire très-gauches dans cet office ; en effet combien y a-t-il de femmes de chambre et même de gardes qui restent là à pousser de toutes leurs forces, et sans pouvoir faire entrer une goutte du lavement, au risque de blesser dangereusement la personne, soit que le bout de la canule porte sur la parois du rectum , ou qu'il soit logé dans un des plis de l'anus ; sans l'attribuer entièrement aux vents renfermés dans les intestins, comme plusieurs personnes l'assurent gravement sans en rendre raison. On remédie au premier inconvénient en dirigeant la canule selon l'axe de la colonne vertébrale, et principalement du sacrum : quand au second, il n'y a qu'à avoir de l'attention et avec un peu d'adresse, que l'on obtient par l'exercice dans les hôpitaux ou ailleurs (1). Il est important quand on donne un lavement, que la respiration du malade soit libre et modérée et que les muscles abdominaux soient dans le relâchement, afin de surmonter facilement les courbures multipliées du colon et arriver jusqu'au cœcum, pour que les gros boyaux soient injectés, et fomenter ainsi les intestins grêles et même l'estomac, par l'exhalaison qui se fait à

____

(1) Il convient que non-seulement les élèves en pharmacie, mais aussi en chirurgie et même en médecine sachent donner des lavemens ; j'ai été élève dans un hôpital , où l'on employoit indistinctement les étudians à cette pénible et désagréable fonction.

travers leurs parois : c'est ainsi que les lavemens font des effets merveilleux. Graaf a fait un excellent traité sur les lavemens (1).

Autrefois que l'usage des bains n'étoit pas encore à la mode, l'on prenoit fréquemment des lavemens, sur-tout les femmes, même en pleine santé, et plusieurs fois le jour, et cela pour se rafraîchir et entretenir le teint frais, disoient - elles ; mais elles ne s'appercevoient pas que cet excès affoiblissoit et dérangeoit les digestions, comme *Lémeri* l'a très - bien observé.

Au reste, les lavemens de bouillon sont de la plus grande utilité dans les maladies du gosier, du cou, de l'estomac, comme nous l'avons dit. Une jeune demoiselle Anglaise qui avoit un abcès dans l'estomac, fut nourrie pendant plusieurs mois avec du bouillon, et elle guérit parfaitement. Ramazzini, médecin italien, dit qu'une jeune religieuse fut attaquée de vapeurs histériques si violentes qu'elle ne pouvoit avaler la moindre parcelle d'alimens solides, pas même fluides ; il la nourrit pendant plus de deux mois avec des lavemens de bouillon dans lesquels on délayoit des jaunes d'œufs. Plusieurs auteurs recommandables citent d'autres exemples de cette nature.

______

(1) *De clysteribus.*

On a quelquefois traité avec succès des fièvres intermittentes avec des lavemens de quinquina : enfin les lavemens sont un des plus puissans remèdes de l'art de guérir, surtout chez les peuples qui font de la table leur félicité.

Les Suppositoires.

Le suppositoire est une espèce de médicament solide, de forme à peu-près piramidale qu'on introduit dans l'anus pour faire aller à la selle, et tenir lieu en quelque sorte de lavement.

Les suppositoires sont ordinairement composés d'un morceau de savon blanc de la grosseur à peu-près du petit doigt. On en fait aussi avec du miel cuit, et du sel marin jusqu'en consistance solide ; avec du beurre de cacao ; avec de la racine de poirée ; de guimauve &c. On peut aussi y ajouter, surtout à ceux qui sont composés, de la poudre de jalap, de la scamonée, d'euphorbe, de l'aloès, &c. mais avec ménagement, dans la vue d'irriter doucement le sphincter de l'anus, et même les tuniques du rectum, et déterminer l'excrétion des matières, principalement dans le cas où elles remplissent tellement le rectum qu'on ne peut point donner des lavemens ; ou dans *l'atonie* des tuniques de cet intestin, comme le remarque très-bien le docteur Serre, qui dit aussi judicieusement que naïvement, « *lorsque la faculté expul-*

trice du boyau culier est trop assoupie (1) *, l'on pourra se servir d'un suppositoire ; on le frottera de fiel de bœuf* (2) *, puis après on le fourrera dans le trou du cu ,* &c. »

A l'égard des enfans au lait, on graisse tout simplement une tige de poirée avec du beurre et on l'insinue dans le fondement ; cela suffit ordinairement pour les lâcher : s'il ne produisoit aucun effet, il faudroit alors consulter un officier de santé.

Au rete il est de fait qu'on a guéri quelquefois des fistules complettes de l'anus, par des suppositoires composés plus ou moins gros.

Des Pessaires.

On peut définir le pessaire un médicament solide qu'on introduit dans le vagin, pour empêcher sa descente et celle de la matrice ; pour provoquer les menstrues ; pour arrêter les pertes de sang et pour d'autres inconvéniens attachés aux femmes et même aux filles. La forme des pessaires varie, il y en a de ronds, d'ovales, de longs, en cuvette, en gimbelette, en bilboquet, &c. — quant à la matière, il y en a d'or, d'argent, d'ivoire,

---

(1) L'on voit par-là que nos pères connoissoient assez bien le mouvement péristaltique des intestins.

(2) Et à son défaut, de l'huile d'amendes amères.

de liège enduits de cire et bien polis, ils sont les meilleurs. On en fait aussi de taffetas dans lesquels on incorpore différens médicamens pour opérer certains effets; ainsi il y en a d'astringens, d'emménagogues, d'histériques, &c.

Pour bien poser un pessaire, il faut le porter, dans le fond du bassin vers le coccix, de manière qu'il porte sur la fourchette et sur les tubérosités des os ischions.

Il n'est pas si aisé de bien placer un pessaire; mais lorsqu'il l'est, il ne forme aucun obstacle à la conception, surtout *pecudum ritu*. Vers le quatrième mois de la grossesse, il tombe ordinairement à cause de l'ascension de la matrice.....
Il est de la plus grande importance aux femmes qui ont des pessaires de se tenir propres et même de se seringuer fréquemment dans le vagin, avec de l'eau d'orge, pour que rien ne croupisse. Nos anciens donnoient une plus grande extension aux usages des pessaires : ils s'en servoient, selon leur langage, *à ouvrir, désoppiler et dilatter la matrice*. Ils avoient grand soin de les aromatiser surtout dans les vapeurs histériques. « Je n'entend pas, disoit Renodeus, *qu'il faille faire user aux filles de ce remède, car leur pudicité ne permet pas qu'on les dépucelle avec un pessaire insensible ; par quoi je suis d'avis qu'on leur fasse un liniment musqué et aromatique pour leur frotter et oindre les bords de leur comment à*

nom. » On voit par-là, et par d'autres raisons, combien nos pères étoient indulgens envers les maladies du sexe, filles ou femmes.

La Bougie.

La bougie est une espèce de petite chandelle en cire dont on se sert pour les maladies de l'urèthre. On fait des bougies de plusieurs manières ; les unes sont faites d'une mèche ou d'une toile fine imbibée de cire et roulée en forme de petit cierge ; d'autres le sont avec des cordes à boyau ; il y en a de creuses et élastiques , &c. On charge quelquefois la bougie de médicamens selon l'indication. Il y a des bougies de différentes longueurs et grosseurs. En général il faut toujours commencer par introduire les plus menues, sans trop chercher à vaincre la résistance, de crainte d'exciter une hémorragie , de faire une fausse route, ou de donner lieu à des ulcères. Il faut introduire la bougie en la tournant pour en faciliter l'entrée et en laisser sortir une partie pour l'attacher avec un fil autour de la couronne du gland.

La bougie est d'un très-grand secours dans le rétrécissement du canal de l'urèthre (qu'on a long-tems attribué à des carnosités) pour la guérison des gonorrhées , pour détruire certaines callosités du canal, pour guérir des fistules au périnée ou aux environs , &c.

Lorsque la bougie excite de grandes douleurs à la verge, aux testicules ou aux environs, ou le gonflement des parties, il faut l'ôter et remédier aux accidens.

La commodité de la bougie creuse et élastique est telle qu'on peut la garder en tout tems ; elle permet au malade de vaquer sans crainte à ses affaires. Cependant il est prudent de ne pas la laisser trop long-tems dans l'urèthre ni dans la vessie.

Lorsqu'on fait usage depuis long-tems des bougies, il est rare que l'on puisse absolument s'en passer, quoique l'on soit guéri ; et il est prudent d'en avoir toujours avec soi. Lorsqu'il s'agit de dilater le canal, ou un sinus, ou un ulcère sinueux, &c. on fait une bougie d'éponge préparée qui devient très-utile, mais qui n'est pas sans danger.

Rien n'est plus commode ni plus utile, ni plus sûr pour les maladies de l'urèthre, que les sondes élastiques

De la Douche.

La douche est une espèce d'irroration d'eau qu'on verse d'un lieu élevé sur la partie malade, sans doute pour la mieux pénétrer et pour atténuer plus facilement les humeurs devenues trop épaisses, &c. L'on employe la douche dans les affections soporeuses, dans la débilité des membres, dans les obtructions, et surtout dans la démence ; dans ce cas, on verse l'eau sur la tête du malade à grands flots : mais cela ne suffit pas, il faut aussi abonder dans son sens , en usant adroitement de stratagême.

Le Bain.

Le bain, *balneum baptisterium*, &c. endroit plein d'eau où l'on se met quelque tems , soit pour se laver ou se rafraîchir; soit pour guérir de quelque maladie.

Il y a plusieurs sortes de bains, les uns sont naturels, les autres domestiques ou artificiels , et d'autres bains de vapeurs.

Le bain naturel se prend ordinairement l'été (1), à la mer ou à la rivière, plus pour le plaisir ou pour se décrasser, que pour la santé.

L'on fait prendre le bain de mer pour les maladies cutanées, telles que la gale, les dartres, &c. , et contre la rage (2) : celui des eaux miné-

____

(1) Les Anglais le prennent en tout tems, même dans le cœur de l'hiver, comme je l'ai fait observer.

(2) Il est certain que si l'on diminuoit la multitude étonnante de chiens, l'on diminueroit aussi celle des enragés; état le plus cruel où l'homme puisse se trouver! Une personne de considération, assuroit dernièrement que dans Paris seulement, il y avoit plus de quatre cent mille chiens : en effet

rales pour guérir la paralysie, la sciatique; pour distendre les anciennes cicatrices; pour fortifier les parties foibles; pour le tremblement, après les grandes blessures, &c.

Le bain domestique se prend dans une baignoire ayant assez d'eau douce et tiède pour en

---

il n'y a pas jusqu'à la plus chétive ouvriere, jusqu'à la mendiante même qui n'ait son chien. Si, comme en Angleterre, on mettoit un impôt sur chaque chien, excepté sur ceux des bergers, qui leur sont réellement nécessaires, le petit peuple qui n'en a que faire et qui en est le plus souvent la victime, s'en débarrasseroit, ce qui diminueroit infiniment les dangers. Je sais une aimable dame pour qui je fus consulté (ayant été mordue au nez par son propre chien devenu enragé, quoiqu'elle en eût un soin particulier) qui étoit dans une peine inexprimable; mais comme elle partit aussitôt pour la province, je n'ai pu savoir son affreuse destinée. Cet exemple et tant d'autres de cette nature pourroient bien servir d'avis, si les femmes sur-tout savoient réfléchir sur cet objet. Mais c'est peine perdue ; malheur à ceux qui en sont les victimes, et il n'y a pas d'années qu'il n'y en ait à Paris, sans compter la province.

Au reste quand on réfléchit que, dans Paris seulement, il faut plus de cent mille livres de pain par jour, sans compter la viande, &c. pour nourrir les chiens, et puis que l'on voit tant de misères, tant de mendians, tant de pauvres rentiers ! de quelle indignation ne doit-on pas être alors pénétrés contre l'espèce canine , si énormement multipliée aujourd'hui ! certes, les habitans des galeries du Palais du Tribunat en savent quelque chose, car ils sont assez amusés pendant la nuit, d'entendre sans cesse aboyer, crier, hurler des chiens de toute espèce !

avoir jusqu'au cou, y étant assis. Le demi-bain consiste à avoir de l'eau jusqu'à la ceinture; on l'appelle encore bain de fauteuil, quand on ne baigne que le ventre et les fesses; ce bain est très-propre pour adoucir les hémorroïdes; dans les coliques hépatiques, dans les rétentions d'urine; dans les coliques néphrétique, et même venteuses; dans les maladies de matrice qui proviennent de trop de tension; enfin dans toutes les inflammations du bas-ventre, et pour faciliter l'accouchement. Le pédiluve ou bain des pieds, est très-utile pour rappeler les ordinaires chez les personnes du sexe et les hémorroïdes supprimées; il soulage les maux de tête, ainsi que toutes ses affections, et est très-efficace aux maladies des yeux, &c.

Il est bon d'observer que l'eau du bain domestique doit être de rivière, de fontaine, ou de pluie; qu'elle soit d'une chaleur tempérée; car si elle étoit trop chaude, elle causeroit plus de mal que de bien; ainsi des deux extrêmes il vaudroit mieux qu'elle fût froide que trop chaude. — On ne doit prendre le bain que trois ou quatre heures après le repas, ou le matin à jeun; ce qui vaut mieux. On doit y rester une heure et demie ou deux heures tout au plus, selon les forces de la personne.

Les qualités bienfaisantes du bain dépendent de ce que les parties les plus subtiles de l'eau pénètrent et s'insinuent par les pores dont la peau est criblée, jusques dans les vaisseaux où elles détrempent et délaient les humeurs épaisses du sang et en émoussent les sels. De plus, la douce chaleur du bain augmente d'autant plus la transpiration, que le tissu des fibres est plus relâché, et que les pores de la peau sont plus ouverts.

Il y a des cas où l'on fait infuser ou bouillir dans l'eau qui doit servir au bain, des plantes, selon l'indication; on l'appelle alors bain artificiel composé.

Le bain ne convient pas aux phtisiques ou poitrinaires; aux personnes trop corpulentes ou trop grasses; à celles qui sont sujettes aux hémorragies, ni aux vieillards : mais il est très-salutaire à la jeunesse, aux personnes d'un tempérament chaud et bouillant, tels que les bilieux; à celles qui ont les fibres trop sèches, trop tendues, et qui ont le système nerveux très-irritable; enfin les bains sont très-salutaires dans le commencement de quelque traitement de maladies et avant de faire quelque grande opération.

Les anciens faisoient du bain leurs délices; ils le prenoient ordinairement avant leur repas. Les lieux où l'on prenoit le bain étoient disposés de manière qu'il y avoit trois chambres l'une dans l'autre; la première étoit celle où l'on se faisoit suer, on la nommoit *cella calda-*

ria ; la seconde se nommoit *tepidaria* ou tiède, et la troisième, *frigidaria* ou froide : Sénèque en parle assez au long. Les personnes qui étoient à la tête de ces bains, étoient des espèces d'officiers de santé ; ils avoient sous eux des esclaves pour les fonctions viles et basses. Lorsque les grands vouloient les avertir pour les servir, ils faisoient claquer leurs doigts, ne daignant pas seulement les nommer.

Les anciens mettoient beaucoup de magnificence dans la construction des bains ; Lucien et Vitruve sont entrés dans des détails assez circonstanciés sur cet objet. Il paroît que les Grecs mettoient moins d'ordre et moins de décence dans les bains publics que les Romains qui étoient au contraire très-scrupuleux, du moins durant un certain tems.

On ne voit pas que les bains fussent bien en usage à Rome durant la République, si ce n'est peut-être sous le consulat de Pompée ou de César ; mais les Empereurs cherchèrent à se distinguer et à se rendre agréables au peuple par la richesse et la beauté qu'ils firent donner à la construction des bains, et il y en avoit prodigieusement à Rome, dont plusieurs étoient gratuits : je n'ai point parlé de *l'Eleothesium* ni de *l'Hyppocaustum*, ni de la *Piscine*, &c. ce qui demanderoit des détails qui n'entrent point dans notre but : mais nous dirons avec satisfaction qu'on ne peut que louer les dispositions, l'ordre et la décence

qui règnent dans nos bains publics, surtout ceux
de la Capitale, où l'utile se trouve très-heureusement uni à l'agréable !

Quelques plaisirs que nous puissions goûter en prenant le bain, ils ne sauroient approcher de cet enchantement délicieux qu'y éprouvent les orientaux !...... Voici à peu-près ce
que me disoit un de mes amis qui avoit séjourné
assez longtems au *Levant*, et qui y avoit goûté
les délices du bain. En général les bains publics
sont vastes et commodes, les salles sont voûtées
et éclairées par des fenêtres rondes. L'on se
deshabille dans la premiere salle, pour passer
après dans une autre, d'une chaleur tempérée,
où l'on vous plonge dans un petit réservoir d'eau
tiède ; sorti de là l'on entre dans la troisieme, où
l'eau est très-chaude : là vous trouvez plusieurs
serviteurs, qui vous étendent sur une planche ;
à les voir vous diriez qu'ils vont vous écorcher ;
c'est pour vous faire craquer toutes les arti-
culations en vous pressant fortement mais très-
adroitement tout le corps, et cela avec une mé-
thode et une facilité admirables. Ensuite ils vous
retournent de tous côtés, l'un d'eux s'agenouille
même sur vous ; c'est pour le coup qu'il semble
qu'il va vous étouffer ; mais c'est pour agiter
toutes les parties les unes après les autres et pour
les claquer d'importance. Après cette cérémonie
assez burlesque mais utile, il vous frotte tout le
corps avec un linge grossier mais propre, ou

avec une brosse de crins ; c'est le travail le plus pénible pour le serviteur. Après tout ce tripotage il vous rogne les ongles ; et si vous voulez, il vous épile. Après quoi vous vous reposez sur un sopha ; c'est là où vous goûtez à longs traits les plaisirs du bain ; il vous semble revivre par cette parfaite tranquillité ; par cette douce quiétude assez semblable aux délices mystiques, où, dit-on, le moral et le physique sont si harmonieusement confondus.

Telles sont les voluptés solitaires que les Orientaux éprouvent dans le bain ; mais je crois que pour les bien sentir il faut être dans un pays brûlant, où tout est en mouvement: car dans le nord, où la nature est comme engourdie tout passe sans qu'on s'en apperçoive. Une personne de confiance, qui avoit resté assez long-tems en Russie où l'on se baigne fréquemment, me disoit que dans les bains publics, les hommes sont mêlés avec les femmes, et quoiqu'il n'y ait point de pudeur, il ne s'y passe pourtant rien contre la chasteté (1); là vous voyez, me disoit-il, le père laver sans scrupule sa fille et réciproquement la fille laver son père, sa mère, son frère, &c. tellement l'innocence, la paix du cœur et la tranquillité de l'esprit règnent parmi ces

______

(1) Ce qui prouve que la pudeur n'est qu'une vertu factice, mais nécessaire dans les pays méridionaux où l'imagination est très-exaltée.

peuples. Cependant un soldat étranger (je crois qu'il étoit Turc(étant venu un jour dans un de ces bains pour se baigner, et ayant apperçu une jeune femme nue et courbée, lui tournant indifféremment le derrière ; ne pouvant alors résister à son ardeur, il va droit à elle, et *illicò in illam ingreditur* ; au grand scandale de tous les assistans ; si bien que ce désordre étant parvenu jusqu'à l'Impératrice, elle fit défendre le mélange des deux sexes dans les bains.

Il me semble que l'on feroit bien d'établir, dans toutes les grandes villes, des bains publics et gratuits, avec un grand bassin où les jeunes gens pussent non-seulement se baigner, mais même nager à leur aise ; c'est alors que le bain est très-salutaire en agitant les muscles et en ouvrant les pores, ce qui facilite la transpiration cutanée, qui est la moitié de la vie ; au reste, la *natation* devroit faire partie de l'éducation, comme autrefois, puisque personne n'est à l'abri de tomber dans une rivière, dans la mer, dans un lac, dans un réservoir, dans un puits : il ne faut pas être un Léandre, mais il faut au moins pouvoir se soutenir sur l'eau, en attendant qu'on puisse vous en retirer, &c. &c.

Bains de vapeurs.

On appelle bain de vapeur l'exposition de quelque partie du corps malade à la vapeur ou fumée de quelque fluide très-chaud, soit simple, soit composé.

Ainsi dans les ophtalmies rebelles, on reçoit la vapeur de l'eau de rose, de plantin, de sureau; pour adoucir les hémorroïdes, celle du petit lait, du lait, &c.; pour fortifier les membres, celle des herbes aromatiques; dans les accouchemens laborieux, celle des plantes émollientes, &c.

Bain sec.

On regarde comme un bain sec, l'application de la boue des eaux minérales, du marc de vin, &c. sur la partie malade; c'est comme une espèce de cataplasme. Cette sorte de bain est quelquefois très - efficace.

Des Eaux Minérales.

Les eaux minérales, ainsi appellées à cause qu'elles se chargent plus ou moins dans leurs cours des parties terrestres; sulphureuses, salines, métalliques, &c.

Les eaux minérales sont distinguées en froides ou acidules, et en chaudes ou thermales : dans la première classe sont comprises les eaux de Passy, de Ste.-Reine, de Spa, &c. Elles sont renommées pour les obstructions du foye, de la rate, dans les gonorrhées simples et même virulentes &c. —Les eaux thermales, telles que celles de Barèges, de Digne, de Plombières, de Bagnères, de Balarue, du Mont-d'Or, &c. conviennent dans les maladies cutanées, dans la sciatique; dans les rhumatismes; dans la paralysie; dans les engourdissemens des membres ; dans les ankiloses, &c.

De ces eaux , les unes se prennent intérieurement, les autres s'emploient en fomentation , en douche, en injection, en bain, en demi-bain, &c. Il est à remarquer qu'il y a certaines eaux thermales dans lesquelles on voit nager des poissons, quoiqu'elles soient d'une chaleur à ne pouvoir y souffrir la main; je ne sais si elles sont aussi salutaires que les autres; mais je pense qu'elles ont mérité au moins l'attention la plus scrupuleuse des officiers de santé.

Des Dépilatoires.

Le dépilatoire est un remède employé sur la peau pour faire tomber les poils , et surtout ceux des parties de la génération et des environs, le plus souvent par un excès de propreté et quelquefois de lubricité.

Dans certains pays, beaucoup de personnes sont en usage, après le bain, de se faire dépiler avec des dépilatoires, qui ne sont pas toujours sans dangers, soit qu'on les emploie en poudre ou en pommade, et qui peuvent attirer des inflammations et même des ulcères très-rebelles à cause des drogues qui entrent dans leurs compositions.

On dit que les Turques sont toutes dépilées; mais je sais des dames qui, sans être Turques, le sont aussi : cependant, d'après plusieurs raisons, je ne crois pas qu'en France cette mode soit jamais bien en faveur.

Des Frictions.

Les frictions sont un moyen médicamenteux, fort usité autrefois, pour faciliter la transpiration cutanée en ouvrant les pores ; pour accélérer la circulation du sang ; pour désobstruer certaines parties ; pour insinuer dans le corps certaines substances, &c. et cela en faisant passer plus ou moins vîte et alternativement un corps sur une même partie.

On divise les frictions en sèches et en humides. Les frictions sèches se font ordinairement avec la main sèche ou avec des linges de toile, de laine ou de draps chauffés, et quelquefois imprégnés de la fumée de quelques substances médicamenteuses. Les frictions humides se font avec des graisses, des liqueurs, des onguens, &c. L'onguent mercuriel est le plus employé en friction, dans la gale, dans la lèpre et surtout dans la vérole. (1)

---

(1) Quoiqu'à Londres la vérole fasse aujourd'hui à peu près les mêmes ravages qu'à Paris, néanmoins il reste encore un fond de probité, même chez les courtisannes. Voici ce que m'a dit dernierement un particulier Français qui en revenoit, après y avoir resté p..ndant trois ans. — Un jour, étant à me promener, je vois une jeune beauté ; je la suis ; je monte chez elle : elle me fait poli-

Les anciens Grecs et Romains, qui étoient plus près de la nature que nous, faisoient entrer les frictions dans leurs exercices gymnastiques.

Tels sont en général les moyens mitoyens que les officiers de santé modernes employent pour la guérison des maladies, pour les prévenir et pour maintenir la santé. Je passe sous silence l'*inoculation*, la *vaccine*, l'*oxigène*, les *lithontriptiques*, l'*électricité*, le *magnétisme*, le *galvanisme* encore dans l'enfance ; tous moyens que les amis de l'humanité souffrante cherchent à rendre salutaires, mais qui essuyent encore trop de contestations pour pouvoir les citer à bon escient. Nos pères, quoique moins maladifs, avoient néanmoins inventé beaucoup plus de remèdes que nous (1), et auxquels ils

---

tesse ; je lui offre une somme : « Non, mon ami, me dit-elle en rougissant, je n'ai garde de te tromper, car je suis malade. » Ce même particulier m'assura que cette espece de candeur étoit assez générale chez les filles publiques. Quant aux mœurs champêtres, reprit-il, elles sont encore pures !

(1) Il est vrai que depuis quelques années plusieurs savans s'appliquent avec ardeur à grossir la légende des systêmes ; à trouver les moyens, non de simplifier nos mœurs, nos cuisines, nos exercices, nos amusemens, &c. mais les moyens, dis-je, de faire des enfans d'esprit ; de les faire sans copulation ; de les faire à volonté de sexe : tout cela est merveilleux ! mais comment ne pas voir que si ces malheurs arrivoient, l'espece humaine seroit bientôt anéantie ; surtout

avoient une confiance extraordinaire et presque ridicule, tels que le *frontal*; *le bonnet médicamenteux*; *le dropax*; *l'écusson*; *les sachets*; *la pierre d'aigle*; sans oublier l'admirable lait vir-ginal *pour faire revenir la couleur de pucelle*; les drogues pour rendre les hommes *gentils compagnons des dames*; *pour rendre fraîches les vieilles pelées, ridées, édentées*, etc. etc. sans parler des rêveries de l'Astrologie judiciaire, qui faisoit alors partie de l'Art de guérir, et qui ayoit infecté non-seulement le peuple, mais aussi les Grands et même les beaux esprits !

Des Opérations.

Lorsque les moyens que nous venons de citer ne sont pas suffisans pour guérir les maladies, l'on employe alors les opérations de chirurgie dont nous allons donner une idée succincte.

Quoique par le mot *opération* l'on comprenne toute la pratique chirurgicale, néanmoins l'on entend ordinairement par-là une application méthodique de la main du chirurgien, munie d'un instrument, sur le corps humain malade pour rétablir la santé.

Nous avons représenté les opérations majeures et les plus usitées; telles que le trépan; la fistule

______

avec le désir secret qu'ont la plupart des femmes de faire des garçons, et avec le peu d'aptitude qu'ont les hommes à se mettre en besogne pour le sexe opposé; sans parler d'autres raisons que les officiers de santé réfléchis savent bien, &c.

lacrymale; la cataracte; la bronchotomie, l'empieme, la paracentèse, la bubonocele, etc.

Ainsi, au crâne, l'on fait l'opération du *trépan*. = Quoiqu'en général l'on puisse trépaner sur tous les points possibles du crâne, néanmoins il ne seroit pas prudent de le faire à l'endroit des sutures, principalement sur l'écailleuse, ni sur les sinus frontaux, &c. Il est aussi très-important que le *trépané* soit dans un air pur et sain, et qu'il ait aussi cette tranquillité de l'ame que l'on obtient par le calme des passions. L'on fait l'opération du trépan pour donner issue à quelque fluide épanché sous le crâne, pour enlever des fragmens d'os enfoncés, etc.

A la face, l'on fait essentiellement l'opération de la fistule lacrymale, et celle de la cataracte. La fistule lacrymale est un ulcère formé au grand angle de l'œil, et dans le sac lacrymal. On éviteroit souvent cette opération si l'on faisoit ouvrir de bonne heure le petit abcès qui en est la cause primitive : cette opération est souvent infructueuse, et il résulte presque toujours *l'épiphora* ou *l'armoyement*. Il y avoit un chirurgien très-ingénieux, nommé Anel, qui guérissoit les fistules lacrymales par des injections faites très-adroitement par les points lacrymaux; mais apparemment que ce moyen ne réussissoit guères qu'entre ses mains, car il est aujourd'hui presqu'abandonné . . . . .

La cataracte n'étant que l'opacité du cristal-
lin , sa guérison radicale consiste dans son
extraction. — L'humanité doit à Mʳ. Da-
viel la reconnoissance de la perfection de
cette admirable opération. En effet, quoi de
plus ravissant que de rendre la vue aux aveugles!
il faut voir l'espèce et le dégré d'étonnement où
les malades se trouvent après l'opération bien
faite; elle est tout à fait touchante ! . . . .

Au cou, *la bronchotomie* ou *tracheotomie.* On
fait cette opération pour donner entrée à l'air,
dans les dangers de la suffocation; aux noyés
recens, pour retirer quelque corps étranger tombé dans la trachée artère, etc.

A la poitrine, l'opération du cancer de la
mamelle chez les femmes, surtout lorsqu'il est
ulcéré, car l'on guérit quelquefois celui qui
est occulte par les remèdes internes, aidés
de topiques. On a remarqué que la guérison du
cancer laissoit une sorte de tristesse souvent
mortelle, surtout à celles qui négligeoient le régime et l'usage des anti-cancereux : la carotte
passe pour l'un des plus spécifiques.

Le cancer des mamelles n'arrive guère aux femmes que lors du dérangement des règles, ou de
leur cessation. C'est pourquoi, afin de l'éviter, il
est important alors qu'elles consultent les officiers
de santé, ou au moins qu'elles observent les

règles de la tempérance , et que la modération les accompagne par-tout, sur-tout dans leurs plaisirs !....

L'empieme pour donner issue à un épanchement d'eau, comme dans l'hydropisie; ou de pus à la terminaison d'une *pleuresie* , ou plutôt d'une *peripneumonie* ; de sang à la suite d'une playe ou d'un coup , etc.

Au ventre la *paracentèse* ; pour tirer un liquide qui y est épanché, etc. ; comme dans l'hydropisie ascite , etc. On a remarqué que les femmes guérissent plus facilement de cette maladie que les hommes , même après l'opération. Les anciens Égyptiens mettoient ces sortes de malades dans un monceau de bled desséché au four ; ce qui n'est pas à rejetter. Les anciens, quoique moins instruits que nous dans la physique du corps humain , savoient bien mieux que nous appliquer simplement et sûrement les remèdes. En effet, je n'aime pas toutes ces ordonnances compliquées ; elles semblent annoncer l'ignorance ou plutôt cette incertitude de l'officier de santé qui est si souvent meurtrière.

Le *bubonocele* ; dans l'aisne, pour dégager l'intestin qui se trouve étranglé, soit par l'inflammation, soit par l'engouement, etc. Comme le bubonocèle, ou hernie inguinale , présente aux ignorans les apparences du bubon, il est néanmoins de la plus grande importance de ne pas s'y tromper, car si on venoit à l'ouvrir, le malade seroit perdu ; ce qui arriva à un homme très-opulent, et cela pour écouter un chirurgien de ses amis, qui assuroit que c'étoit un bubon, tandis que ce n'étoit qu'une hernie. Ainsi il est bon que le public sache que la hernie ou descente arrive ordinairement tout d'un coup et après qnelques efforts violens accompagnés souvent des envies de vomir et quelquefois de vomissemens ; au lieu que le bubon vient insensiblement suivi de douleurs, de tension, d'inflammation : au reste les grandes opérations ne doivent être faites que par des personnes dont la réputation est bien assise.

La taille, ou lithotomie, ou vulgairement l'opération de la pierre, est l'extraction d'une ou de plusieurs pierres de la vessie. C'est l'opération la plus usitée et qui n'est pas la moins dangereuse, ni la moins compliquée.

Il y a plusieurs manières de tailler ; mais aujourd'hui la plupart des lithotomistes préferent l'opération latérale, (inventée par un hermite, nommé frère Jacques, critiqué, turlupiné assez mal à propos par Dionis) quoiqu'elle soit impraticable chez les femmes. J'ai vu opérer de cette manière le frère Cosme, et le célèbre Desault dont la mémoire me sera toujours chère !

Quoique l'opération de la pierre ait été bien faite, elle est néanmoins assez souvent mor-

telle (1), quelquefois il survient aussi des accidens graves, doù il en résulte des incommodités fàcheuses ; comme des fistules au périnée,
au col de la vessie, etc. On voit dans le recueil
de Desbois, tom. 2 p. 210, qu'un capucin, étant
sur le point d'être taillé de la pierre, dit en riant
au chirurgien ; monsieur, ne serais-je pas impuissant? Cette question très-judicieuse dans le
fait , mérite quelques réflexions : en effet il
arrive quelquefois , dans cette opération, que
la glande prostate est coupée ; de maniere que
les deux conduits éjaculateurs le sont aussi,
la cicatrice peut très-bien alors les oblitérer et
priver l'homme de génération; sans parler des
autres causes.

Ainsi l'on voit que cette opération, outre qu'elle
est douloureuse et très-dangereuse, c'est qu'elle
est encore sujette à beaucoup d'inconvéniens, et
qu'elle exige beaucoup d'habileté et même du
bonheur de la part de l'opérateur! Toutes ces
considérations ont porté depuis long-tems des
habiles hommes, sur - tout des chymistes, à
trouver un dissolvant des pierres, sans attaquer
les parois de la vessie; ce qui paroît presqu'impossible! Le suc d'oignon, le raisin d'ours, les

----

(1) Il y a vingt ans qu'un Chartreux m'a assuré qu'aucun religieux de son ordre n'avoit jamais guéri de l'opération de la taille ; ce qui pourroit dépendre du régime que ces
moines observent; ce qui mérite quelqu'attention.

puissans diurétiques, et le remède de mademoiselle Stephens, sont les mieux indiqués. Les personnes d'un tempérament phlegmatique, les sédentaires, les gouteux, les vieillards, les enfans y sont plus sujets que les autres, et les hommes plus que les femmes.

Il paroît que la matière des pierres ou calculs de la vessie, est un composé de bile épaisse et d'urine unies à la base terreuse du sang, qui se forme par couches autour d'un noyau, formé ordinairement dans les reins, et d'autant plus promptement qu'il y a moins d'agitations dans le corps, et que les urines séjournent plus long-tems dans la vessie. Il arrive quelquefois qu'un corps étranger, introduit dans la vessie par l'urèthre, donne lieu à ce noyau.

Lorsque la pierre est trop volumineuse, l'on en fait l'extraction par le haut appareil. Tolet dit en avoir tiré une pesant trente-deux onces. L'on en voit une dans mon Muséum, tirée d'après nature, pesant plus de trente-une onces, extraite de la vessie par le citoyen Deguise, officier de santé : le malade a survécu à l'opération.

Chez les femmes qui ont la pierre, on pratique l'incision de l'urèthre, ou bien le haut appareil, en observant toutefois, si c'est une fille, d'introduire le doigt dans l'anus pour ne pas la déflorer.

La *gastroraphie* est une suture ou couture que l'on fait aux grandes playes du bas-ventre pour mieux contenir les viscères qui y sont renfermés. Cette opération est souvent accompagnée de tension et d'inflammation, que l'on dissipe très-souvent par des fomentations émollientes et résolutives, et quelquefois par des embrocations.

L'*opérationn césarienne* sur la femme vivante, pour extraire l'enfant du sein de sa mère lorsqu'il ne peut (de toute impossibilité physique et morale) sortir par les voies naturelles, &c. &c. Je n'entrerai dans aucun détail pour ne point intimider les femmes ; je leur dirai au contraire, qu'il y a des femmes qui l'ont soufferte jusqu'à cinq fois. Voyez Fr. Rousset *de partu cæsareo*, M^r. Simon et autres.

Quant à l'opération de la symphise, du pubis pour le même but, elle a souffert beaucoup de contestations, quoique pratiquée avec succès, premièrement par M^r. Sigault, et ensuite par d'autres.

La *fistule à l'anus* tire ordinairement son origine d'un petit bouton au fondement ou aux environs ; souvent c'est la suite d'un abcès qui, devenant calleux, en impose au vulgaire qui le prend pour une hémorroïde ; d'autrefois, ayant percé et le calme arrivant, l'on néglige les secours de l'art, sur-tout les femmes ; de là vient peut-être qu'elles y sont plus sujettes que les hommes. On distingue ordinairement trois sortes de fistules à l'anus ; la première, c'est lorsqu'elle est ouverte en dehors et non en dedans ; dans la seconde, l'ulcère a percé l'intestin seulement, sans paroître en dehors ; et dans la troisième, la fistule communique au dedans et au dehors, &c. En général on guérit la fistule à l'anus par la ligature, qui est la meilleure manière ; par les caustiques, qui est la plus longue et la plus sûre, et par l'incision, qui est la plus courte, mais qui n'est pas sans dangers.

L'amputation est ordinairement le retranchement d'un membre du corps ; c'est la dernière ressource de l'Art. Comme cette opération est souvent infructueuse et très-douloureuse, si l'on n'a pas une certitude au moins morale, de la guérison du malade, il vaut mieux l'abandonner à son malheureux sort que de le faire souffrir cruellement et en vain.

Telles sont en général les opérations majeures les plus usitées.

Réflexions sur les opérations.

Les grandes opérations de chirurgie sont des ressources toujours cruelles et souvent infructueuses ; il faut donc, avant de les employer, tenter des moyens moins douloureux et moins affligeans, qui ont quelquefois réussi, même contre toute espérance : il est vrai aussi que quelquefois il n'est plus tems de faire l'opération, parce qu'on a trop tardé ; c'est pourquoi il est toujours prudent de consulter, même dans les commencemens, un habile opérateur, pour décider dans quel cas on doit faire l'opération ou s'en abstenir, et pour n'être pas forcé quelquefois à couper, tailler, comme sur une pièce de drap : la vie des hommes est assez précieuse et les douleurs trop à craindre pour ne pas mériter cette attention, car nous n'avons guère des hommes de la trempe de Possidonius ; conséquemment que l'opérateur s'arme de patience et de courage, mais sur-tout qu'il ne soit pas insensible aux cris et aux souffrances de son patient.

Quand un opérateur est décidé à faire une grande opération, il ne doit pas oublier de mériter la confiance de son malade, de le rassurer, de le consoler, et de le déterminer par les motifs les plus pressans, d'où il résulte souvent les plus heureux succès.

Sensible aux maux de l'humanité, je le répète, je m'empresse à dire qu'avant d'en venir à faire de grandes opérations, il faut tenter auparavant d'employer des moyens moins alarmans, sans pourtant s'y opiniâtrer, ni les abandonner ; puisque l'on voit quelquefois des charlatans, des femmes à secrets, des gardes malades &c. guérir des maladies les plus désespérées, et avec des remèdes très-simples; qu'à choix égal, il faut toujours préférer les moyens moins douloureux, quoique plus longs; parce que la douleur affecte étrangement l'ame et le corps, et produit de grands accidens et souvent mortels; que l'opérateur, dans les incisions, doit toujours ménager la peau, à cause de sa sensibilité et de sa structure particulière; qu'il doit enfin porter également ses soins aux pauvres comme aux riches; eh! ne sait-il pas que c'est sur les pauvres qu'il a fait son apprentissage !..... Que sa main bienfaisante s'étende donc également sur ces malheureux, pour qu'au moins ils ne déposent point, devant l'Eternel, contre la dureté de son cœur !....

Après la guérison des grandes opérations, on conseille ordinairement l'usage des eaux minérales pour achever de consolider la cure, en calmant singulièrement les esprits encore irrités par les douleurs: c'est pourquoi elles sont aussi employées efficacement dans les fortes affections de l'ame, comme dans la catalepsie; aux somnambules; et surtout aux personnes qui sont vivement affectées de l'amour de leur patrie; que les sots, pour ne rien dire de plus, regardent comme une chimère, et qui est pourtant une vraie maladie, qui conduit souvent au tombeau; donc je serois porté à croire que les eaux minérales leur sont très-salutaires, parce qu'étant chargées de particules terrestres, elles doivent rompre, pour ainsi dire, par leur pesanteur spécifique et par d'autres propriétés, l'équilibre de leurs idées trop fixes : cependant, on ne doit pas négliger les autres moyens, je veux dire la dissipation, les exercices corporels, tels que la paume, le balon, &c. mais sur-tout que les personnes qui les entourent ayent la précaution, ou plutôt la charité, de ne point prononcer devant elles le doux nom de leur patrie !

Tels sont en général les différens moyens que l'Art de guérir employe pour soulager l'humanité souffrante (1).

Rappellons maintenant à nos lecteurs les personnes qui se sont le plus distinguées dans cette honorable et bienfaisante profession, l'une des plus nécessaires à la société : telles sont, chez les Grecs, l'immortel Hyppocrate, le sage Arétée, Galien, Oribaze, Eginette ; chez les Arabes, Rasez, le vertueux Albucasis, Avensoar, Avicenne ; chez les Juifs, Maimonide, Amatus, Zacutus ; chez les Chrétiens, les plus saillans sont Constantinus, Arnaud de Ville-neuve, Lanfranc, Pitard,

----

(1) Comme l'art de guérir s'occupe encore des moyens d'entretenir la santé, aussi l'avons-nous représentée sous la figure d'*Hygie.*

Gordon, Fernel, Craton, Hildanus, Mercurial, Paré, Riviere, Louise Bourgeois, Hoffman, Sydenham, Mauriceau, Boheraave, le sage Méad, Baglivi, Fises, l'illustre Desauvage, Jean-Louis Petit, Lamotte, Smellie, Antoine Petit, Levret, Lieutaud, Raulin, Senac, le frère Cosme, Angélique Ducoudrai, Desault, Tissot, et autres.

Tels sont les signalés bienfaiteurs de l'humanité souffrante. Que nous serions heureux si la société n'en connoissoit que de ce mérite ! *abstine si methodum nescis.* En effet, autant l'habile officier de santé est infiniment précieux (1) à l'humanité, autant l'ignorant lui est-il pernicieux !

Peuples de la terre, souffrez que je vous dise encore ceci avec toute la loyauté dont je suis capable : voulez-vous vous délivrer d'une infinité de maladies morales et physiques qui vous accablent et vous rendent malheureux, sans avoir recours à la médecine ? aimez la tempé-

---

(1) Il n'y a pas de profession qui donne plus de connoissance de l'esprit et du cœur humain, que celle d'officier de santé ; par la raison qu'elle embrasse tous les individus de tout état, de tout âge, de tout sexe, et de toutes religions ; aussi les prêtres de la plupart des cultes, sont en même temps officiers de santé.

rance et l'exercice ! Voulez-vous rendre votre postérité heureuse, saine et vigoureuse ? aimez la vérité, et donnez à la jeunesse une éducation sage et active : mais souvenez-vous bien que la sagesse sur-tout s'acquiert plutôt par le bon exemple que par les bons préceptes !..... qu'il est impossible qu'une personne souillée de vices, puisse, quoique prudente, faire pratiquer sincèrement la vertu ; par la raison que sa conduite est toujours l'effet de sa persuasion !

Puissent ces vérités surnager, dans tous les tems, au mileu des tempêtes de la corruption ! Puissent-elles être gravées par-tout sur des tables de diamans, pour briller sans cesse à travers le voile de l'hypocrisie ! Puissent-elles enfin faire descendre du ciel la justice, cette reine des humains, et ramener ainsi la consolation et la félicité publique !

INVOCATION.

O DIEU! que tout annonce, que les bons cé-
lèbrent (1), que les méchans craignent (2), et
que les insensés oublient (3), Être éternel! loin
de m'efforcer à vouloir connoître votre essence,
comme font les impies, je suis, cela me suffit!...
je n'ai plus qu'à m'humilier devant vous, et dire
dans toute la simplicité de mon ame, que votre
volonté soit faite!....Oui, Être des Êtres, je ne vois
en vous que la puissance, l'immensité, la bonté,

---

(1) Par la religion, qui est d'autant plus consolante qu'elle
est plus conforme aux lois de la nature; aussi celle des
Chinois, étant moins éloignée d'elle que celle des Japo-
nais; aussi, dis-je, les premiers sont-ils plus tranquilles,
plus doux, plus humains que les autres.

(2) Parce qu'ils sont les organes du démon.

(3) *Dixit insipiens in cordé suo non est Deus.* Cependant
je ne crois pas qu'il y ait réellement des athées; mais je suis
très-persuadés que les cultes absurdes, tels que le paganisme, l'idolâtrie, &c., ont fait beaucoup de libertins et
d'incrédules, tels que des Socrates, des Luciens, des Démo-
crites, &c.; mais quant au peuple, il préféreroit plutôt
embrasser la religion la plus abominable, que de n'en point
avoir !

et l'ordre qui en découle sur cette nature si belle!
si admirable! la joie des bons et la coupable indifférence des méchans!... Oui, Être incom-
préhensible! le mal n'est point votre ouvrage,
c'est le destin de l'Ange des ténèbres, qui la foudre
à la main le chasse dans le cœur des pervers,
jusqu'au jour épouvantable où ils voudroient
n'avoir jamais fait que le bien?........ hélas!
suprême intelligence! s'il vous a plu m'accorder
quelques talens, aussi ai-je senti tout le poids de
mes devoirs! aussi ai-je fait tous mes efforts pour
les employer au bien de mes semblables, que
n'ai-je le pouvoir de les rendre tous heureux!

Tel est, ô mon Dieu! le témoignage de ma
conscience, qui me fait espérer d'avoir part à
votre miséricorde, et me porte à vous adresser
avec confiance le cantique de ma plus vive reconnoissance!.......

At vos Principes, Rectores, Peritique
boni (1).

Ipse me tacitus adhuc perexissem, sed est
tam magna pravitas, tam maxima infirmitas
ferè omnium, ut nec ampliùs silere possim:

----

(1) Comme tous les hommes sont mes freres, aussi je
m'adresse à eux tous; mais spécialement à ceux qui aiment
le bien et qui ont le pouvoir de le faire, que je regarde
comme les véritables peres du peuple!

quamobrem, dolore percitus, futurum confido, ut mihi, quod id candidè vobis dicam, remissio expeditè concedatur.

Ita nunc, patres populi, et puellœ et pueri, et mulieres et viri ferè morbosi, libidinosi, perditi sunt; quia corruptores, circulatoresque circumfluunt, obruunt, frangunt ex omnibus! quia inquam, affectuum vacuitas, animi jactatio, impudicitasque lacessentur! Sic dissidia, sic languores, sic flagitia, sic mala oriuntur: et enim vero hinc virtus, illinc vitium; hinc valetudo, illinc œgrotatio; hinc vis, illinc debilitas; hinc pudor, illinc libido: sic exasperantur, sic ruunt omnia! (1)

Lœtè accepimus veteres, candidos, valentes, felicesque fuisse; quia mollitie nostra non minus remotos, quam à dolis, libidinibus ac vitiis. Quo pacto, patres populi, istos œmulari, his occurrere?... Profectò haud expeditum factu planè confiteor: heu! sane boni principes, rectoresque populi infelices! eo magis quo necesse sit ut alienis oculis videant, sic fato fit ut misereantur; nam vero semper eos astuta circumsidet adulatio, qua probissimi faciliùs decipi possunt, quo minus alios

---

(1) Les vices ne regnent pas seulement en Europe; l'histoire des voyages, les papiers publics, &c. nous annoncent qu'ils infectent malheureusement aujourd'hui presque tous les peuples de la terre!

esse nequissimos suspicantur ; utinam hæc omnia videant !

Qua propter, populi Patres, consulite primum vobis, incumbite populo ; legibus, bellicis, artibusque bonis prospicite ; mores, innocentiam, integritatem colite ; pupillos, conjuges, viduas, pauperes, infirmosque defendite ?..... Dum hæc omnia, populi Patres, in cordibus vestris, erunt infixa ; tunc firma, perennia, inconcussa arbitrabor ! tunc oblectatio publica ! tunc spes bonorum ! tunc salus infirmorum evenient ! tunc inquam tam exoptata pax arridebit nobis, acclamante populo !

Quo circa, Principes, Rectoresque populi, fiat pax in mentibus vestris ; fiat pax in virtute vestra ; fiat pax in sapientibus ; fiat pax in conjugibus, fiat pax in omnibus bonis ; fiat denique pax ab ortu usque ad occasum (1). *Heu, heu, Patres populi, his omnibus equidem moveor.... Quare in anima mea infundere volo, et in venis ac in visceribus omnium collocare cupio !....*

Et vous, bons citoyens, si c'est un avantage d'avoir reçu de la providence quelques talens, avec quelle satisfaction ne devons-nous pas les employer au bonheur de l'humanité ; car c'est à ce prix que nous les avons reçus ; quel motif plus puissant pour exciter notre zèle !........ C'est

______

(1) Car la discorde règne par-tout.

pourquoi, chers citoyens, loin d'avoir emprunté des plumes étrangères ou vénales, comme font tant de soi-disant auteurs, pour vous exprimer élégamment tout ce que j'ai fait pour le bien public, j'ai préféré vous l'écrire moi-même tout simplement, vous n'en connoîtrez que mieux l'intention et la vérité.

Oui, chers et bons citoyens, j'ai vu le bien avec tous ses attraits ; j'ai vu le mal avec tout son cortège, et je plains la pauvre humanité ! (1) oui, tout aujourd'hui n'est que vississitudes et qu'excès parmi nous ! toutes les passions sont en fusion, tous les goûts sont dévelopés, tous les desirs sont satisfaits, tous les maux sont arrivés !.....

En effet, se porta-t-on jamais avec plus d'enthousiasme, avec plus d'audace, avec plus de fureur, aux dépenses frivoles, à la mollesse, aux plaisirs insensés, &c?.... Si l'or et l'argent ne brillent point encore sur nos habits, ce n'est point par une sage économie, puisque l'on ne se croit point logé, si l'on n'est au milieu de superbes

---

(1) Ce qui fait que souvent le vice triomphe de la vertu, c'est que le premier étant sans cesse dans l'agitation, a besoin d'appui ; aussi ne manque-t-il jamais ni aux préventions, ni aux égards, ni aux dédicaces, ni aux présens, &c. qui réussissent presque toujours ! au lieu que la vertu, se suffisant à elle-même, se tient tranquille ! mais aussi est-elle souvent oubliée, et voilà le malheur de l'humanité ;....

miroirs et des lambris dorés; puisque l'on ne sauroit dormir que dans des lits magnifiques, sur le duvet ou l'édredon; puisque la meurtrière délicatesse de nos tables montre clairement qu'elle est moins pour nous nourrir que pour prodiguer l'abondance!.... puisque l'on ne sauroit s'amuser qu'avec un immense et désastreux numéraire! puisqu'enfin dans le plaisir même l'on cherche moins la volupté que la vanité de l'acheter au poids de l'or! Puissent tant de vices excessifs, succomber sous le poids des grandes vertus!

Au reste l'extérieur simple du Français d'aujourd'hui n'est que l'effet de la mobilité, de la mode du jour, qui n'est elle-même que l'empreinte légère des malheurs des tems passés : mais le génie n'est-il pas toujours le même?... jamais de projets bien digérés, jamais de précaution à prendre, toujours frivole, toujours ridicule! (1) quand est-ce que le Français aura de la gravité, du poids, de la dignité?... c'est bien dommage, car son moral est insinuant et son physique prévenant!.... cependant un homme de mon état

____

(1) Peut on rien voir de si extravagant et de si nuisible à la santé que ces cravattes ou plutôt ces matelas autour du cou, malgré toutes les caricatures et tous les pamphlets qu'on en a fait; mais rien n'arrête le Français dans son délire! Je ne vois pas de tableau plus risible que celui qui représenteroit la série des costumes français jusqu'à ce jour.

et de mon caractère, couvert de l'estime de tous les bons citoyens, peut-il se taire sur tant de maux?... peut-il demeurer les bras croisés?.... non sans doute, ne cessons donc de représenter le bien pour le faire goûter et le mal pour l'éviter, et cela par tous les moyens que Dieu nous a accordé. Nous n'avons qu'une certaine mesure de facultés, non plus qu'un certain tems à vivre ; heureux celui qui les a employés utilement à ses semblables ! non en les trompant, puisque Dieu est la vérité même ; non en leur inspirant l'amour du célibat (1), puisqu'il est la source la plus abondante des vices ; non en leur soufflant l'apathie, puisqu'elle ranime les méchans et les fortifie ; mais en leur montrant le vrai sentier de la sagesse, et en leur inspirant l'horreur de la corruption par des représentations vraies, mais ménagées (2) qui néanmoins ont produit les effets les plus salutaires, surtout à la jeunesse, bien mieux que tous les autres moyens qu'on a employés jusqu'à présent, même les exhortations les plus pathétiques : tout cela, à dire vrai, m'encourage dans

____

(1) Quoique le célibat vertueux soit l'état par excellence, celui des anges même, par le calme des passions ! mais il est si souvent maladif dans une ame sensible, et même quelquefois mortel, que je n'ose le proposer.

(2) Quand les objets sont trop effrayans, l'on s'enfuit ou l'on détourne les yeux ; et alors il n'y a plus de fruit à espérer.

le pénible et désagréable travail que j'exerce
pour cette fin; mais est-il un attrait plus puissant que le bien de nos semblables?..........
réjouissons-nous donc d'y avoir coopéré! oui,
chers citoyens, j'en ai d'autant plus redoublé ma
confiance, que c'est de votre propre bouche que
j'en ai reçu le témoignage, car votre estime m'est
encore plus chère que votre admiration! heureux
si comme il vous a été utile d'employer mes
foibles talens, plus heureux encore d'en avoir
été le témoin: oui, il me suffit de les savoir tels
pour me sentir obligé de continuer de les
exercer!

Voilà, chers et bons citoyens, des faits et des
vérités qui vous sont dits ingénument et par un
pur motif de bienfaisance! la seule reconnoissance
que je vous demande, c'est d'en être persuadé;
tant que ce sentiment subsistera dans vos cœurs,
il fera ma consolation dans ce monde et mon plus
doux souvenir dans l'autre!

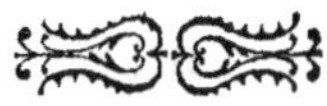

TABLE

DES ARTICLES.

ERRATA.

Page 20, ligne 16, secours, *lisez* moyens.

Page 28, premiere ligne, Athéniens, *lisez* Athéniennes.

Même page, ligne 6, de cheveux, *lisez* des cheveux.

Page 56, premiere ligne de la note, la, *lisez* le.

Page 71, ligne 22, *nuperimé*, lisez *nuperrimé*.

Page 107, ligne 13, endroits, *lisez* cantons.

Page 108, premiere ligne, de, *lisez* des.

Page 109, prem. lig. ôtez la virgule après le mot *concipere*.

P. 109 lig. 29, *maxima stupore sua*, lisez *maximo stupore sua*.

Page 210, lig 6, ne voulant, *lisez* en voulant.

Même page, ligne 15, des, *lisez* de.

Page 270, ligne 12, de soins, *lisez* des soins.

Page 276, ligne 26, rivés, *lisez* rivé.

Page 282, ligne 11, Savaravole, *lisez* Savanarole.

Page 290, ligne 14, reve-, *lisez* revenons.

Page 297, ligne 11, *multos meo quodam mœrore sanavi*, lisez *aliquos et aliquas meo quodam mœrore curavi*.

Page 302, ligne 7, tou, *lisez* votre.

Page 307, ligne 4, néan-, *lisez* néanmoins.

Page 313, ligne 22, de bien de, *lisez* de bien et de.

Page 314, ligne 5, qui ne le reconnut pas tant il étoit défait d'abord, *lisez* qui d'abord ne le reconnut pas.

Page 220, ligne 11, *verecundia, castimonia*, lisez *verecundiæ, castimoniæ*.

Page 321, ligne 23, sont, *lisez* ont.

Page 322, derniere ligne de la seconde note, *acus etheca in vaginam vitiandose*, lisez *acus e theca in vaginam vitiando se*.

Page 324, ligne 22, ôtez le point après le mot *omnibus*.

Page 335, ligne 10, le, *lisez* la.

Page 341, lignes 1 e 20, *saltarunt*, lisez *saltarent*.

Page 347, ligne 20, il y tant, *lisez* il y a tant.

Page 365, ligne 2, en prévenir, *lisez* prévenir.

Page 377, ligne 17, inquietter, *lisez* inquiéter.

Page 399, lig. 12, supprimez le mot *qui*.

Page 422, ligne 2, la, *lisez* le.

Il a été déposé deux exemplaires à la Bibliothèque nationale.